Esta é nossa história

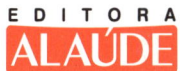
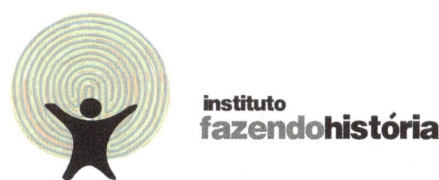

Copyright © 2013 Instituto Fazendo História

Todos os direitos reservados. Nenhuma parte desta edição pode ser utilizada ou reproduzida – em qualquer meio ou forma, seja mecânico ou eletrônico –, nem apropriada ou estocada em sistema de banco de dados sem a expressa autorização da editora.

O texto deste livro foi fixado conforme o acordo ortográfico vigente no Brasil desde 1º de janeiro de 2009.

Realização
Instituto Fazendo História

Organizado por
Claudia Vidigal
Fernanda Ferraz
Luciana Sion
Mônica Vidiz

Assessoria técnica
Claudia Vidigal
Debora Vigevani
Fernanda Nogueira
Isabel Penteado
Juliana Braga
Mahyra Costivelli
Manuela Fagundes
Mônica Vidiz
Roberta Alencar
Taísa Martinelli
Tatiana Barile

Assessoria jurídica
Mayra Karvelis
Queiroz e Lautenschläger Advogados

Revisão de texto
Ibraíma Dafonte Tavares
Andresa Medeiros
Shirley Gomes

Apoio editorial
José Santos

Projeto gráfico
Luciana Sion

Ilustrações
Sandra Jávera

Fotografias
Fifi Tong
Jonas Silvestre Medeiros (p.180)
Acervo de Gabriela Ciabotti e Wladimir Feltrin (p.28 e p.35)

Patrocínio
Companhia Siderúrgica Nacional (CSN)

Impressão e acabamento
EGB – Editora Gráfica Bernardi Ltda.

Projeto realizado com o apoio do Governo do Estado de São Paulo, Secretaria da Cultura, Programa de Ação Cultural 2011.

1ª edição, 2013

Dados Internacionais de Catalogação na Publicação (CIP)
(Câmara Brasileira do Livro, SP, Brasil)

Esta é nossa história / [realização Instituto Fazendo História].
São Paulo : Alaúde Editorial, 2013.

ISBN 978-85-7881-171-6

1. Abrigos 2. Crianças e adolescentes – Cuidados institucionais 3. Depoimentos 4. Histórias de vida I. Instituto Fazendo História

13-03488 CDD-362.732

Índices para catálogo sistemático:
1. Crianças e adolescentes abrigadas em instituições : Histórias de vida : Bem-estar social   362.732

2013
Alaúde Editorial Ltda.
Rua Hildebrando Thomaz de Carvalho, 60
São Paulo, SP, 04012-120
Tel.: (11) 5572-9474 e 5579-6757
www.alaude.com.br

Sumário

Apresentação 04
Introdução 07
Esta é nossa história 15
Camila 16
Tainá, Tauani e Lucas 26
Jéssica 40
Sheila, Caroline e Karolyn 52
Fabiana 64
Wallace 72
Maria Luisa 82
Douglas 90
OlusegunAyo 98
Guilherme 108
Jhonatan 114
Gabriel 124
Patrícia 132
Maria Olga 142
Fabiano 150
Luis Fernando 160
Pedro 168
Tamara 178
Mariana 188
Willian Jonathan 198
Yago 208
Quatro irmãos 220

Agradecimentos 240
Sobre o Instituto Fazendo História 242

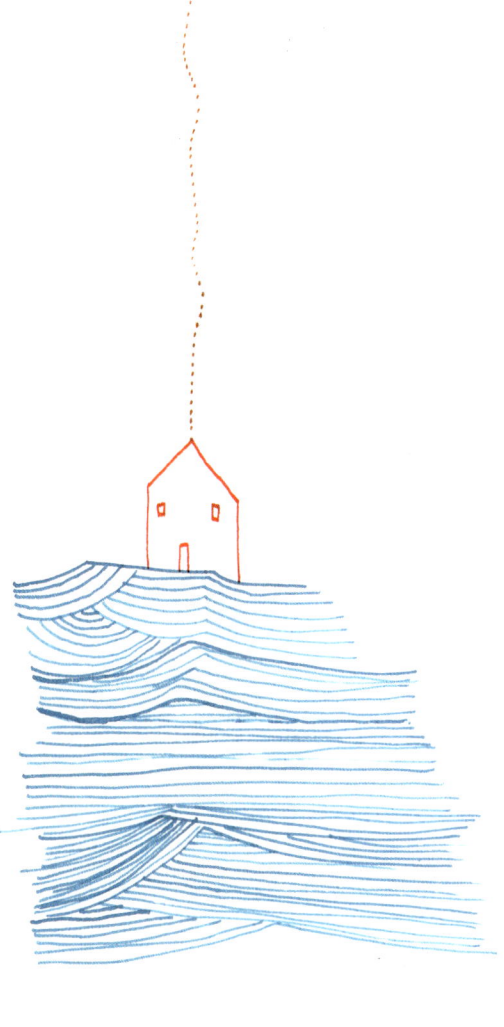

Apresentação

por Claudia de Freitas Vidigal, fundadora do Instituto Fazendo História

O sonho deste livro é compartilhar de forma corajosa e respeitosa a história da infância e da adolescência de tantos brasileirinhos que precisaram ser protegidos pela medida do acolhimento. São meninos e meninas que foram afastados de sua família de origem pelas razões mais diversas. Esse afastamento tem consequências e marcas importantes e traz consigo também oportunidades de novos encontros, descobertas e certamente muita emoção.

No Instituto Fazendo História, nossa meta sempre foi a de desvelar novas verdades junto com cada sujeito. Acompanhamos essas crianças e adolescentes na tarefa de construir uma verdade própria e dinâmica sobre sua trajetória. Construir uma visão que lhes permita se recriar. Ser livres para fazer novas escolhas e, assim, compor com dignidade seu futuro.

Ao longo dos anos de trabalho, cada vez mais nos certificamos de que é nos detalhes, na palavra bem escolhida, no olhar carinhoso do adulto e na possibilidade da criança de se expressar que a história de cada um se constrói para além dos prontuários e registros das instituições.

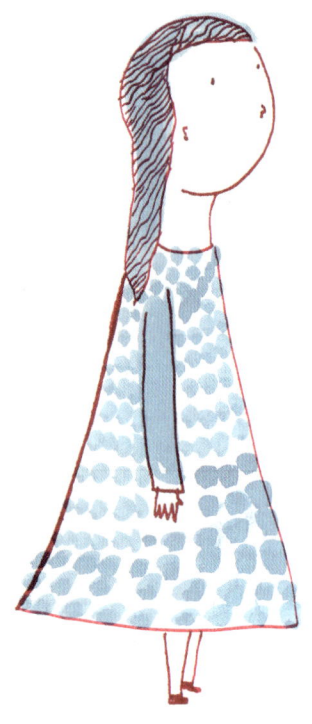

No ano 2000, quando o Estatuto da Criança e do Adolescente completava dez anos, iniciamos o trabalho com histórias de vida através do Fazendo Minha História. Eram encontros entre um adulto e uma criança ou adolescente nos quais o objetivo sempre foi oferecer espaços de expressão para que pudessem falar de seu presente, passado e futuro. A riqueza dos encontros transformava os fatos vividos em representações dos fatos, o que muda tudo, é o caminho de elaboração; de cura mesmo, para bem dizer. Ao se descolar da cena vivida, daquela mais sofrida, e se expressar sobre ela, cada criança e cada adolescente parece ser protegido da intensidade de sua dor por sua própria força, por vezes ainda escondida.

As histórias que apresentamos aqui envolvem a separação das primeiras figuras de afeto, as principais, que nos constituem como sujeito no mundo – nossa família. Assim, a vida de todos os protagonistas deste livro é composta por emoções fortes e diversas. Trazer essa humanidade toda para um projeto como o deste livro faz sentido por si só. É como toda arte, na qual a humanidade é concretizada em um "objeto" inventado pelo artista, transformando a realidade.

São mais de oitenta autores contando suas versões dos vinte e nove protagonistas que selecionamos para representar todas as crianças e adolescentes que acompanhamos de perto. Esperamos que esta publicação ajude cada leitor a aprofundar, aprimorar, transformar ou mesmo validar a sua visão da criança e do adolescente que está hoje em um serviço de acolhimento. Esperamos também que toda pessoa que deste livro se aproximar emocione-se como nós e sinta-se mais próxima dos protagonistas. Que a leitura seja como um encontro. E que assim o leitor compartilhe conosco da visão de mundo do Instituto, segundo a qual encontros que valorizam a singularidade são fundamentais para o desenvolvimento de todas as pessoas.

Escutaremos várias vozes. As famílias contam seu percurso de abandono e de amor e nós conseguimos entender melhor suas fragilidades e potencialidades. Educadores mostram sua afetividade e profissionalismo, adolescentes se mostram simultaneamente desamparados e valentes. As histórias têm vertentes, pontos de vistas diferentes. Não há uma verdade apenas. Há muitas verdades, dependendo de quem conta, dependendo de quem escuta. A partir de cada caso, compreendemos a complexidade da medida protetiva. As notas técnicas, que fecham cada capítulo, servem para trazer ao leitor informações sobre os marcos legais e técnicos que orientam os que trabalham nesta área atualmente.

Todos os depoimentos deste livro foram coletados no segundo semestre de 2012. A identidade das crianças e adolescentes foi preservada na medida do desejo dos protagonistas e de seus guardiões, sendo utilizados, por vezes, nomes fictícios. Muitos dos depoentes adolescentes ainda sob medida de acolhimento desejaram ter seu nome verdadeiro no livro, e nesses casos a decisão foi tomada conjuntamente com seus guardiões e com o aval do juiz responsável. O desejo de utilizar o nome verdadeiro é uma importante prova de que, apesar das dores, a maioria dos adolescentes valoriza ser quem é. Tem orgulho de sua força e de sua identidade.

Boa leitura, bons encontros.

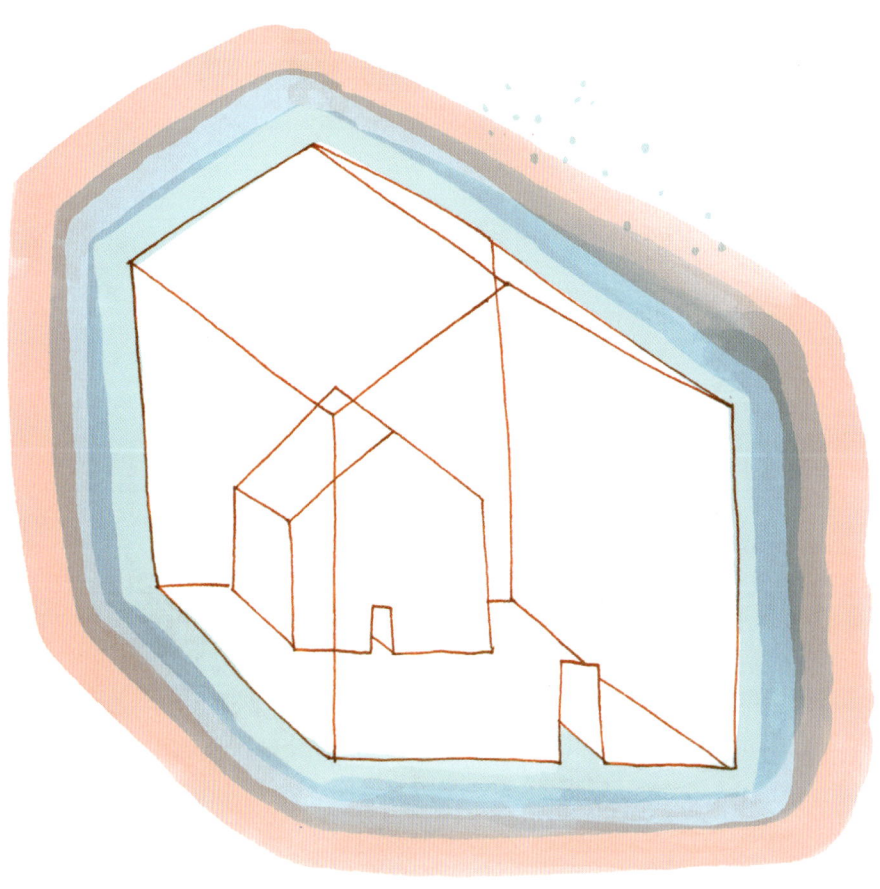

Introdução
por Claudia de Freitas Vidigal, fundadora do Instituto Fazendo História

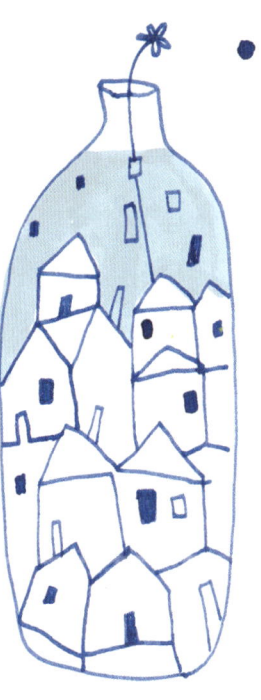

Os serviços de acolhimento para crianças e adolescentes

Segundo o Levantamento Nacional[1] realizado em 2010 pelo Ministério do Desenvolvimento Social em parceria com a Fundação Oswaldo Cruz, existem no Brasil 2.634 serviços de acolhimento. São cerca de 37.000 crianças e adolescentes sob essa medida protetiva em todo país.

O documento Orientações Técnicas: Serviços de Acolhimento para Crianças e Adolescentes[2] foi publicado em 2009 e representou um importante avanço para a área. Ele tem como objetivo ser a referência nacional para todos os que estão buscando, com esforços múltiplos, se adequar à nova legislação e aos novos parâmetros de atendimento para garantir os direitos de cada criança e adolescente e, sobretudo, assegurar a todos o direito à convivência familiar e comunitária.

A partir de então os princípios que devem nortear todo o serviço de acolhimento passaram a ser bem-definidos. A excepcionalidade e a provisoriedade da medida, que já são preconizadas desde 1990, agora ganham ainda mais força. Ou seja, a criança e o adolescente devem precisar da medida do acolhimento apenas quando foram empreendidos todos os esforços de permanência no núcleo familiar e ainda assim ela correr grave risco à sua integridade física ou psíquica. Quando isso acontecer, a medida não deve exceder o prazo máximo de dois anos, buscando-se incluir as famílias nas políticas públicas e atendimentos necessários para que possam retomar o cuidado de seus filhos. No caso de adolescentes para os quais a reintegração familiar não é viável e a possibilidade de adoção é rara, torna-se ainda mais importante que o princípio do fortalecimento dos vínculos familiares e comunitários seja trabalhado com atenção, juntamente com a busca de processos que favoreçam a autonomia. A busca ativa de famílias para seu acolhimento deve ser perseguida com perseverança.

Outros princípios que devem ser considerados são a garantia de acesso e respeito à diversidade (não discriminação), a garantia da liberdade de crença e religião e o respeito à autonomia da criança, do adolescente e do jovem. Por fim, é preciso um atendimento personalizado e individualizado, que favoreça a formação da identidade de cada um, a partir de sua individualidade e história de vida. Deve-se ainda pensar na importância da preservação de espaços de privacidade e intimidade dentro de cada serviço.

Nas Orientações Técnicas, houve a preocupação de dar um passo além das orientações metodológicas. Nelas se explica detalhadamente como fazer valer esses princípios no cotidiano institucional.

Por fim, são estabelecidos parâmetros de funcionamento dos serviços que os dividem em quatro modelos principais: abrigo institucional, casas-lares, famílias acolhedoras e repúblicas jovens.

O abrigo institucional acolhe até vinte crianças, de zero a dezoito anos, preservando-se o vínculo entre irmãos, em um espaço que deve ter aspecto semelhante ao de uma casa, em áreas residenciais, favorecendo o convívio comunitário. O atendimento deve ser personalizado e em pequenos grupos, e isso pode ser assegurado com uma equipe composta por pelo menos um coordenador, um psicólogo, um assistente social e um educador para cada dez acolhidos, por turno, além de um auxiliar de educador para cada grupo de dez.

No caso da casa-lar, são atendidas até dez crianças em uma casa menor, onde um educador residente (profissional contratado) permanece durante todo o período, tendo sempre um auxiliar de educador e, obviamente, um folguista para que possam descansar uma vez por semana. A equipe técnica que dá suporte ao trabalho é a mesma de um abrigo institucional, mas neste caso atendendo em dois ou três endereços as mesmas vinte crianças.

Um terceiro modelo de acolhimento de crianças e adolescentes, muito utilizado em diversos países europeus, no Canadá e nos Estados Unidos, é a família acolhedora. Uma criança ou um adolescente que precisem da medida devem ser encaminhados prioritariamente para uma família acolhedora quando o serviço estiver disponível no município e a criança ou o adolescente tiverem perfil para o modelo. Nesse caso, cada família acolhe uma criança por vez ou, quando necessário, um grupo de irmãos. As famílias são selecionadas, capacitadas e acompanhadas por uma equipe técnica composta por três profissionais, como nos modelos antes citados. Cada equipe deve trabalhar com no máximo quinze famílias. Atualmente, funcionam no Brasil, segundo o Levantamento Nacional, 144 programas de famílias acolhedoras. Embora seja um programa de alta complexidade técnica, ele tem se mostrado uma excelente estratégia quando implementado com qualidade.

Por fim, existem as repúblicas jovens, que atendem jovens de dezoito a vinte e um anos que têm vínculos familiares rompidos e ainda não possuem meios para se sustentar. Existem ainda poucas repúblicas jovens estabelecidas no país, certamente um número muito aquém da demanda. Novas estratégias vêm sendo pensadas para a emancipação de adolescentes em seu processo de desligamento dos serviços de acolhimento.

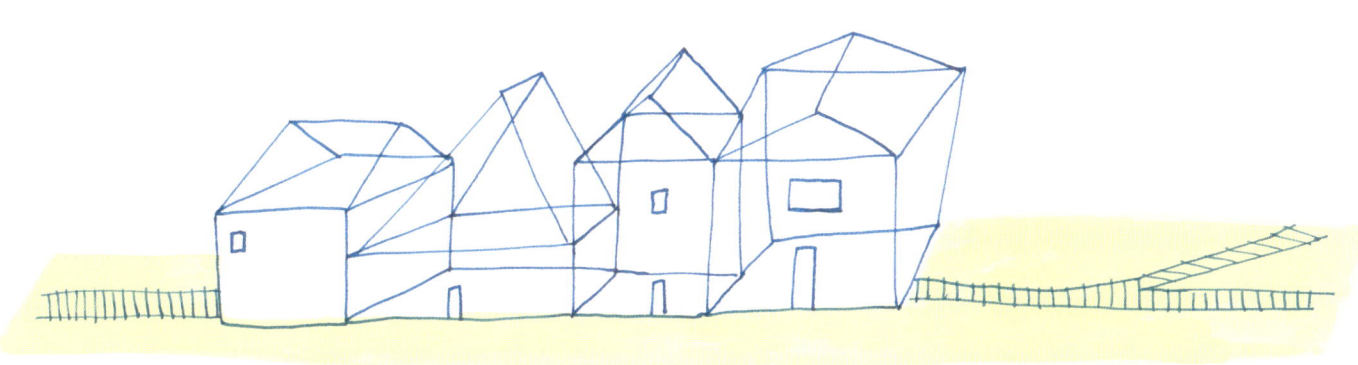

[1] O Levantamento Nacional das Crianças e dos Adolescentes em Serviços de Acolhimento é uma iniciativa do Ministério do Desenvolvimento Social e Combate à Fome, executado em parceria com o Centro Latino-Americano de Estudo de Violência e Saúde Jorge Careli – CLAVES/Fiocruz. Esse projeto contou com o apoio do Conselho Nacional de Assistência Social (CNAS) e do Conselho Nacional de Direitos da Criança e do Adolescente (CONANDA).

[2] O documento Orientações Técnicas: Serviço de Acolhimento para Crianças e Adolescentes foi aprovado pelo Conselho Nacional dos Direitos da Criança e do Adolescente (CONANDA) e pelo Conselho Nacional de Assistência Social (CNAS) em junho de 2009. Disponível em : <http://www.mds.gov.br/cnas/capacitacao-e-boas-praticas/arquivos/orientacoes_tecnicas_final.pdf/download.>

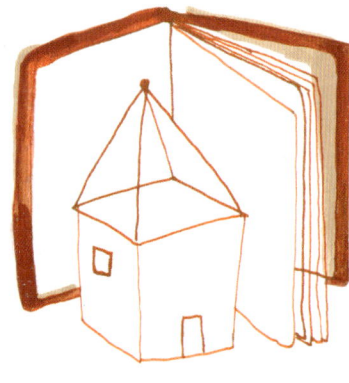

A criança e o adolescente como sujeitos de direitos: do código de menores aos dias atuais

No Brasil, a história social das crianças, dos adolescentes e de suas famílias remete-nos aos imensos orfanatos ou instituições totais. Era um tempo em que a destituição do poder familiar ocorria sob o argumento da incapacidade da família de cuidar e de educar seus filhos, confinando-os em grandes instituições, sobretudo por razão de miséria e pobreza. As políticas de atendimento à infância e juventude adotavam a prática e a ideologia do "prender para proteger". Assim, no último século, a família mais fragilizada foi ficando à margem da possibilidade de acompanhar e orientar o desenvolvimento de seus filhos, e sua potência foi sendo cada vez menos observada.

A revisão dos paradigmas assistenciais e o caráter multidisciplinar que questionava a maneira como se davam os rompimentos e afastamentos de importantes vínculos familiares colocavam em pauta a consequência dessas ações na vida da criança, ser em estado peculiar de desenvolvimento. Paralelamente, no restante do mundo, na ONU, as discussões giravam também em torno de como garantir aos pequenos os direitos humanos mais fundamentais.

No Brasil, com a promulgação da Constituição Federal, outro prisma foi colocado, e se reconheceu a criança e o adolescente como sujeitos de direitos. Trata-se de um processo historicamente construído, que culmina com a promulgação do Estatuto da Criança e do Adolescente, em 1990:

Artigo 4 É dever da família, da comunidade, da sociedade em geral e do poder público assegurar, com absoluta prioridade, a efetivação dos direitos referentes à vida, à saúde, à alimentação, à educação, ao esporte, ao lazer, à profissionalização, à cultura, à dignidade, ao respeito, à liberdade e à convivência familiar e comunitária.

Assim, a partir desse novo paradigma, impõe-se a necessidade de repensar as práticas e as políticas de atendimento às crianças e aos adolescentes, que têm também o direito a uma família, cujos vínculos devem ser protegidos pela sociedade e pelo Estado.

Artigo 19 Toda criança ou adolescente tem direito a ser criado e educado no seio de sua família e, excepcionalmente, em família substituta, assegurada a convivência familiar e comunitária, em ambiente livre da presença de pessoas dependentes de substâncias entorpecentes.

Artigo 23 A falta ou carência de recursos materiais não constitui motivo suficiente para perda ou suspensão do poder familiar.

Ocorre que uma mudança do marco legal não resulta imediatamente em mudança de cultura e prática. Como deixar a lógica dos grandes orfanatos para então, a partir do Estatuto da Criança e do Adolescente, atender as crianças e os adolescentes em pequenos grupos? Como considerar a família, aquela bastante pobre, como verdadeiramente capaz de promover o desenvolvimento integral de seus filhos em parceria com outros atores do Sistema de Garantia de Direitos (Estado, sociedade civil e outros tantos que atuam para efetivar os direitos infantojuvenis)? Como fazer com que instituições fundadas pela Igreja e dirigidas pela força do voluntariado compreendessem a necessidade de uma equipe técnica articulada com o poder público, com a comunidade e, sobretudo, com o judiciário, orientando e participando ativamente das decisões sobre o destino de cada criança e adolescente acolhido?

Por mais moderno e bem construído que fosse o Estatuto da Criança e do Adolescente, as mudanças necessárias para que os direitos nele preconizados fossem garantidos na prática levaram tempo para serem implementadas. Depois de mais de dez anos de estatuto percebeu-se que o progresso havia sido grande, mas que ainda havia muito por fazer, especialmente no que dizia respeito ao direito à convivência familiar e comunitária e à profissionalização dos serviços de acolhimento.

Foi criada então, através de uma articulação entre o CONANDA, o Ministério do Desenvolvimento Social e a Secretaria de Direitos Humanos uma comissão para planejar a efetivação dos direitos. Em 2005 foi divulgado o Plano Nacional de Promoção, Proteção e Defesa do Direito de Crianças e Adolescentes à Convivência Familiar e Comunitária. Esse plano prevê ações dos mais diversos atores do Sistema de Garantia de Direitos no curto, médio e longo prazo (até 2015) para que os direitos sejam efetivados.

É importante ressaltar que em 2009 o Estatuto da Criança e do Adolescente foi alterado pela lei 12.010. A aprovação da nova lei representou mais um avanço nos marcos legais em defesa dos direitos das crianças e dos adolescentes, pois ela modificou diversos artigos do ECA, esclarecendo para os trabalhadores que atuam com alta complexidade como garantir a sua implementação. A nova lei é minuciosa, coloca metas e prazos claros.

Agora os juízes precisam reavaliar, caso a caso, a permanência ou não de uma criança ou adolescente em um serviço de acolhimento a cada seis meses. Essa reavaliação ocorrerá a partir do – também tornado obrigatório – Plano Individualizado de Atendimento, documento a ser construído pelos serviços de acolhimento em parceria com outros atores do Sistema de Garantia de Direitos. Nesse documento devem constar informações sobre cada caso, sobre a família e o caminho que se pretende traçar rumo à reintegração familiar e, quando vetada essa possibilidade, o encaminhamento para famílias substitutas. O prazo máximo de permanência sob a medida de acolhimento foi estipulado pela nova lei em dois anos, e, quando o mesmo for superado, será necessária justificativa da autoridade judiciária. Esse procedimento pretende impedir que crianças e adolescentes fiquem "esquecidos" nas instituições por longos períodos.

A Lei 12.010 também amplia a visão de família.

Artigo 25 Entende-se por família natural a comunidade formada pelos pais ou qualquer deles e seus descendentes.

Parágrafo único:
Entende-se por família extensa ou ampliada aquela que se estende para além da unidade pais e filhos ou da unidade do casal, formada por parentes próximos com os quais a criança ou o adolescente convive e mantém vínculos de afinidade e afetividade (incluído pela Lei 12.010, 2009)

Nesse sentido, é preciso notar que toda a política nacional, centralizada na família, prioriza a permanência das crianças e dos adolescentes junto a sua família de origem e extensa. Somente depois de esgotadas as possibilidades de permanência nesse núcleo deve-se buscar uma família substituta ou adotante.

Artigo 43 A adoção será deferida quando apresentar reais vantagens ao adotando e fundar-se em motivos legítimos.

As histórias de adoção são mais bem-sucedidas quando respeitam essa lógica, e não se trata apenas de uma questão legal. A criança e o adolescente manifestam, quase que unanimemente, o desejo de permanecer em seu núcleo de origem, e, salvo em casos de abuso sexual ou violência grave, essa será a primeira tentativa da equipe técnica que acompanha a medida protetiva. Por vezes, isso é impossível. Nesses casos, é importante que a criança ou o adolescente compreendam o que está acontecendo, sofram o luto e a dor de não poder viver com as figuras de afeto que gostariam e passem, assim, a abrir espaço para uma nova família. A adoção chega como uma excelente alternativa para que o direito à convivência familiar seja garantido, contanto que ela seja uma resposta à continuidade da história de cada criança, e não uma tentativa de negá-la.

É importante para cada criança saber que o seu desejo foi e será considerado nas decisões a serem tomadas para a sua vida.

Artigo 28 A colocação em família substituta far-se-á mediante guarda, tutela ou adoção, independentemente da situação jurídica da criança e do adolescente nos termos desta Lei.

1. Sempre que possível, a criança ou o adolescente será previamente ouvido por equipe interprofissional, respeitado seu estágio de desenvolvimento e grau de compreensão sobre as implicações da medida, e terá sua opinião devidamente considerada.

2. Tratando-se de maior de doze anos de idade, será necessário seu consentimento, colhido em audiência.

3. Na apreciação do pedido, levar-se-á em conta o grau de parentesco e a relação de afinidade ou de afetividade, a fim de evitar ou minorar as consequências decorrentes da medida.

4. Os grupos de irmãos serão colocados sob adoção, tutela ou guarda da mesma família substituta, ressalvada a comprovada existência de risco de abuso ou outra situação que justifique plenamente a excepcionalidade de solução diversa, procurando-se, em qualquer caso, evitar o rompimento definitivo dos vínculos fraternais.

5. A colocação da criança ou do adolescente em família substituta será precedida de sua preparação gradativa e acompanhamento posterior, realizados pela equipe interprofissional a serviço da justiça da Vara da Infância e Juventude [...].

Esta é nossa história

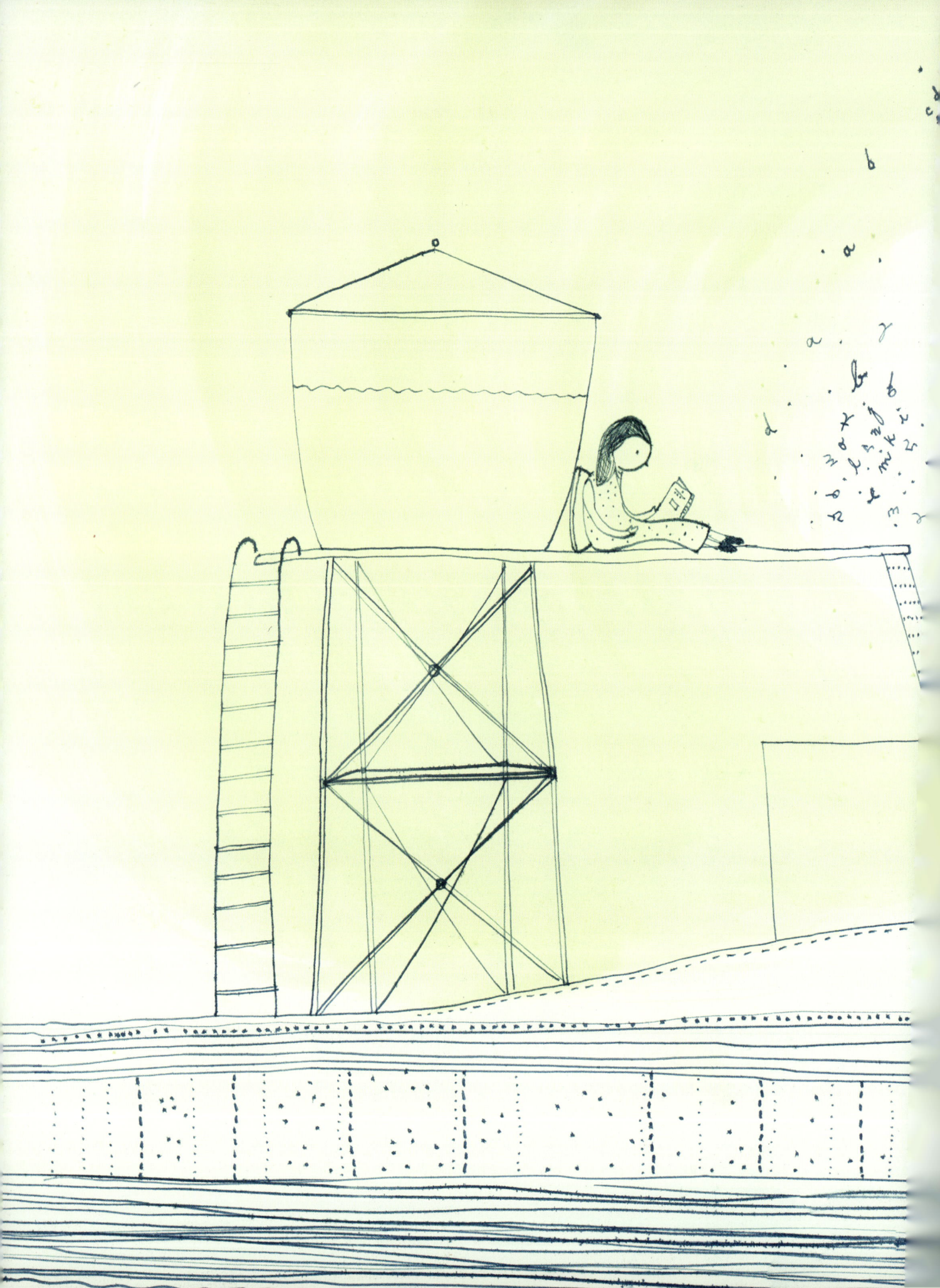

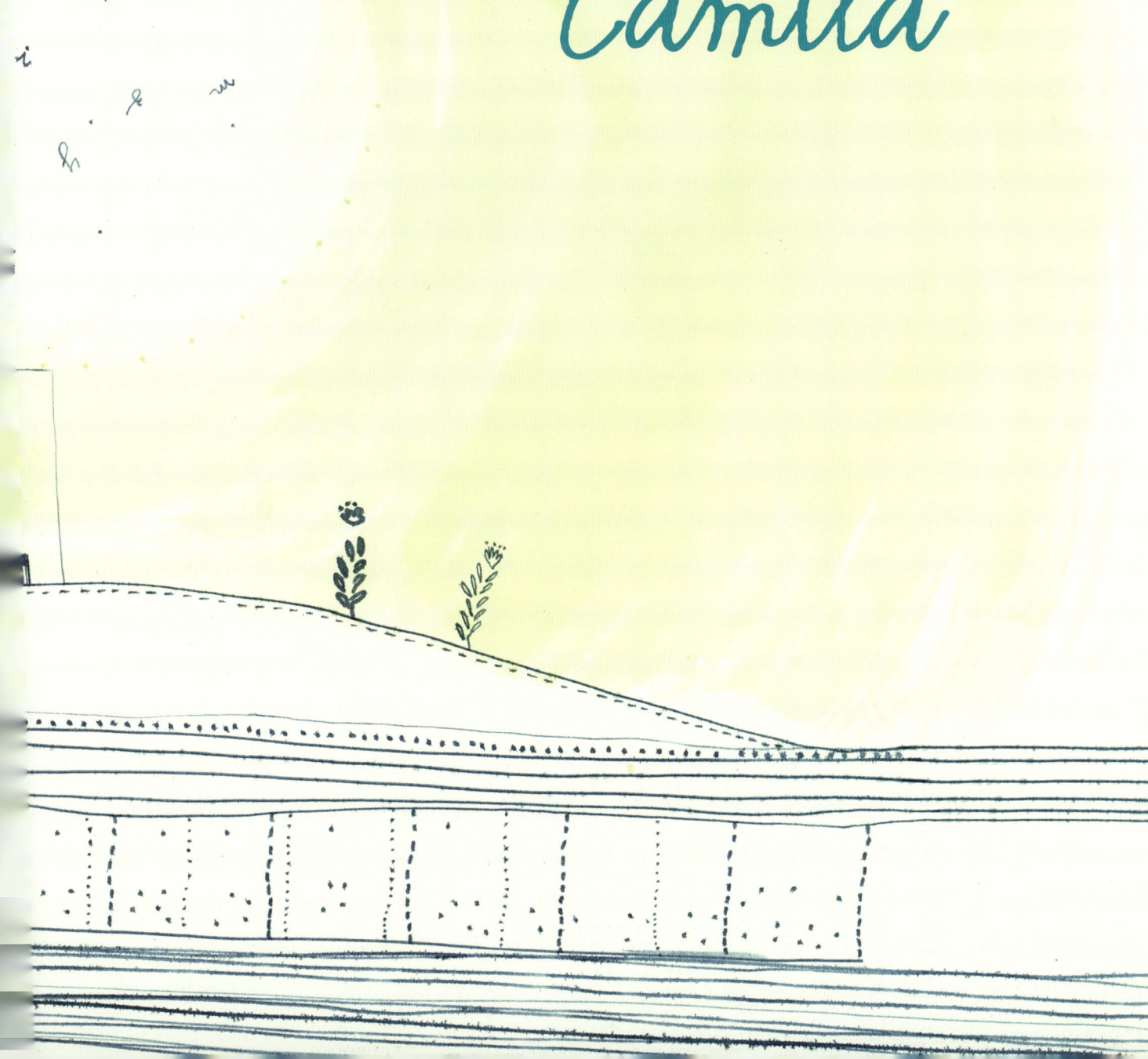

Camila

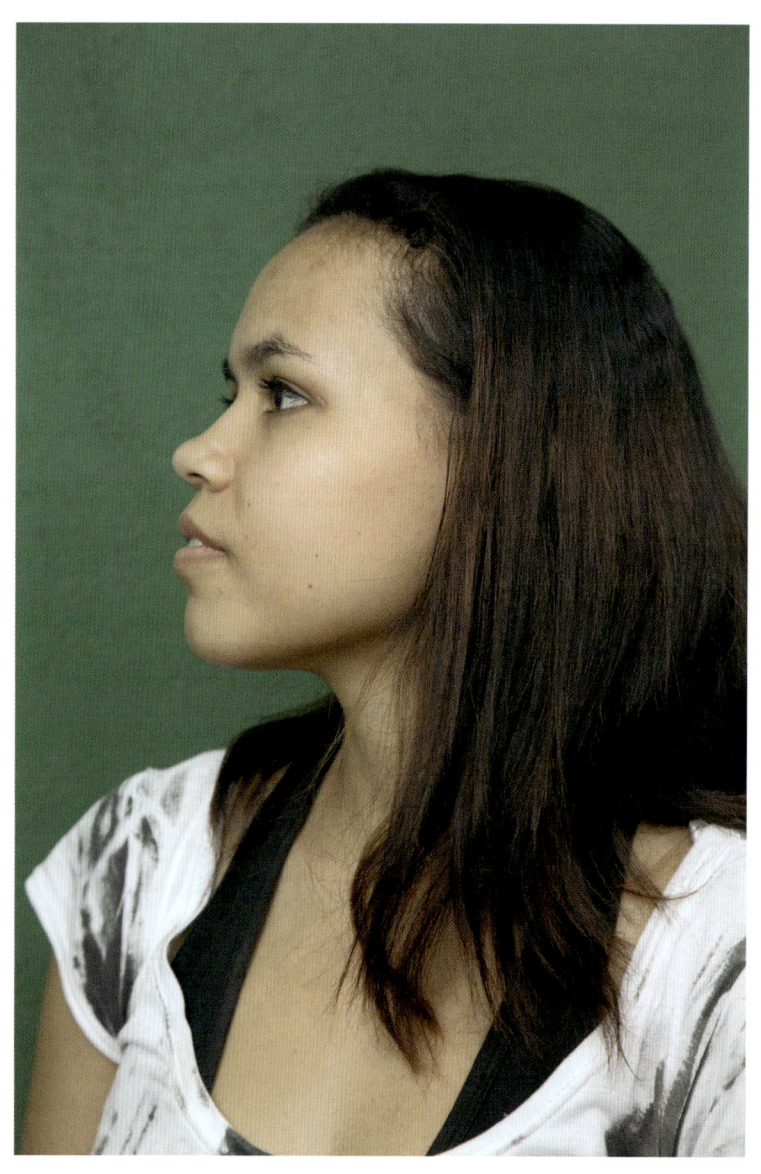

Camila Luz, vinte anos, transforma a sua versão da vida em poesia. A perda precoce de seus pais e as dores de uma adoção não confirmada a mobilizaram para encontrar seu talento na literatura. Hoje Camila se inspira em outros personagens para compor as rimas de sua história.

Em meu recanto, no meu mundinho: onde brotava uma nascente de ideias em mim

por Camila Luz

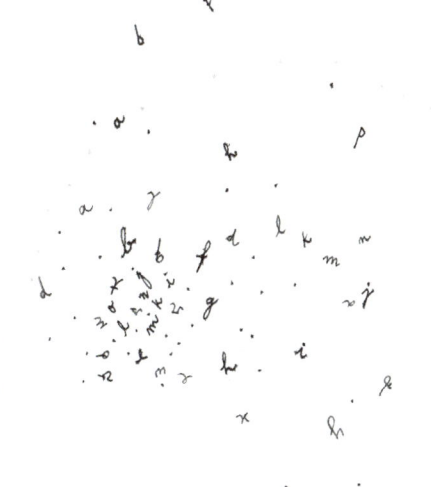

Sou Camila Luz, tenho vinte anos, mas, como costumam dizer, história pra quarenta. Bom, o que não falta na minha vida são histórias não confirmadas! É bem do tipo "disse que me disse", ninguém sabe de nada, ninguém tem certeza de nada. Tenho várias versões para uma só história. Então, para escrever este relato, juntei o que lembro com o que tenho quase certeza e também com o que tenho dúvida, mencionando pessoas importantes que fizeram parte da minha jornada.

Tive uma trajetória comovente, como todos os outros autores deste livro, mas também vivi experiências incríveis e acredito que elas superam as tristes; minha história nos abrigos não foi escrita somente com abandono e sofrimento. Nos abrigos, conheci coisas, pessoas e valores que não conheceria fora deles. Perdi meu pai muito cedo, de maneira violenta, mas a morte dele ainda é bem viva na minha mente: ele morreu na minha frente, assassinado por policiais, na porta de casa. Logo depois, minha mãe se foi de modo um tanto triste. Ela teve de se virar quando meu pai morreu, pois não tinha com quem contar. Minha mãe adotiva – sim, fui adotada mais tarde! – me contou que falei que minha mãe biológica em uma ocasião gritava ter AIDS. Lembro remotamente que o diagnóstico de sua doença era a púrpura, mas isto também não pode ser confirmado. Não guardo muitas recordações dela, mas tenho certeza de que foi a responsável por me mostrar que as lágrimas têm gosto de mar...

Eu e meus dois irmãos biológicos fomos mandados pra várias casas e tratados de diversas maneiras não tão boas assim, até chegarmos aos nossos respectivos lugares. O irmão menor ficou com uma amiga da minha mãe e eu e o do meio fomos adotados por um casal, cuja intenção inicial era adotar a minha irmã menor, o que não foi possível porque ela faleceu antes. Eles decidiram então adotar o meu irmão do meio, mas no período de adaptação eu fui junto e não voltei mais. Acabei ficando.

Eu, junto com minhas trouxas, carreguei para a casa dos meus pais adotivos um sentimento de rejeição, e, assim, estava sempre esperando uma nova mudança; me sentia fora do eixo, com medo de ter que ir pra outra casa de novo. Na pré-adolescência, comecei a me rebelar especialmente contra minha mãe adotiva. Não nos entendíamos, talvez por ela não ter se preparado para acolher duas crianças que modificariam sua vida, talvez por não receber orientação de como nos receber.

Tem coisas ditas superficialmente que parecem corriqueiras, mas quando saem da boca de uma pessoa amada podem gerar a terceira guerra mundial. E, por conta de algumas palavras, entrei em guerra comigo mesma. Eu sempre escrevia o que sentia e isso fazia eu me sentir melhor. Juntava um monte de folhas escritas embaixo da cama ou do guarda-roupa, mas minha mãe achava que era um monte de lixo. Talvez por eu nunca ter dito a importância que aquilo tinha pra mim...

Foi então que descobri o gosto pela leitura e pela escrita, que na época foi visto pela minha família como uma forma de me vitimizar. Já consegui arrumar uma tremenda briga com minha mãe quando decidi levar para casa um livro chamado *Cristiane F*. Claro, já havia lido, pois tinha o costume de ler livros no banheiro da escola com uma amiga, a Carol, que também gostava de escrever. Nós adorávamos o banheiro! Lá líamos, compúnhamos letras, cantávamos... O primeiro livro que lemos em sociedade foi *A Marca de uma Lágrima*. Nós sentíamos que fazíamos parte dos livros... Adotávamos partes dos personagens... Parece esquisito, mas acho que todos adotam partes de outros. Depois de lermos *A Menina que Roubava Livros*, roubamos livros na biblioteca da escola. Quando a oitava série acabou, nos distanciamos, o que foi triste porque ela é a letra A na minha paixão pelas letras.

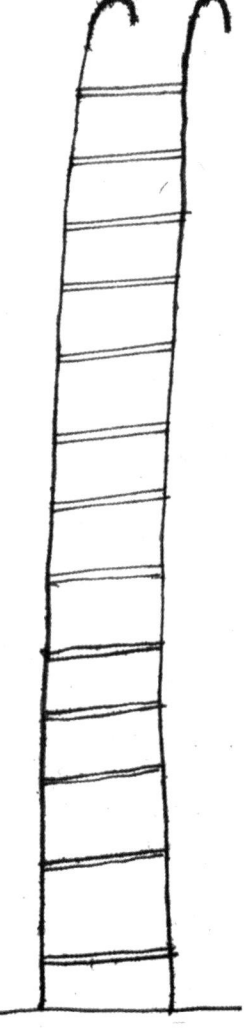

Quanto à minha mãe e os livros, minha intenção era irritá-la mesmo. Ela é evangélica e eu sabia que tinha coisas inaceitáveis para ela, como, por exemplo, cantar uma música que a Cássia Eller cantava: "Eu só peço a Deus um pouco de malandragem, pois sou criança e não conheço a verdade". Quando fiz isso, ela me deu um tapa e disse: "Mais do que você já tem?"

Eu não a entendia e sempre me sentia atacada e excluída. Achava que minha adoção era só pra ela se passar de boazinha... Eu fazia de tudo para irritá-la, pois na minha cabeça era uma forma de retribuir a rejeição que sofria. Foi quando ela me entregou ao Conselho Tutelar. Nessa época, muitas coisas aconteceram; eu fugia muito de casa, passando noites na casa de outras pessoas, ou em meu recanto, no meu mundinho – a caixa d'água da escola – onde brotava uma nascente de ideias em mim.

Quando a minha mãe se cansou e me entregou ao Conselho Tutelar, pra mim não foi uma grande surpresa, pois eu esperava por isso desde o dia em que fui morar com essa família; sempre esperava pelo fim do que mal acabava de começar e por várias vezes tentei dar cabo da minha vida sem sucesso. Hoje desisti disso, mas se minha mãe adotiva não tivesse me entregado para um abrigo, eu não teria descoberto o que é solidariedade e o que é partilha; eu não teria a coisa mais valiosa do mundo – a vivência, pois centenas de pessoas partilharam suas histórias de vida comigo; a maioria crianças ainda na primeira infância. E com elas descobri que minhas feridas podiam, sim, doer muito em mim, mas que existem feridas muito maiores para serem curadas, e que eu poderia ajudar a curar se parasse de cutucar as minhas próprias; a minha cura veio da cura alheia.

Fugi de vários abrigos, por julgar que eu não merecia estar ali. Na verdade nenhuma criança merece, por mais bem tratada que seja. Mas foi nos abrigos que descobri meu talento para a poesia. Descobri várias artes: capoeira com o tio Marcos e Antonio; projetos de escrita com o Marrom; artesanato com a Dora e a Linda. Aprendi a escutar com a Rosana, aprendi a confiar com a conselheira Sonia, aprendi a me doar com a tia Neta, aprendi a mediar histórias e vidas com a Mahyra; aprendi muitas coisas ruins, mas as boas se sobressaíram. Adquiri fragmentos de muitas pessoas e situações, sofri muito, chorei muito, mas também ri muito e fui muito feliz. Perdi muitas coisas, mas também ganhei muitas; já fiz muitos chorarem, mas também já os fiz sorrir; já magoei, mas também já surpreendi; se não fosse tudo isso não teria motivos para escrever com tanto prazer, criar meus poemas, me encontrar em livros e músicas assim como me encontro hoje.

Fui mãe cedo demais, mas foi na maternidade que encontrei o que procurava o tempo todo: o amor. E agora, como o personagem do livro Guilherme Augusto Araújo Fernandes, eu tenho muitas memórias para dividir com quem as perdeu; como a Menina Nina, eu descobri duas razões pra não chorar; tive certeza de que minha mãe é uma bruxa, mas como a do livro, não é tão má assim; já fui um Nabo Gigante e já fui e conheci várias Ledas Azedas; já fui pra vários lugares como a Penélope e até o Pequeno Príncipe me disse:

Que a vida vale a pena.
O Rafael soltou a voz e deu a letra...
Caneta e papel pra mim valem muito a pena.

"O primeiro livro que lemos em sociedade foi A Marca de uma Lágrima. *Nós sentíamos que fazíamos parte dos livros... Adotávamos partes dos personagens... Parece esquisito, mas acho que todos adotam partes de outros."*

Por trás das afinidades: as infinidades
por Fátima Maria Luz Martins, mãe de Camila

Em um grupo de mulheres conhecidas, eu havia comentado o meu desejo de ter outro filho, mas como não podia engravidar, sentia o desejo de adotar. Alguns dias depois, uma das mulheres me contou que sabia de uma mãe que estava hospitalizada e queria doar o bebê. Me interessei, mas a criança veio a falecer no hospital. Essa mãe tinha ainda mais duas crianças pra adoção, uma de cinco e outro de quatro.

A Graça, que estava responsável pelas duas crianças, havia me dito que eu poderia escolher uma. Pelo fato de já ter duas meninas, meu marido e eu gostaríamos de adotar só o menino. Mas, para o fim de semana, tivemos de levar os dois, porque a Graça disse que o juiz determinou levar os dois para depois a família decidir com qual ficar. Ao chegarmos ao juiz, ele nos informou que pela idade deles não se poderia separá-los: ou adotávamos os dois, ou nenhum. Decidimos ficar com os dois – ficaria difícil ter mais duas crianças, mas ficamos com elas.

Na minha visão, o relacionamento com a Camila não deu certo porque ela não quis. Quando ela chegou, não se adaptou à família, o porquê a gente não sabe. Eu acreditava que ela tinha certo ciúmes do Emerson, o seu irmão, porque ele era menino e estava sempre doente. Ele era mais amado mesmo, porque era menor, chegou pior (tinha os tímpanos perfurados) e a gente acabou se apegando mais a ele. Sofria muito com as dores de ouvido, até que, aos oito anos, precisou ser operado. Mas não dá pra entender. Pra mim, eu cuidava dos dois de um jeito igual. Houve uma diferença, mas eu sempre procurava tratar igual.

Uma vez ela deu um soco no Emerson e isso me deixou muito nervosa. Depois, com doze anos, ela se rebelou. Ela era uma criança muito difícil, sempre que ia na casa de alguém, queria ficar, nunca queria voltar, não estava contente na casa em que estava.

Hoje, no convívio pelo menos, não tem mais briga. Estamos caminhando para uma vida melhor.

Se eu governasse o mundo

Na escola lição é amor,
Em casa ou na rua educação é lei.
Os corações não seriam sós,
Nesse mundo palhaço seria rei.
Tudo na paz,
Tudo na calma,
Nesse mundo tudo seria maresia.
Tudo que é de valor se levaria na alma,
Um mundo de mão brusca não existiria.
Com tabuada todos nasceriam,
Alegria em todos existiria,
Família de verdade todos teriam,
Era um mundo onde o sol nascia.

Mahyra

Ulalá.
Que moça bonita no sofá
A calça verde-oliva
Me convida a sentar
Uma pasta laranja trouxe pra brincar
De falar
Sem dizer
De curar sem sofrer
Trouxe com ela páginas de acalentar

Saudade

Saudade
Eita sentimento chato!
Dá medo e faz perder o tato.
Me ilude, me engana
Me faz sacana
Me distrai e trai;
Me obriga a briga
Também me modifica.
E a eles santifica.
Deixa vago quando ocupa,
Machuca quando cura.

Poemas de autoria de Camila Luz

Quando a dor não encontra lápis e papel
por Mônica Sofia Toledo Zanotto, psicóloga

Camila chegou ao plantão do setor de psicologia trazida por um conselheiro tutelar que afirmou que a tinha encontrado em estado depressivo, com discurso de suicídio. Em entrevista com Camila, avaliamos que ela estava bastante fragilizada, confusa, sentindo-se perdida e desamparada: sem ter alguém como referência ou uma pessoa em quem pudesse confiar. A sensação de vazio e abandono parecia ter tomado conta de sua mente, de forma que ela sentia que não tinha nada a perder. Ela falou sobre o desejo de morrer e da morte como alternativa possível; diante desse quadro de dor e de risco de vida, discutimos o caso com o doutor e optamos por internar a Camila no hospital psiquiátrico.

Eu acompanhei Camila desde o Fórum até a internação, fazendo questão de conversar com ela durante o trajeto, para prepará-la para a entrada dentro de um mundo que seria muito diferente do até então conhecido por ela...

Uma Luz na estrada poética
por Rodrigo Marrom, educador do abrigo em que Camila esteve acolhida

Conheci Camila Luz na época do serviço de acolhimento temporário em algum mês de 2009.

Geralmente existia uma dificuldade imensa de aplicar atividades culturais para os adolescentes, às vezes por falta de interesse ou estrutura. E o que me fascinou em Camila, de imediato, foi a atenção que ela dava para esses assuntos. Eu percebia que ainda não tinha brilhado a luz da inspiração e o interesse pela literatura, precisamente pela poesia. O que ocorreu pouco tempo depois. Começou com alguns questionamentos e curiosidades sobre poesia e uma incrível fascinação por metáforas. Ela tentava construir, e durante a construção sempre me mostrava. Eu sugeria algo e, depois de refletir, ela chegava logo ao aperfeiçoamento.

Lembro que naquele período ela compôs um poema inspirado por uma educadora, a Fernanda, por quem tinha uma admiração grande. Se não me engano, foi seu primeiro poema, lindo, repleto de imagens. Mantive sempre um contato cibernético com a Luz e sempre soube que ela ainda continuava a ver as coisas de outra forma e transmiti-las com a poesia. Assim sendo, espero que essa Luz brilhe sempre junto com felicidade nessa estrada poética.

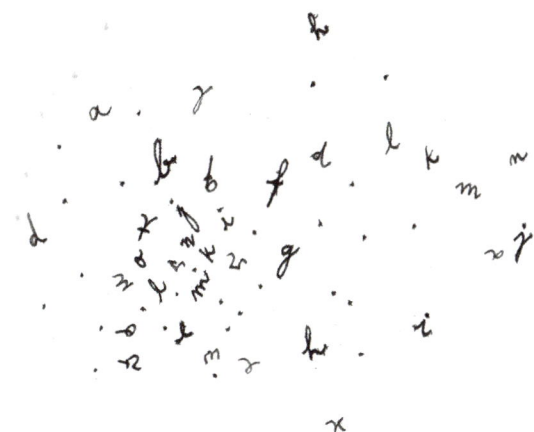

Páginas de acalentar
por Mahyra Costivelli, técnica do Instituto Fazendo História

Assim que a conheci, me impressionei bastante com Camila, jovem de dezessete anos que participou do Fazendo Minha História. Ela era a melhor mediadora de leitura que eu já havia encontrado em todo o meu percurso profissional! Lia para outras crianças da casa de modo afetuoso, respeitando o modo de ser de cada um, acolhendo as histórias que surgiam. Parecia que Camila se colocava no lugar da criança para quem oferecia a mediação de leitura. Depois descobri que, além de ser excelente mediadora, Camila escrevia poemas e textos lindos. Minha admiração pela Camila e por suas histórias foi crescendo...

NOTA TÉCNICA
Os depoimentos que compõem a história de Camila evidenciam a importância da leitura e de outras atividades culturais para o favorecimento da expressão e da elaboração das vivências e dos sentimentos. Camila encontra na leitura e na escrita lugar para suas angústias e a possibilidade de transformá-las em arte. Entendemos que todo serviço de acolhimento deve favorecer o contato com a arte, que, além de ser uma forma de expressão, pode ser entendida como ferramenta privilegiada da educação e da ampliação da visão de mundo de crianças e adolescentes.

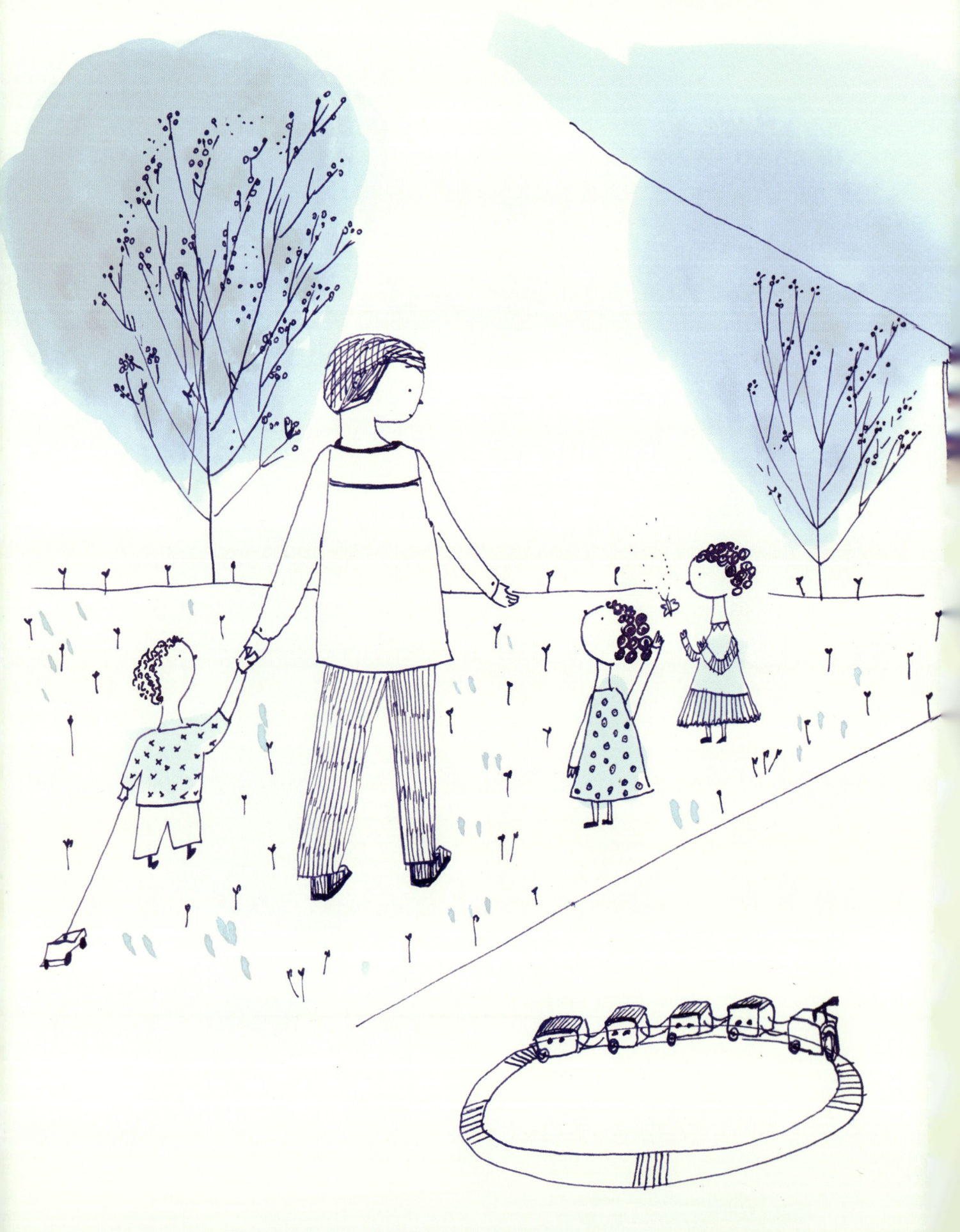

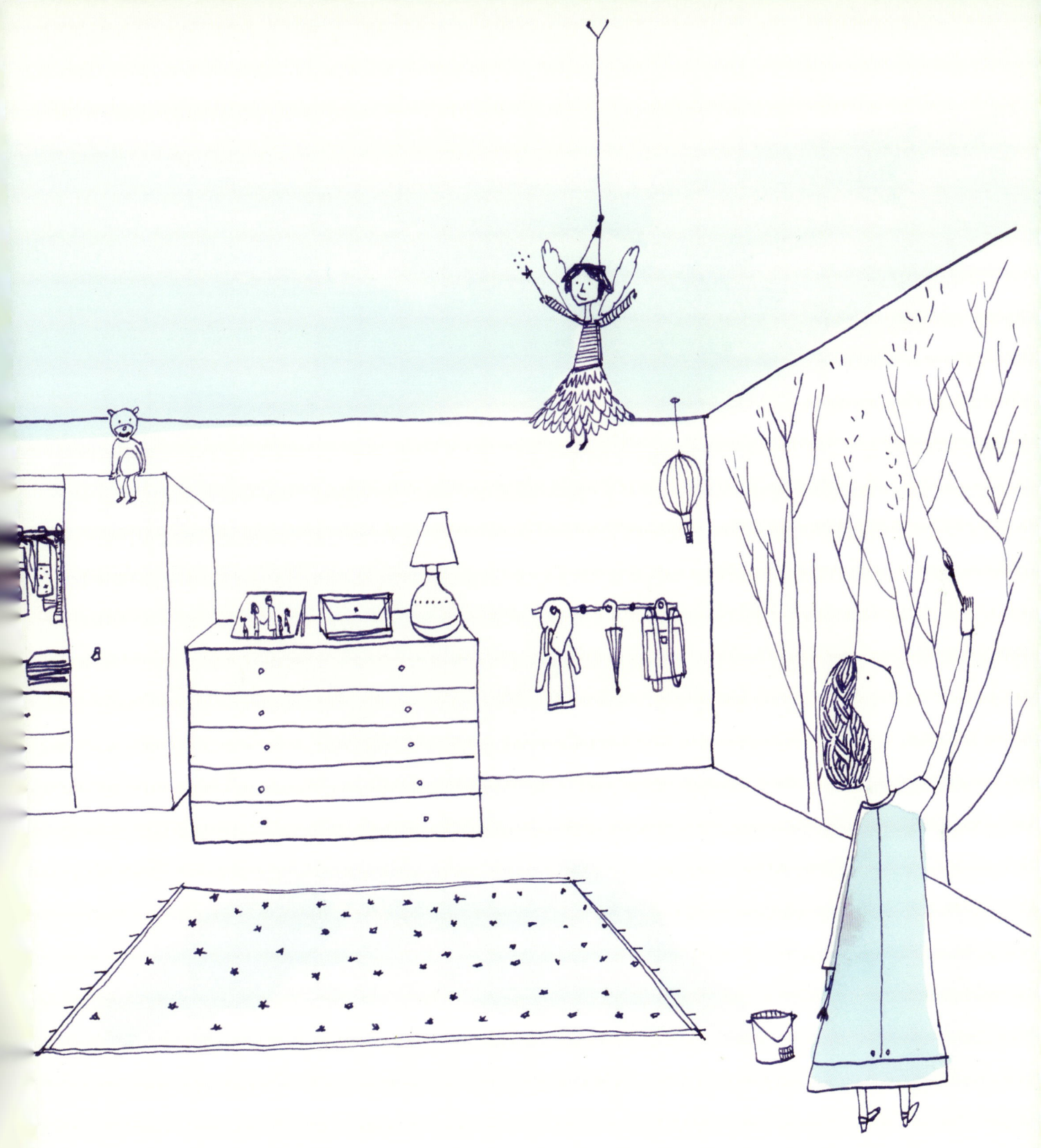

Tainá, Tauani e Lucas

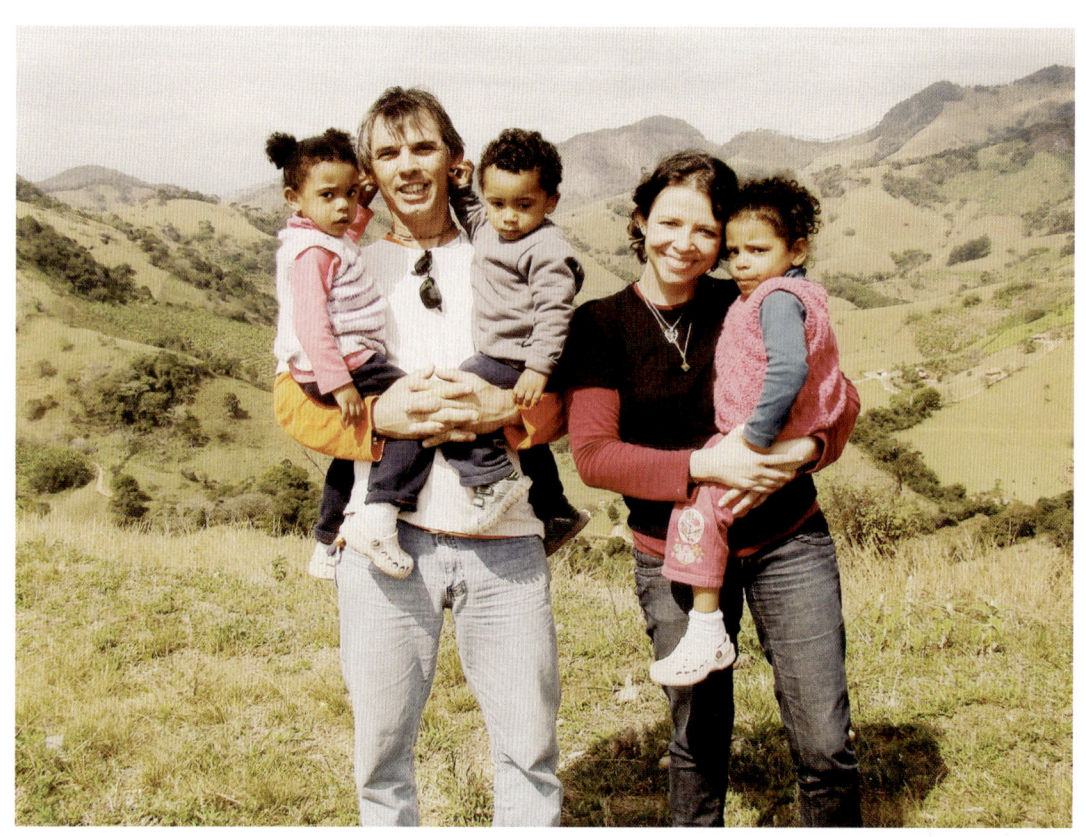

Tainá, Tauani e Lucas são três irmãos que chegaram ao abrigo ainda muito pequenos. Tainá e Tauani são gêmeas e foram acolhidas com um ano e meio. Lucas, o mais novo, chegou com meses de vida. Apesar de muito pequenos, já sabiam a importância do vínculo entre irmãos. O período de acolhimento foi uma passagem cheia de significados para uma nova vida em família.

Do vazio da ausência para a celebração da vida
por Alessandra Pereira Paulo, colaboradora do Fazendo Minha História

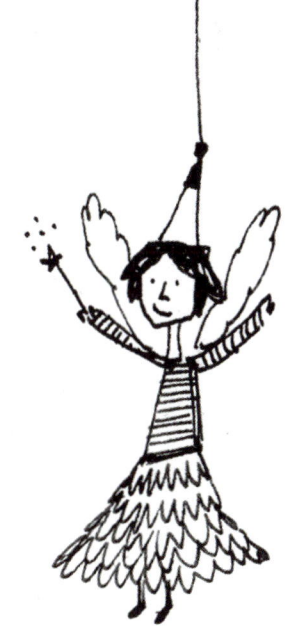

No dia 6 de novembro de 2010, eu e a Tainá começamos a fazer os registros em seu álbum, e assim fui conhecendo a vida dessa menina que nasceu no dia 26 de janeiro de 2009 e foi acolhida no dia 1º de julho de 2010. Um dos primeiros registros que fizemos foi a partir do depoimento da sua mãe biológica sobre o nascimento dela e de sua irmã gêmea.

Ela contou que as meninas nasceram aos oito meses de gestação pesando um quilo cada uma e que ficaram na incubadora até pesarem dois quilos e meio. A vida das gêmeas começou frágil assim. O pai alcoólatra e a mãe dependente química não conseguiram cuidar de si próprios e não ficaram fortes o suficiente para cuidar dos filhos da forma como precisavam, o que resultou no acolhimento das crianças.

Lucas, o irmão menor, nasceu mais forte, no dia 13 de junho de 2010, e foi para o abrigo com quarenta dias de vida. Era um bebê lindo que se desenvolvia rapidamente, comparado ao desenvolvimento de suas irmãs, que eram visivelmente mais frágeis e menores para a idade que tinham.

No abrigo, a Tainá, a Tauani e o Lucas encontraram um lugar de proteção com as condições necessárias para que crescessem de forma saudável até que pudessem voltar para a família. A mãe das crianças não aderiu ao tratamento contra dependência química e abandonou o pai, que, por sua vez, parou de visitá-las no abrigo. Assim, não puderam voltar a morar com sua família de origem e, após a destituição do poder familiar, ficaram disponíveis para adoção.

A cada semana eu percebia a Tainá mais triste e a construção do álbum se fez muito importante nesse momento; a cada encontro eu contava uma nova história e Tainá folheava seu álbum, apontava para as fotos e tentava nomear sua dor.

Em maio de 2011 eu comecei a fazer os registros no álbum do Lucas. Nos encontros com o Lucas eu contava histórias e brincávamos. Aparentemente, ele não se dava conta da ausência de seus pais. A Tauani fazia parte do projeto, mas sua colaboradora precisou se ausentar e ela pedia, chorava, para que eu fizesse registros em seu álbum. Assim, acordei com a coordenadora do projeto e comecei a participar também da vida

> *"Eu achava tudo isso muito significativo – três crianças cantando "Parabéns" para uma mãe ausente. É muita saudade, não é? Aos poucos transformamos esse momento de saudade e ausência em uma celebração à vida dos três."*

da Tauani e trabalhar com ela em seu álbum. Notava que os encontros amenizavam suas frustrações. Lembro-me da emoção da Tauani quando mostrei a primeira página que eu fiz de surpresa em seu álbum. Ela levou as mãos à boca tentando tampar um "Oh... que lindo".

Em um momento comecei a sentir que os irmãos estavam cada vez mais unidos, e foi um movimento natural fazer um encontro mais longo com os três juntos em vez de me encontrar separadamente com cada um deles. Quando eu chegava ao abrigo, os três me seguiam, pegávamos os álbuns e a festa começava. Existia um carinho e um cuidado muito especial entre os irmãos, e fiquei feliz ao perceber que a Tainá acolheu muito bem os irmãos e dividiu com eles um espaço que até então era só seu.

Os três irmãos criaram um tipo de ritual entre eles: cantar "Parabéns pra você, mamãe" com os álbuns abertos na página com as fotos da mãe, tiradas na festa que o abrigo fez no aniversário das gêmeas. Eu achava tudo isso muito significativo – três crianças cantando "Parabéns" para uma mãe ausente. É muita saudade, não é? Aos poucos transformamos esse momento de saudade e ausência em uma celebração à vida dos três.

Nossos encontros foram feitos de brincadeiras, de histórias, de livros, de registros, de fotos, de alegrias e de dores. Em alguns momentos ofereci colo e suportei o choro e a raiva que as crianças sentiam, principalmente a Tauani, que em alguns momentos tentou destruir as fotos da mãe. Incluí a saudade e a ausência da mãe de modo que as crianças pudessem nomear o que sentiam, afinal, é muito triste e difícil ficar longe de quem se ama.

Em novembro, uma família começou a visitar os três irmãos e a possibilidade de uma adoção foi ficando cada vez mais próxima. O abrigo foi apresentando a nova família para as crianças. Os meus encontros foram se aproximando de uma despedida e de uma nova vida para os três irmãos que por algum tempo fizeram parte da minha.

No dia 18 de janeiro de 2012 o abrigo fez uma festa de despedida para a Tainá, a Tauani e o Lucas, que foram para Americana, no interior de São Paulo, com uma nova família, carregando com eles três álbuns com os registros do tempo em que viveram no abrigo e antes dele. Em cada um deles existem histórias e fotos dos amigos que ficaram e também algumas páginas em branco para que possam preencher com as novas fotos e histórias que estão por vir.

Esses três mudaram a minha vida

por Andreia Vó, educadora do abrigo no qual Tainá, Tauani e Lucas foram acolhidos

Quando eu comecei a trabalhar no abrigo, havia pouco mais de um mês que os três irmãos estavam lá. Primeiro vieram as gêmeas, e depois o Lucas, com menos de dois meses de vida. Sempre me preocupei muito com eles porque as meninas choravam muito. Mas a minha atenção maior era para o Lucas – ele era muito pequeno.

Conforme cresciam e eu me adaptava ao trabalho, meu interesse por eles aumentava. Tainá e Tauani foram ficando cada vez mais espertas e já falavam tudo. Sempre que chorava, a Tainá chamava pela Arlete: "Alete, Alete!" Já a Tauani era mais independente, mas às vezes chamava pela Francisca. Essas duas educadoras eram do plantão da noite, e durante o dia era comigo que as crianças ficavam. O Lucas estava crescendo, já sentava e todas as vezes que eu chegava ele abria um sorriso, o que fazia o meu dia muito melhor.

É estranho lembrar a sensação que eu sentia porque eu não os via como as outras crianças. O sentimento era diferente, parecia que eles faziam parte de mim. Mas não posso dizer que na época eu sabia disso, pois sempre me vi como uma profissional, dando o melhor de mim. Depois de um tempo percebi que eles é que estavam me salvando de um mundo de equívocos. O "Príncipe" (Lucas) era a minha felicidade, quando ele começou a falar e me chamava por "Dé, Dé" me enchia de orgulho, e eu sentia que fazia parte de alguma coisa maior.

Quando tivemos a notícia de que eles seriam adotados, foi uma felicidade! Mas ao mesmo tempo senti medo de que a família não aceitasse os três ou que gostasse apenas de um e que levasse os outros dois porque fazia parte do pacote. Não sei, muitas coisas passaram pela minha cabeça. Quando eu conheci o casal que iria levá-los, fiz questão de acompanhar toda a adaptação. Encantei-me com eles, muito amorosos e disponíveis, e isso me tranquilizou muito. Mas também veio a parte mais difícil, saber de verdade que eles iriam embora. Foi um misto de felicidade e perda: queria o melhor para eles, sentia que isso era o melhor, mas que falta eles me fariam!

Agora posso dizer com toda a certeza que esses três mudaram minha vida e a forma como eu me vejo dentro do abrigo. Eles me fizeram uma pessoa melhor, mais disposta a amar não só o meu trabalho, mas as pessoas; acreditar que o mundo tem, sim, gente pronta para me receber e que o amor nasce de diversas formas.

Como eu disse a eles no dia que estavam indo embora e repito agora: "Que o mundo seja generoso com vocês, como vocês foram comigo!"

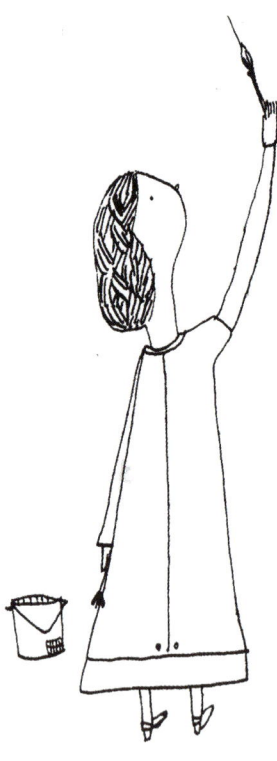

A adoção foi de ambas as partes
por Gabriela Ciabotti, mãe adotiva dos três irmãos

Quero dizer, antes de tudo, que amei o trabalho do Instituto Fazendo História! Quando vi o álbum fiquei muito feliz por eles, pois terão uma recordação bonita dos tempos que passaram no abrigo. Seria tão bom se toda criança acolhida participasse de algo assim!

Em nossa vida, a adoção aconteceu assim: pode parecer estranho, mas de certa forma nós já "sabíamos" que eles viriam. Desde a adolescência, histórias sobre adoção me deixavam muito emocionada, e eu tinha em mente que, mesmo tendo filhos biológicos, gostaria de adotar uma criança.

Quando me casei com o Wladimir, conversamos sobre isso algumas vezes e ele não mostrou objeção. Mas como filhos não eram prioridade em nossa vida naquele momento, o tempo foi passando. Desde que éramos namorados, visitávamos várias pessoas que eram sensitivas e que nos falavam sobre o futuro. Ouvimos sobre três crianças que teríamos de uma só vez: duas meninas e um menino. Uma vez falaram de gêmeos, depois outra pessoa chegou a falar de trigêmeos. Foram encontros casuais, com umas cinco pessoas, em diferentes lugares e épocas de nossa vida.

Eu, particularmente, achava engraçado esse tipo de conversa e não me imaginava com três crianças... Seria muita gente! O Wlad não dava muito crédito para esses assuntos, mas achava curioso que a conversa sempre fosse parecida. Da minha parte, apesar de gostar muito de crianças, nunca pensei muito nisso; mas de tanto ouvir esse tipo de coisa, lá no fundo já estava meio que esperando por eles.

Depois de sete anos de casados começamos a pensar em ter filhos e descobrimos que seria difícil engravidar por meios naturais. O tempo foi passando e ficou praticamente impossível engravidar, por conta de problemas de saúde que eu tive. Então, tranquilamente, resolvemos entrar com os papéis para adoção em fevereiro de 2011. Estávamos com dez anos de casados. Decidimos que era realmente o momento de nos tornarmos pais: nosso casamento estava ótimo, tínhamos um lar propício para uma criança se desenvolver. Eu tinha trinta e três anos e, como meu marido, já havia terminado a minha faculdade.

Quando preenchemos o cadastro, não fizemos opção de raça, sexo ou região, apenas das idades (até quatro anos) e que gostaríamos de irmãos (até três). No final de outubro, ligaram do Fórum dizendo que já estávamos no tal Cadastro Nacional de Adoção e que a qualquer momento poderíamos receber uma ligação. Acreditávamos que fosse demorar...

Um dia de manhã meu marido me disse: "Gabi, hoje sonhei que a gente caminhava em um jardim de mãos dadas e de repente uma mãozinha de criança segurou a minha, uma mãozinha tão macia que parecia de veludo". Achei o sonho tão bonito! Eis que duas semanas depois, recebemos a primeira ligação, a respeito de três crianças, com todas as características das quais sempre ouvimos falar... Muita coincidência! Eram duas meninas gêmeas com quase três anos e um menino de um ano e meio, irmão delas.

Fomos até a cidade onde eles estavam, vimos uma foto no Fórum e marcamos a primeira visita para o mesmo dia. Chegamos ao abrigo e eles tinham ido à escola. Acontecia uma festinha de Natal para as crianças. Ficamos esperando e conversando com a assistente social, que nos contou sobre eles. Um barulho no portão: estavam chegando! Foram direto se arrumar para nos ver.

Chegaram. Tímidos, com cheirinho de banho, uns brinquedinhos nas mãos, as meninas de chupeta na boca... Para tentar uma aproximação, pedi para ver os brinquedinhos. Estavam com um pouco de vergonha e nós também estávamos sem jeito... Mas devagar fomos nos aproximando, conversando, tive que conter o Wlad, que é muito beijoqueiro, para não assustar a meninada com tanto grude.

Visitamos cinco vezes o abrigo e, nesse meio tempo, íamos ajeitando a casa, o quartinho deles, tudo para acomodá-los da melhor maneira. O quarto ficou tão lindo! E confesso que eu já tinha algumas coisinhas, sempre duas de menina e uma de menino. Anos atrás fizera uma bonequinha de pano, uma mãezinha segurando três crianças: duas menininhas e um menininho.

A expectativa dos familiares e amigos também era grande. Antes de contarmos sobre a adoção, escolhemos três casais amigos nossos, reunimos o pessoal e entregamos três caixinhas de presente com uma foto (que tiramos no abrigo) de cada filho com os dizeres: "Com carinho para meus padrinhos". Foi emocionante, uma choradeira só!

Nunca vou esquecer o dia em que chegaram aqui, foram entrando e olhando tudo, mostramos o quartinho novo, as cachorras e as gatas, pelas carinhas estavam adorando. Ia devagar e tentava me colocar no lugar

"Um dia de manhã meu marido me disse: 'Gabi, hoje sonhei que a gente caminhava em um jardim de mãos dadas e de repente uma mãozinha de criança segurou a minha, uma mãozinha tão macia que parecia de veludo'."

> *"Expliquei que era a casa deles, tudo que estava ali era deles. Os bichinhos, a caminha de cada um e os brinquedinhos, o papai e a mamãe deles."*

deles: o que estariam pensando ou sentindo? Expliquei que era a casa deles, tudo que estava ali era deles. Os bichinhos, a caminha de cada um e os brinquedinhos, o papai e a mamãe deles. Abri o guarda-roupa, mostrei as roupinhas, a parte do armário de cada um.

Disse que o papai do céu havia feito a gente se encontrar e dado eles de presente para nós porque estávamos querendo três filhinhos, e ele achou que merecíamos três crianças tão lindas e especiais.

Na primeira noite estava com medo que eles estranhassem tudo, mas para nossa surpresa dormiram muito bem e no dia seguinte também não estranharam nada nem fizeram perguntas sobre sua rotina anterior, nem sobre pessoas de seu convívio até então. E segue assim.

Apesar disso, acho extremamente importante e saudável não deixá-los perder esta fase de sua vida no abrigo, e sempre que é pertinente conversamos sobre isso. O álbum de cada um também sempre estará disponível, ajudando-os a fortalecer sua identidade.

Parece que eles sempre estiveram por aqui. As crianças estão bem integradas conosco, com nossa rotina e vice-versa. A adoção foi de ambas as partes! E eles são muito queridos por todos de nosso convívio também. Meu marido tem se mostrado um excelente pai, e fazemos tudo juntos. A cada dia eu o admiro e amo mais. Outro dia o flagrei com as crianças no colo dizendo todo orgulhoso: "Ah, meus filhos!" Ele ficou seis meses desempregado e esse tempo foi importante para criar um vínculo mais forte com eles. Principalmente com uma das meninas, que no início chorava muito quando eu saía de perto. E chora um, choram três!

Nossa vida, que já era muito feliz, agora está radiante de alegria. Tivemos muito trabalho no início, mas não imagino minha vida sem eles. Outro dia, pensando sobre ter ouvido essas predições, concluí que serviram para nos ajudar a fazer a escolha no momento certo. Uma amiga disse que nossos filhos "não nasceram de nós, mas nasceram para nós". Concordo!

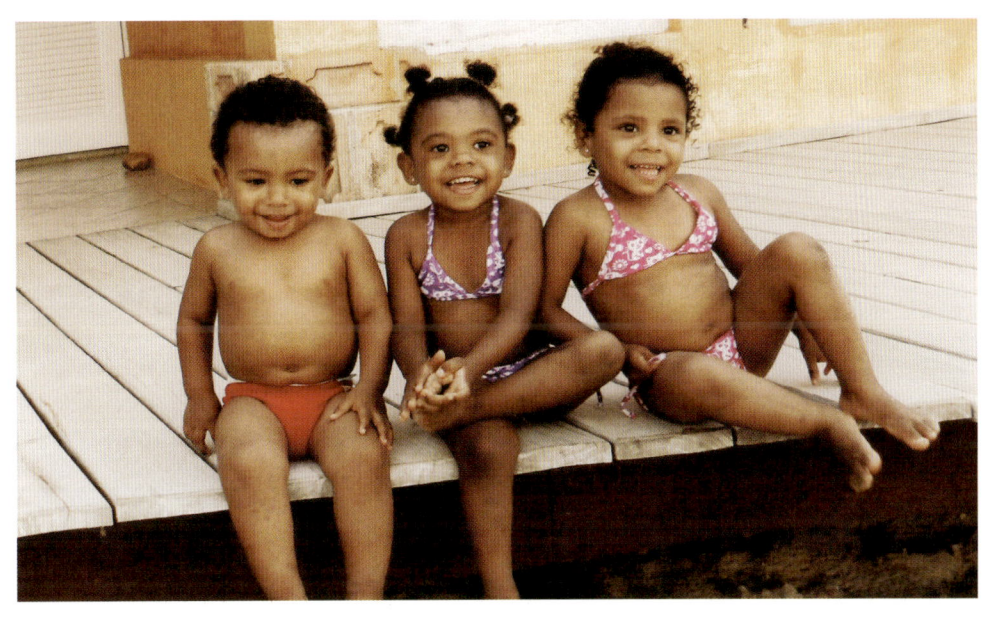
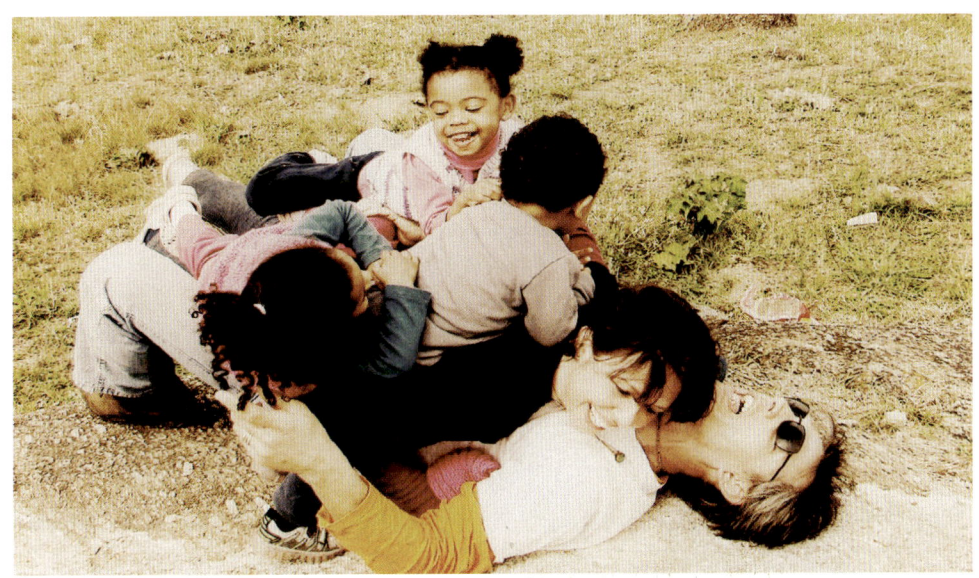

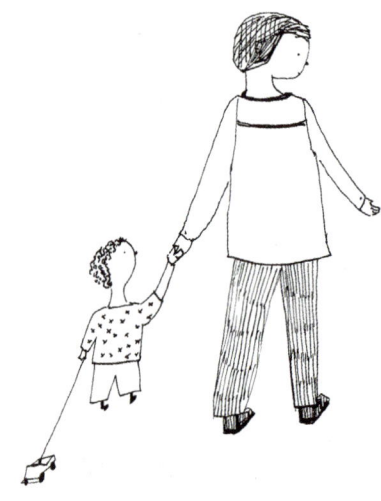

O tempo de que precisávamos

por Wladimir Feltrin, pai adotivo de Tainá, Tauani e Lucas

A ideia de um dia adotar uma criança esteve presente em minha cabeça e na da minha esposa desde a época em que namorávamos. Nosso sonho era ter um filho biológico e outro adotivo. Ficamos muitos anos casados sem ter filhos e quando a decisão de aumentar nossa família surgiu, soubemos que seria complicado termos filhos biológicos. Então optamos pela adoção, que já estava em nossos planos. Quando chegou a notícia da possibilidade de adotarmos as três crianças, confesso que fiquei apreensivo. Sempre quis ter filhos, apesar de não ser uma obsessão, e sim um complemento na nossa vida.

A partir daí começamos a fazer as visitas no abrigo. Cada vez que saíamos para ir até lá era um momento muito especial, de muita expectativa. Chegávamos e procurávamos brincar com eles, mas como tinha as outras crianças, a aproximação era difícil. Essas visitas aconteceram até o Fórum voltar de recesso e eles estarem liberados para sair do abrigo e ganhar um novo lar.

Durante esse período, começamos a reorganizar nossa vida e principalmente nossa casa, e na semana que decidimos adotá-los a empresa em que eu trabalhava me dispensou. Neste momento me deu um aperto no coração porque sabia da responsabilidade que estava abraçando e jamais imaginei ficar desempregado num momento tão delicado de nossa vida. Mas como Deus sabe muito bem o que faz, a gente superou esta etapa e no final ela veio por um motivo mais do que necessário. Fiquei em casa por seis meses integralmente com eles. Hoje acredito que foi o tempo de que todos nós precisávamos para organizarmos nossas novas vidas.

Começamos a desocupar o quarto que passaria a ser deles e dar vida nova ao ambiente. Pintamos as paredes de cores diferentes e a Gabi, que é cheia de fazer artes, fez umas pinturas que deixaram o quarto com aspecto bem infantil, ficou uma maravilha.

Chegou o grande dia. Jamais vou esquecer esse dia tão especial de minha vida: o dia em que me tornei pai de verdade, e de três de uma só vez. Primeiro fomos ao Fórum buscar a documentação para levarmos pra casa. Chegando ao abrigo, eles estavam todos de banho tomado e com os cabelos sendo arrumados para a festa de despedida que tinha sido organizada. Antes de sairmos do abrigo, começou uma chuva e, para agilizar, comecei a colocar as malas deles no carro e em seguida acomodei-os em suas cadeirinhas. Eles choraram um pouco e as pessoas de lá também estavam muito emocionadas. Sem muita demora, saímos.

Já na rua, dentro do carro com chuva e chorinho, mais uma vez Gabi e sua criatividade: ela se lembrou de trazer umas balas na bolsa caso precisasse. Pegaram o docinho e, pouco depois, dormiram todos. No meio do caminho resolvemos parar num posto para dar uma relaxada e acabamos por brincar um pouco num parquinho que havia por lá. Foi uma maravilha, parecia que estavam se acostumando conosco e daí por diante viemos conversado com eles, explicando que estávamos indo pra nossa casa, que ganhariam um novo lar.

Chegando em casa, fomos recebidos pelas nossas quatro cachorras, que latiam de alegria com a nossa presença. Eles observavam tudo com muita atenção e, ao entrarem em casa, os olhinhos corriam por tudo e eles não paravam de fazer perguntas do tipo "Esta é nossa casa?" Ao entrarem em seu quarto, viram as paredes coloridas, o teto com um balão pendurado de um lado e umas fadinhas do outro, bonecas... Os olhinhos brilharam ainda mais. Lembro-me de cada detalhe, mas não consigo expressar quão especial foi esse momento!

Alguns dias depois, nossas gêmeas completaram três anos, e amigos e familiares resolveram nos ajudar a fazer uma festa de aniversário para comemorar. Emprestaram uma chácara, a decoraram, e aconteceu uma grande confraternização, tudo com muita alegria. As crianças estavam tão felizes naquele dia! O tempo foi passando e eu e a Gabi sempre nos preocupando com o crescimento, a saúde, o bem-estar e, principalmente, a adaptação. Eu continuava desempregado, os meses passavam e a preocupação aumentava a cada mês. Mas continuei confiando muito em Deus, e que a sua providência não tardaria.

No mês de março fomos acampar com eles na praia. Embora estivéssemos apreensivos de como seria acampar com três crianças, acabou por ser um sucesso e tudo correu normalmente. Percebemos que eles ficaram até melhores depois da viagem. Parece que foi preciso sair e voltar ao mesmo lugar para que eles tivessem uma referência de que ali realmente seria a casa deles. Enquanto estávamos na praia, a assistente social ligou

"Fiquei em casa por seis meses integralmente com eles. Hoje acredito que foi o tempo que todos nós precisávamos para organizarmos nossas novas vidas."

> *"Para mim foi tudo muito natural e a impressão que tenho é que eles foram planejados pra gente, parece que estão conosco desde sempre. Gabi também tem a mesma impressão."*

dizendo que precisaria fazer uma visita para saber como estava a adaptação deles com a gente e vice-versa. Ela ficou encantada ao saber que estávamos acampando.

E quando veio nos visitar em casa, ela presenciou a visita da mãe da Gabi e a reação deles quando a viram chegar: "É a vovó, é a vovó!" Ela então nos disse que, realmente, eles haviam encontrado uma família. Para mim foi tudo muito natural e a impressão que tenho é que eles foram planejados pra gente, parece que estão conosco desde sempre. A Gabi também tem a mesma impressão.

Uma das meninas no início era mais arredia comigo, só me acompanhava se a Gabi estivesse junto e, se ela descesse do carro, era uma choradeira! Hoje as coisas mudaram, quando falo em sair, os três querem ir comigo, se falo que não dá para levá-los é um desgosto só! Estão tão apegados conosco que me sinto numa felicidade imensa.

Após quatro meses de licença, a Gabi voltou ao trabalho. Como ainda estava desempregado, passei a cuidar sozinho dos três por uns quinze dias, até que a Gabi conseguiu vaga na Fundação onde trabalha. A partir daí as gêmeas vão junto com ela e passam o dia brincando e aprendendo. Depois de seis meses, consegui uma oportunidade de trabalho, e então colocamos o Lucas em outra creche. Todas as coisas foram se encaixando e se resolvendo com a maior naturalidade.

Hoje nossa rotina é uma loucura: acordar de manhã, prepará-los para a escola, ir trabalhar. No final do dia, buscá-los; à noite, preparar a janta, dar banho, brincar e depois dormir. Nos finais de semana a gente procura sempre fazer alguma coisa diferente e, aos domingos, vamos à missa. Por incrível que pareça, eles ficam quietinhos.

Esta oportunidade que estou tendo para falar um pouco da minha vida e experiência de pai me deixa muito feliz. Ter estas crianças comigo e dizer que foi o melhor presente que Deus me deu! Quero ter muita saúde, paciência e discernimento para poder conduzi-los e ensiná-los a viver neste mundo de tanta indiferença, para encararem as situações adversas e saberem discernir o que é certo e errado.

Espero poder ter contribuído com minha história e quero poder dizer a todos que vale a pena ser pai, responsável e acima de tudo aceitar o desafio de educar. Nós, pais (adotivos ou biológicos), temos sob nossa responsabilidade seres humanos que farão o futuro e poderão fazer toda a diferença neste mundo.

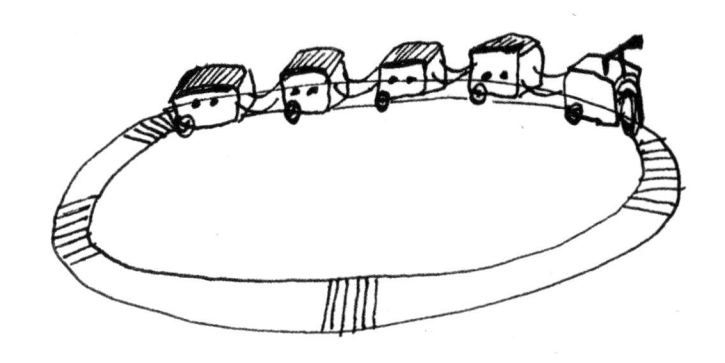

NOTA TÉCNICA

Para uma adoção ser bem-sucedida, é preciso que haja espaços internos capazes de receber, aceitar e acolher o novo. E esses espaços não podem ser abertos sem luto, o luto da história passada. Tainá, Tauani, Lucas, Gabriela e Wladimir nos ensinam isso com maestria. Se, por um lado, os pais adotivos precisam passar por um processo de luto pelo filho que não puderam gerar, por outro, as crianças precisam reconhecer – e ter reconhecida pelos que estão ao seu entorno – a dor da perda da família biológica. Os três irmãos desta história, quando estavam acolhidos em um abrigo, formulavam – apesar de serem muito pequenos – ao seu modo perguntas sobre sua família de origem. Tinham necessidade e direito de encontrar respostas para a ausência da mãe e de se preparar para a separação que viveriam em relação aos profissionais que deles cuidaram durante o acolhimento. Quando os adultos estão atentos e sensíveis a esta necessidade, a dor pode ser falada, legitimada, contextualizada e elaborada. Encontra-se um sentido para o que até então não podia ser compreendido.

Gabriela e Wladimir puderam entrar em contato, reconhecer e superar a impossibilidade de ter filhos biológicos encontrando, em suas memórias, lembranças que deram sentido a esta falta e que indicavam a abertura para outra possibilidade e desejo: a adoção. Tainá, Tauani e Lucas celebraram a existência da família biológica, compreenderam sua ausência e despediram-se dela. Em ambos os processos as histórias anteriores à adoção são fundamentais; tê-las reconhecidas a asseguradas foi o que permitiu a estes pais e a estes filhos serem mutuamente adotados, ou seja, aceitos e amados em suas singularidades.

Jéssica

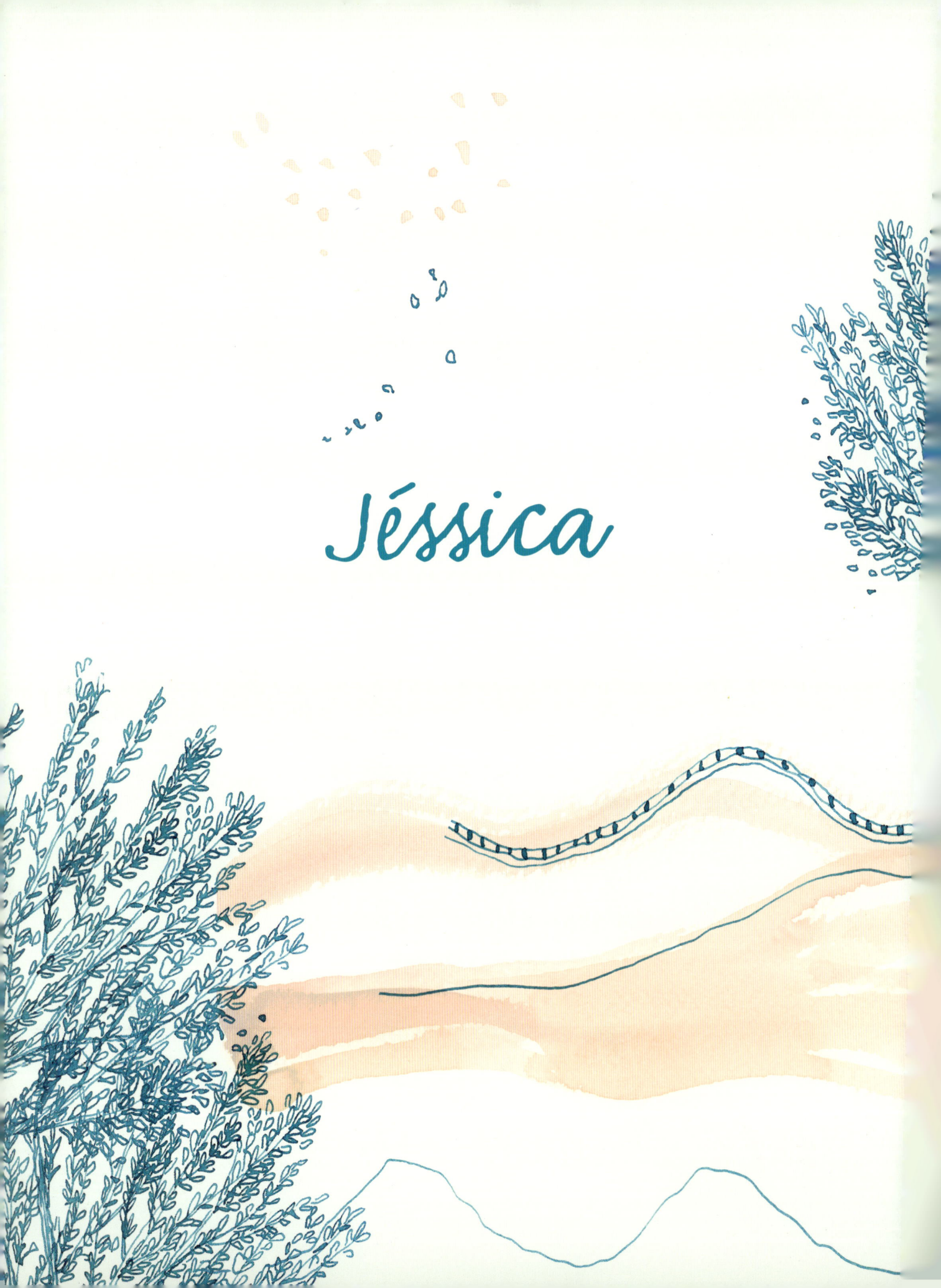

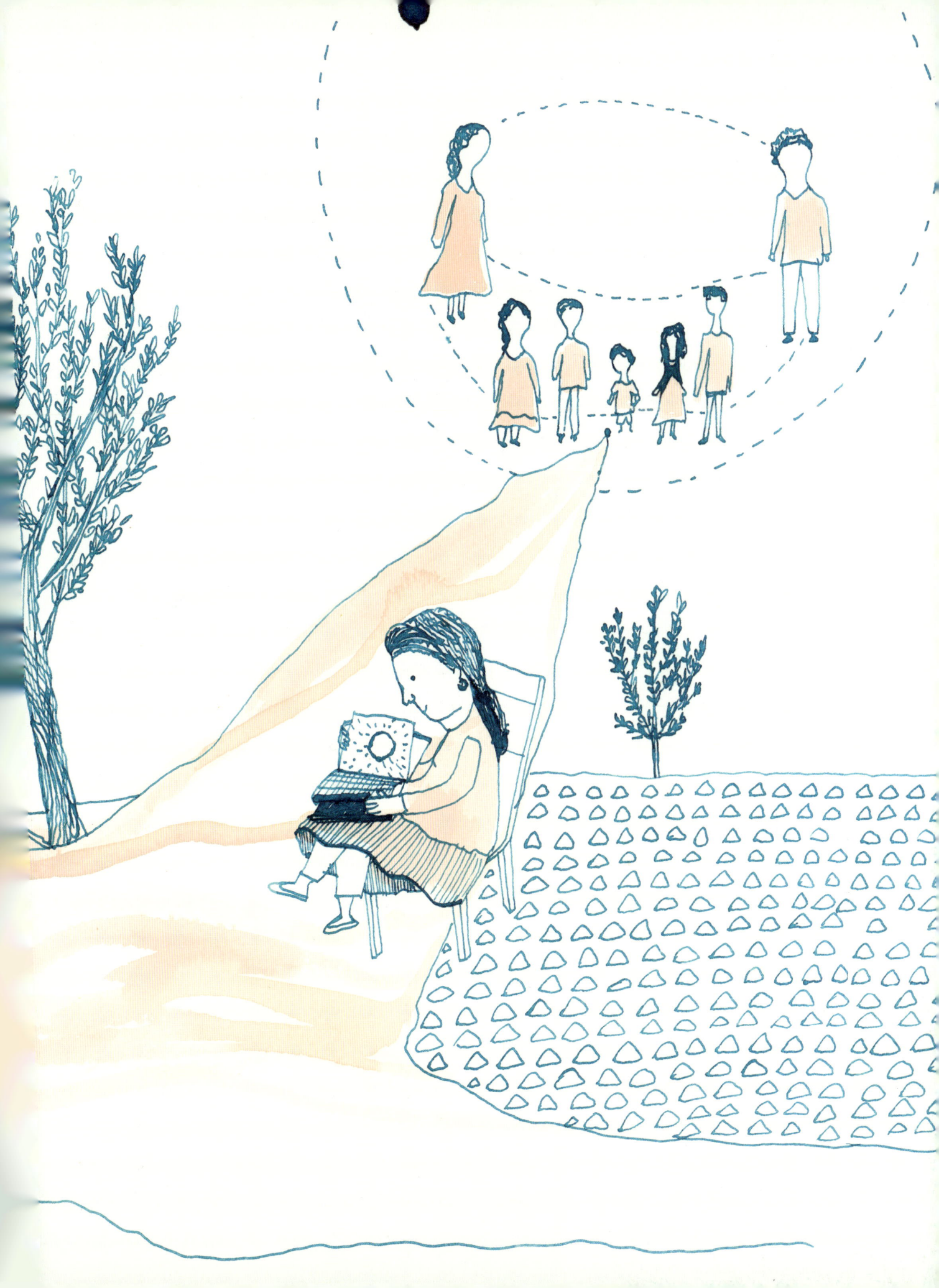

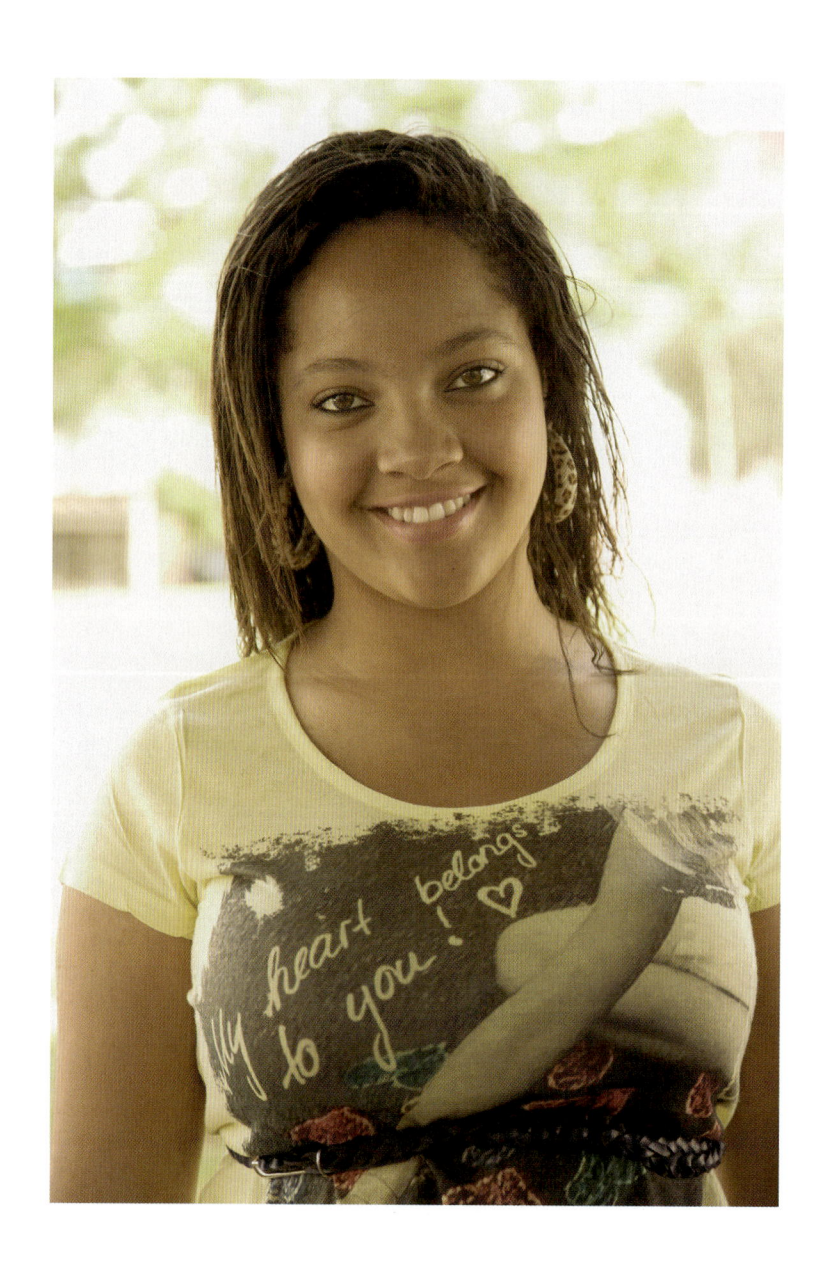

Jéssica é uma menina de dezoito anos que teve sua infância e adolescência marcadas pela esperança de ver seus pais se reerguerem e poderem cuidar dela e de seus irmãos. No meio desse longo caminho, encontrou uma família que soube acolhê-la e ajudá-la a continuar lutando por seus sonhos. Sonhos que nunca excluíram sua família de origem do cenário principal.

Ainda vou ser atriz e escrever minha biografia!

por Jéssica Santos da Silva

Meu nome é Jéssica Santos da Silva, tenho dezoito anos e minha vontade de contar minha história começou há muito tempo, quando mudei para o abrigo e me ofereceram participar do Fazendo Minha História.

Meus primeiros dias nesta casa foram muito ruins. Tinha acabado de fazer catorze anos quando soube que iriam transferir eu e meus irmãos para lá. Foi muito difícil ter que sair de um lugar onde eu tinha feito muitas amizades e gostava de morar, para me mudar para uma casa totalmente desconhecida. Na época, a única coisa que me consolava era que eu iria junto com meus irmãos. Porém, ao chegar na casa nova, soube que só meu irmãozinho de dois anos ficaria comigo, enquanto meus outros irmãos iriam para uma outra casa. Só depois de um tempo eles também se mudaram para o mesmo abrigo em que eu estava.

Foi nesta época que conheci a tia Taísa, uma colaboradora e psicóloga do Fazendo Minha História. Nos encontrávamos todas as segundas-feiras para falarmos sobre o meu dia a dia e escrevermos juntas minha história no álbum: um livro gigante, que parecia feito com o mesmo material utilizado para fazer papelão. A partir desse dia, a ideia de contar minha história me ajudou a superar essa mudança brusca. Então, aqui estou eu de novo para falar sobre minha vida...

Tudo começou quando meu pai decidiu mudar daqui de São Paulo para ir pra Minas Gerais. Minha mãe estava doente, com depressão, e meu pai pensava que lá seria um lugar mais tranquilo para ela se recuperar e para eu e meus irmãos estudarmos. Só que chegando lá em Conselheiro Lafaiete, as coisas foram mais difíceis do que ele esperava, e no final acabou dando tudo errado. Meu pai não tinha emprego, não tínhamos lugar para ficar e acabamos nos acomodando na casa da cunhada do meu pai até ele arrumar emprego.

Depois de um tempo, meu pai conseguiu uma casa que ganhou de um prefeito em um bairro novo chamado São José, mas a situação continuava muito difícil. Tínhamos a casa, mas não tínhamos o que comer. Com toda essa situação a depressão da minha mãe piorou, ela se entregou

"Nos encontrávamos todas as segundas-feiras para falarmos sobre o meu dia a dia e escrevermos juntas minha história no álbum: um livro gigante, que parecia feito com o mesmo material utilizado para fazer papelão."

> *"Chegando lá, foi muita felicidade, pois eu achava que estava tudo certo. Reencontrei minha família, eram abraços e beijos pra todo lado."*

às bebidas, começou a bater muito em mim, muitas vezes sem razão. Paramos de estudar, pois ela nos obrigava a andar pelas ruas atrás de lenha para cozinhar e a pedir ajuda das pessoas para comer e sobreviver. Para piorar, ela engravidou do meu irmãozinho mais novo, o Julio Cesar, que foi adotado e hoje mora na Itália. Ao ganhar o bebê, com muita ajuda de pessoas estranhas, minha mãe se mudou para outro bairro que se chamava Triângulo, mas ela estava cada dia pior. Começou a ter alucinações com o Roberto Carlos e outros famosos e vivia arrumando briga na rua.

Certo dia, estávamos todos juntos pedindo comida na rua quando pararam dois carros de polícia e um do Conselho Tutelar. Quando eles se aproximaram de mim, minha mãe começou a agredir o policial. Levaram minha mãe presa enquanto nós chorávamos sem saber o que ia acontecer. Uma das conselheiras tutelares veio até mim e perguntou se eu queria um lugar pra morar, tomar banho, comer e estudar, e eu disse que sim. Neste dia meus dois irmãos homens foram para um abrigo; eu, minha irmã e meu irmãozinho fomos para outro abrigo; e minha mãe foi internada.

Alguns meses se passaram, e então meu avô (pai da minha mãe) e meu pai souberam da situação toda. Meu pai mal sabia que tínhamos sido acolhidos. Meu avô saiu de São Paulo às pressas e veio pra Minas Gerais nos buscar e se responsabilizar pela nossa guarda. Uma semana depois as tias dos dois abrigos falaram pra arrumarmos as malas que meu avô viria nos buscar. Então, na madrugada do mesmo dia, o conselho colocou meus irmãos e eu na perua, e fomos em busca do meu pai e da minha mãe, para partimos pra São Paulo e irmos pra casa de meu avô.

Chegando lá, foi muita felicidade, pois eu achava que estava tudo certo. Reencontrei minha família, eram abraços e beijos pra todo lado. Minha mãe estava tomando vários remédios para se controlar e dizendo que ia colocar todos na escola.

Depois de uns quatro meses, minha mãe começou a beber novamente, e meu pai já não arrumava emprego; as contas da casa do meu avô começaram a vir altas e ele mudou totalmente seu jeito e seu ponto de vista. Dizia que não dava mais para ficarmos na casa dele, e minha mãe, estressada, começou a discutir com ele, que, nervoso, mandou todos nós irmos embora de sua casa. Com toda essa situação, minha mãe caiu em depressão de novo e fomos morar na rua.

Passamos duas semanas na rua até que meu pai encontrou um amigo que ofereceu emprego e moradia. Não era uma boa casa, mas pelo menos tínhamos saído da rua. Minha mãe ainda continuava com as alucinações, só que pior. Certo dia eu fui fazer almoço para ela e meus irmãos com o pouco de alimento que tínhamos ganhado dos vizinhos. Quando terminei de fazer ela levantou com muita raiva e jogou fora o único arroz e feijão que tínhamos, dizendo que eu fazia comida só para meu pai. Com toda essa situação, eu fiquei muito triste e comecei a chorar, e os vizinhos ficavam comentando sobre os choros e gritos que ouviam de nossa casa, até que um dia fizeram uma denúncia para o Conselho Tutelar, que veio fazer uma visita pra ver o que estava acontecendo.

Entraram dentro da casa e perguntaram pra minha mãe o que eu e meus irmãos estávamos fazendo fora da escola e por que não tinha chuveiro e nem comida feita. Minha mãe começou a falar do Roberto Carlos, que tinha medo de irmos para escola e alguém pegar os filhos dela, e nessa mesma hora o conselho pegou eu e meus irmãos, colocou na perua e falou pra minha mãe que lá era lugar de bicho morar e não de gente. E fomos rumo ao serviço de acolhimento temporário.

Mais uma vez voltamos a conviver com pessoas diferentes e estávamos muito abalados com tudo o que estava acontecendo, mas dessa vez foi diferente, pois estávamos todos juntos. Voltamos a estudar, fizemos vários amigos, fomos bem recebidos por todos, estávamos bem. Porém, essa fase durou só seis meses! Certo dia a coordenadora do serviço de acolhimento temporário nos chamou para conversar, dizendo que ali não era lugar para a gente. Tinham vários tipos de pessoas que entravam e saíam, muitas se envolviam com coisas erradas, e ela tinha medo de eu e meus irmãos nos envolvermos com eles. Arrumamos mais uma vez nossas malas e fomos chorando para a nova casa, sem saber o que encontraríamos lá.

Era uma casa linda e amarela com um grande portão, fomos bem recebidos. Tinha um tio que se chamava Sergio que conversou muito comigo. Disse que tudo ia ficar bem.

Quatro anos se passaram e nesse período eu estudei, fiz cursos e conheci pessoas novas. No dia 22 de abril, ao chegar em casa do trabalho, eu fiquei sabendo que meu irmãozinho tinha sido adotado. Eu sofri muito porque ele me chamava de mãe e tinha só seis anos.

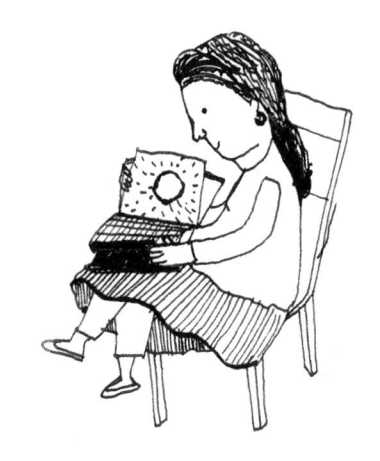

Quando foi dia 27 de abril de 2012, eu completei dezoito anos e tinha que sair do abrigo. Com minha mãe eu não tinha condições de morar, pois ela ainda estava internada e muito brava comigo. Então fui convidada para morar com uma família que conheci em 2008 e desde lá eles me levavam para passear e passar os finais de semana com eles.

Sair do abrigo foi um pouco difícil para mim. Eu já estava acostumada com as regras e com tudo da casa, e ainda sinto falta. Mas eu estou muito feliz aqui. Tenho um grande sonho de ajudar minha mãe, meu pai e meus irmãos. Pretendo arrumar um bom emprego e quero muito fazer faculdade de artes cênicas para ser atriz. Muita gente fala para eu não me iludir, porque sou pobre, mas eu não me abalo porque sei que não posso desistir. Ainda vou ser uma atriz e escrever minha história nos mínimos detalhes, quem sabe uma biografia de Jéssica Santos...

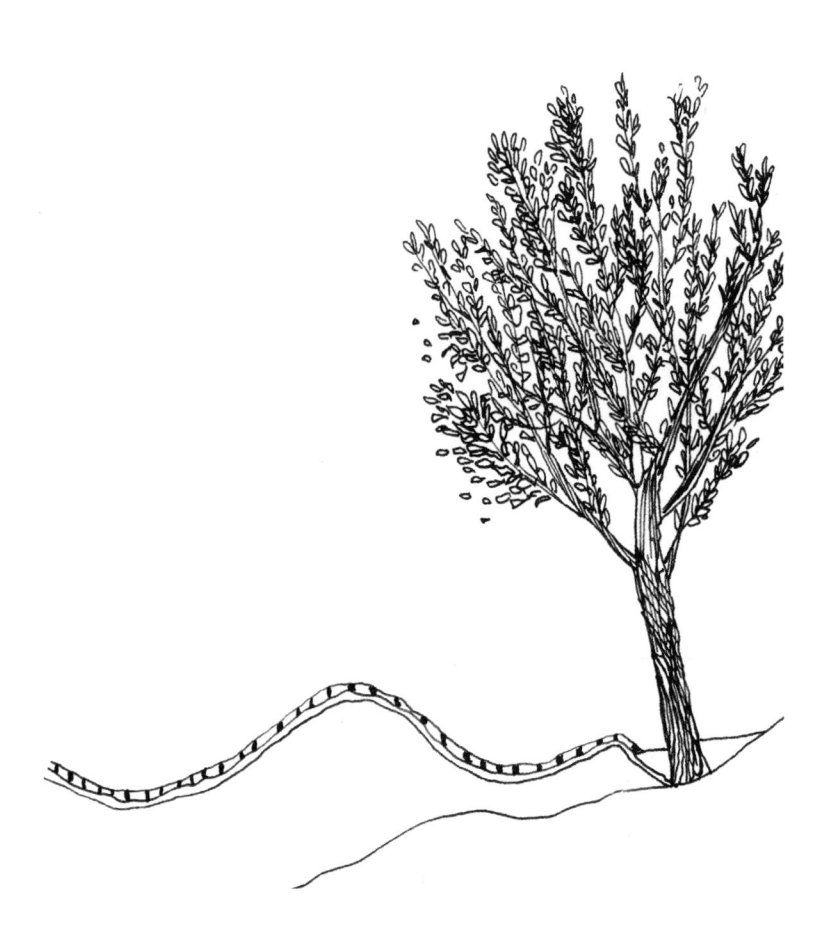

A clareza do passado como um caminho para o futuro

por Taísa Martinelli, técnica do Instituto Fazendo História

Jéssica chegou ao abrigo com seus quatro irmãos mais novos em agosto de 2008, quando o Fazendo Minha História já estava sendo desenvolvido com outras crianças e adolescentes da casa. No mesmo mês de sua chegada, começamos a nos encontrar semanalmente para "fazer história". Jéssica parecia ávida para falar sobre sua história e já no segundo encontro me disse: "Não estou feliz". A partir deste dia, ela começou a me contar detalhadamente toda a trajetória da sua vida até chegar ao abrigo. Chamava a minha atenção a clareza com que ela relatava cada acontecimento do seu passado. Escrevia no álbum que queria "paz".

Os seus irmãos estavam presentes na maioria das suas histórias, e ela parecia se sentir responsável por eles desde pequena. No abrigo, cuidava deles e "tomava suas dores" quando brigavam com outra criança ou levavam bronca de um educador.

Depois de estar havia alguns meses no abrigo, Jéssica fazia questão de mostrar o seu lado "escuro": contava sobre idas ao cemitério, seu gosto por sangue e caveiras, que eram registrados em páginas pretas. Muitas vezes, parecia triste e pouco falava. Preferia fazer seus registros silenciosamente. Eu tinha a sensação de que, cada vez mais, ela compreendia que talvez ficasse no abrigo por um tempo maior do que imaginava e que a volta para casa podia estar distante.

Aos poucos, Jéssica passou a contar sobre sua vida cotidiana no abrigo, a escola, os amigos e as visitas dos pais. Compartilhava comigo momentos difíceis e felizes do presente. Eu percebia que ela estava construindo vínculos importantes nesta nova etapa de sua vida e, talvez por isso, estava encontrando a "paz" que tanto queria. No álbum, ela podia mostrar seu lado "colorido": seus relatos e registros agora tinham vida e emoções, e, ainda que fossem histórias tristes, já não pintava as páginas de preto.

Eu observava que, lentamente, os comportamentos desta adolescente mudavam. Já não se vestia apenas com roupas escuras e esmaltes pretos. Usava roupas coloridas, arrumava o cabelo e cuidava de si. Começou a frequentar cursos com temas de seu interesse e a pensar em um projeto de vida. Queria se responsabilizar por seus irmãos quando saíssem do abrigo.

> *"Eu observava que, lentamente, os comportamentos desta adolescente mudavam. Já não se vestia apenas com roupas escuras e esmaltes pretos. Usava roupas coloridas, arrumava o cabelo e cuidava de si."*

"Escreveu em seu álbum uma frase marcante sobre o retorno ao abrigo: 'Isso é ruim, mas é para o nosso bem'."

Cerca de seis meses depois de termos iniciado o Fazendo Minha História, vieram as férias escolares. Nesse período, Jéssica e os irmãos ficaram quinze dias com seus pais por ordem do juiz, tendo como norte a reintegração familiar. Após esse período, os cinco filhos voltaram para o abrigo sem seus pertences nem a esperança de voltarem pra casa em breve. Foi constatado pela equipe técnica do abrigo e do Fórum que os pais ainda não estavam em condições de receber seus filhos, pois a mãe ainda estava envolvida com uso de álcool e não conseguia dar continuidade ao tratamento psiquiátrico indicado. Restava ao pai procurar um emprego e garantir que sua esposa, mãe de seus filhos, se tratasse. Era muita responsabilidade para enfrentar sozinho.

Encontrei-me com Jéssica logo que voltou da casa da família. Mesmo triste, falava com muita clareza e discernimento sobre a situação na qual seus pais se encontravam. Dizia que sua mãe teve "recaídas" e escreveu em seu álbum uma frase marcante sobre o retorno ao abrigo: "Isso é ruim, mas é para o nosso bem". A força dessa garota me impressionava!

Talvez por perceber tudo isso com nitidez, Jéssica buscava construir um projeto para que no futuro contasse uma história mais feliz do que aquela do seu presente. Falava de seus sonhos, de seus desejos e do que estava fazendo para concretizá-los. O seu álbum continuava colorido.

Mesmo depois de encerrar os encontros individuais com Jéssica, continuei acompanhando sua trajetória através de momentos grupais ou de conversas informais quando eu estava no abrigo. Ao longo de três ou quatro anos, vi aquela adolescente amadurecer, construir recursos para lidar com sua história e se tornar uma jovem comprometida com seus sonhos. Atualmente, está morando na casa da família de apoio que a recebeu durante alguns desses anos e ficará por lá até que possa se organizar financeiramente para partir para outra etapa de sua vida. Está trabalhando. Tem clareza de que não é possível voltar a viver com a sua família.

Hoje, relembrando o percurso de Jéssica ao longo de alguns anos, tenho a certeza de que a equipe deste abrigo, assim como alguns amigos, teve um papel fundamental no processo de crescimento pessoal desta garota. Mas foi através dos registros no álbum que esta adolescente pôde contar sua história e projetar seu futuro. E, quando penso nisso, vejo que ela me ensinou que é possível escrever um futuro diferente quando se tem clareza da própria história.

O receio da maioridade

por Maria Tereza da Silva, coordenadora do abrigo

Jéssica teve grande progresso, construiu seu projeto de vida, aproveitou as oportunidades e fez vários cursos na área de modelagem; pensava em ser uma estilista. Iniciou sua vida profissional aos dezesseis anos. Sempre pensou no futuro, todo mês recebia o seu salário e comentava que estava guardando para comprar uma casa.

A preparação para a maioridade foi um momento de grande desafio, porque ela começou a sentir medo de não ter uma casa para morar, de passar fome e ficar sozinha. Ela sabia que não poderia voltar para a casa de sua mãe. A situação era muito delicada, e todos ficaram com mágoas do que aconteceu.

Em alguns momentos de sua vida ela pensou em desistir de seus sonhos, mas as pessoas que estavam ao seu redor a ajudaram e a incentivaram a continuar lutando por seus objetivos. E no decorrer dos dias ela foi superando os obstáculos. Ao longo dos quatro anos em que Jéssica ficou no abrigo, ela foi participando da comunidade e construindo seu leque de amizades. Quando estava perto de completar a maioridade, ficava temerosa de ir parar numa república ou morar sozinha. Partilhou com uma família amiga os seus anseios e angústias, tendo em vista o vínculo afetivo com esta família – que chamamos de família de apoio.

A equipe da casa de acolhida chamou a família para conversar sobre a situação da adolescente. O casal tem dois filhos, um rapaz e uma moça. A Dalila, filha do casal, visitava regularmente o abrigo. Saia com a Jéssica e as adolescentes dali para irem ao shopping e ao cinema. O casal conversou muito com a Jéssica e disse para ela não ficar preocupada, pois quando ela saísse do abrigo poderia ir morar com eles e seria bem-vinda.

Jéssica ficou contente, porém, sentia-se envergonhada, pois tinha medo de não se acostumar com a família, afinal, era um novo desafio. Foi feita uma reunião com os membros da família e todos disseram que aceitariam a adolescente. Jéssica hoje está vivendo lá. Trabalha durante o dia e estuda à noite. Percebo que ela está bem amadurecida, valoriza tudo que tem conseguido bem como reconhece as pessoas que a ajudam. Jéssica é uma pessoa de respeito, educada, sabe se defender e brigar pelos seus ideais.

O seu sonho é o nosso sonho

por Dalila Candida dos Santos Lourenço, família de apoio

Conheci a Jéssica em 2008, em um passeio que fizemos a um sítio para passar o Ano-Novo. Ela estava passando esses dias, entre Natal e Ano-Novo, com a família de uns amigos meus. Nesse passeio, ela nos contou um pouco de sua história e senti no meu coração que eu devia ajudá-la. Tive vontade de vê-la crescer na vida, assim como eu estava crescendo com o apoio e ajuda dos meus pais e avós.

Nessa época eu participava de um projeto com o nome "Missionários do Bem", em que fazíamos festas para as crianças nos abrigos. Eu era responsável pela parte das festas junto com duas amigas: a Bruna e a Joyce. Por isso acabava indo sempre aos abrigos, e um deles era o da Jéssica.

Sempre que estava lá, conversava um pouco com ela. Até o dia em que eu a convidei para vir passar um feriado aqui em casa. Ela aceitou, tive que preencher uma ficha de cadastro para família de apoio e a trouxe pela primeira vez até minha casa, onde moro com meus pais, Mauro e Célia, e com meu irmão Kleber. Eles também se apegaram rápido à Jéssica porque ela sempre foi muito tranquila e prestativa, apesar da pouca idade. A partir daí sempre quando tinha feriado prolongado e quando chegavam as festas de final de ano, ela vinha ficar com a gente. Com o tempo, ela foi se acostumando e se soltando com a gente. Sempre que contava suas histórias tristes, ela tentava fazer de um jeito engraçado, o que nos deixava surpresos pela forma com que descrevia sua história.

Quando ela estava perto de completar dezoito anos, a coordenadora do abrigo entrou em contato conosco para explicar que os adolescentes, quando completam dezoito anos, têm de deixar o abrigo. Ela nos perguntou se gostaríamos de receber a Jéssica em nossa casa. Claro que aceitamos.

A coordenadora e o padre da instituição vieram conhecer nossa casa e minha família, e aprovaram tudo. No dia 7 de maio desse ano ela veio morar em casa e até hoje está aqui conosco. O seu sonho é o nosso sonho: vê-la se formar e conquistar as coisas que deseja para poder ajudar a sua família.

Uma coisa muito importante foi que aprendemos a nos perceber melhor como família. E o maior aprendizado que tivemos da nossa experiência e convivência com a Jéssica foi o de conseguir olhar a realidade da vida. Perceber que as pessoas que realmente precisam do nosso apoio podem estar onde nem percebemos, perto de nós.

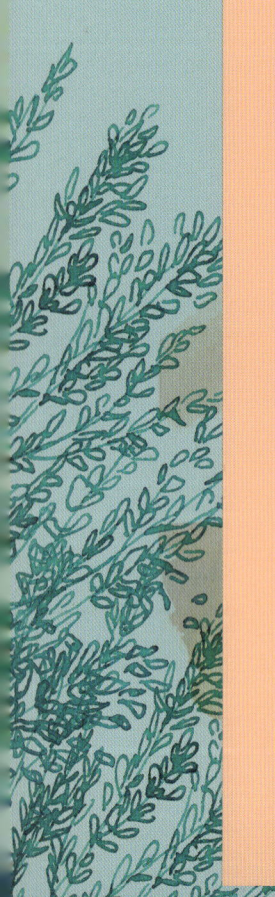

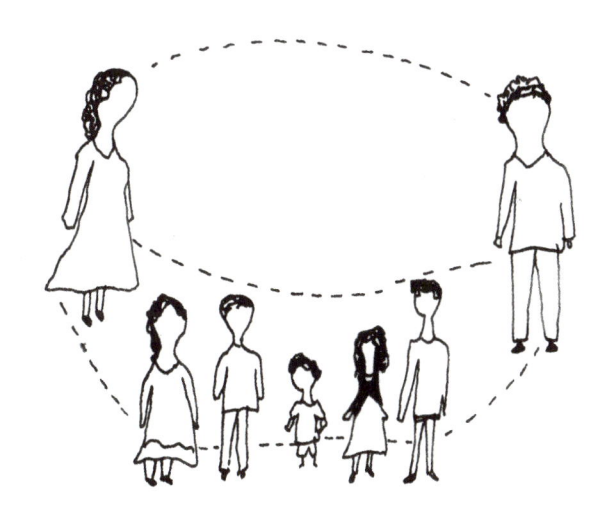

NOTA TÉCNICA

Por trás de crianças e adolescentes "abandonados" é comum encontrar famílias abandonadas. Não se pode perder de vista, como nos conta Jéssica, que sua mãe adoeceu e que seus irmãos e ela enfrentaram diversas situações de negligência porque, antes de mais nada, seus pais também foram excluídos das políticas públicas de inclusão pelo trabalho, de saúde mental, de mínimas condições de moradia e alimentação etc. E este abandono pode ser um caminho sem volta, pois as fragilidades pessoais se intensificam e podem até se cristalizar; os vínculos familiares se deterioram, tornando ainda mais desafiador o seu resgate. É neste ponto que os vínculos criados no abrigo são fundamentais. Surge, a partir deles, a possibilidade de cada criança e adolescente compreender e elaborar sua história familiar e individual, além de promover novas oportunidades de garantia à convivência familiar e comunitária. As famílias de apoio, os padrinhos e as madrinhas afetivas se constituem, neste sentido, num ótimo caminho para que crianças e adolescentes estabeleçam relações fora do ambiente institucional.

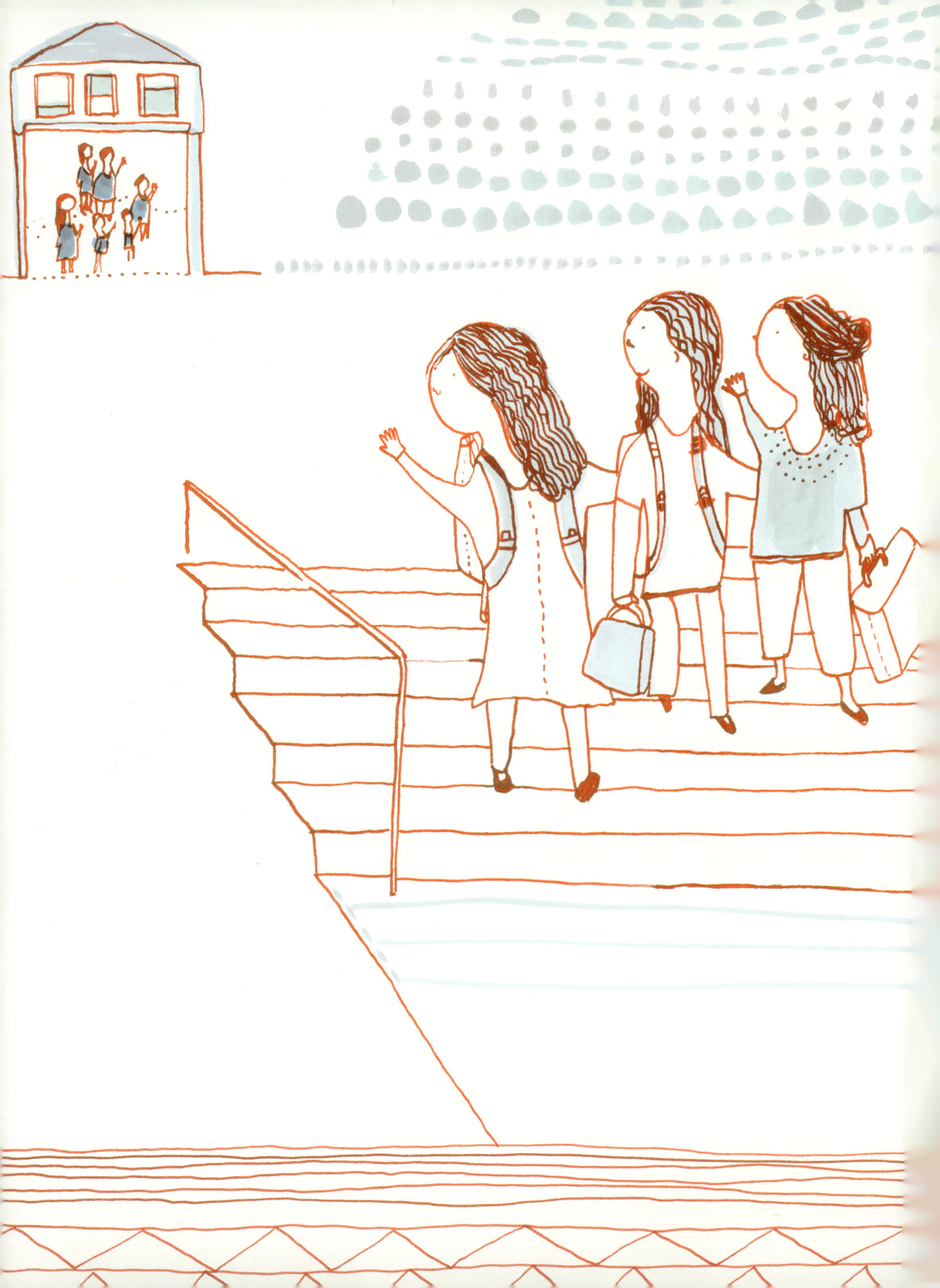

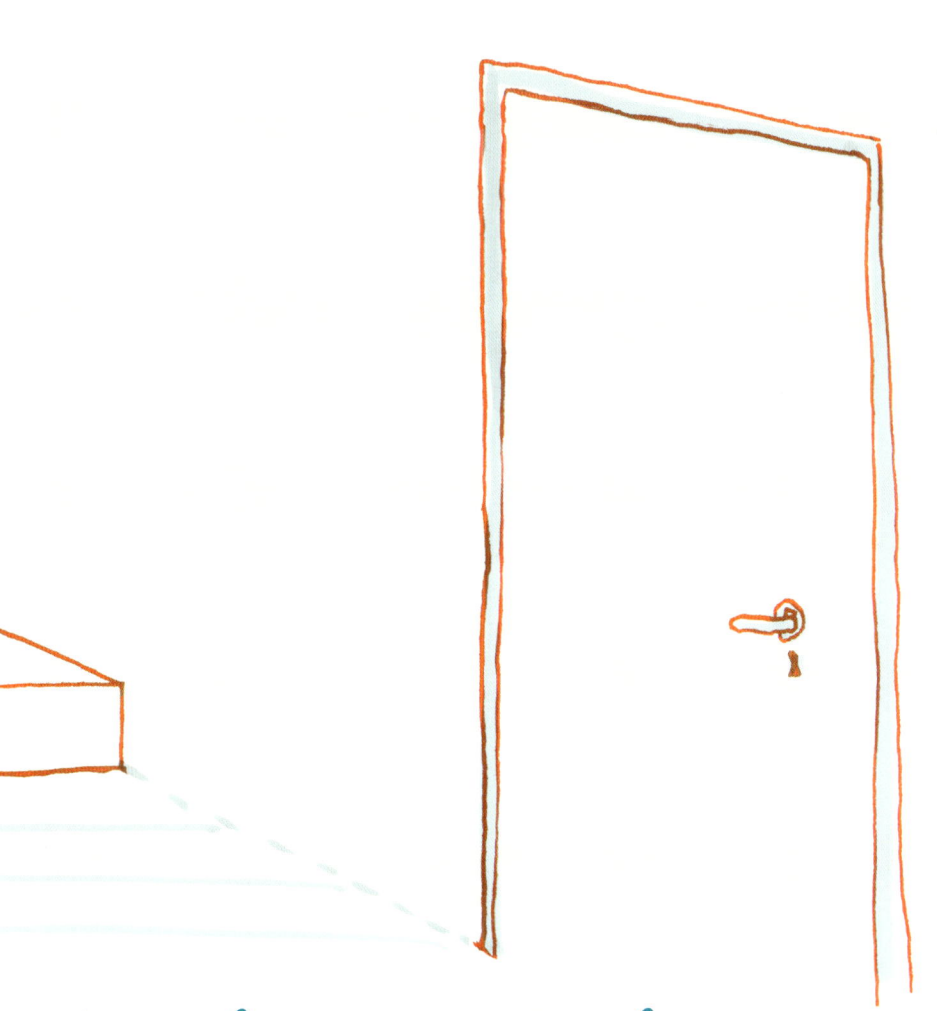

Sheila, Caroline e Karolyn

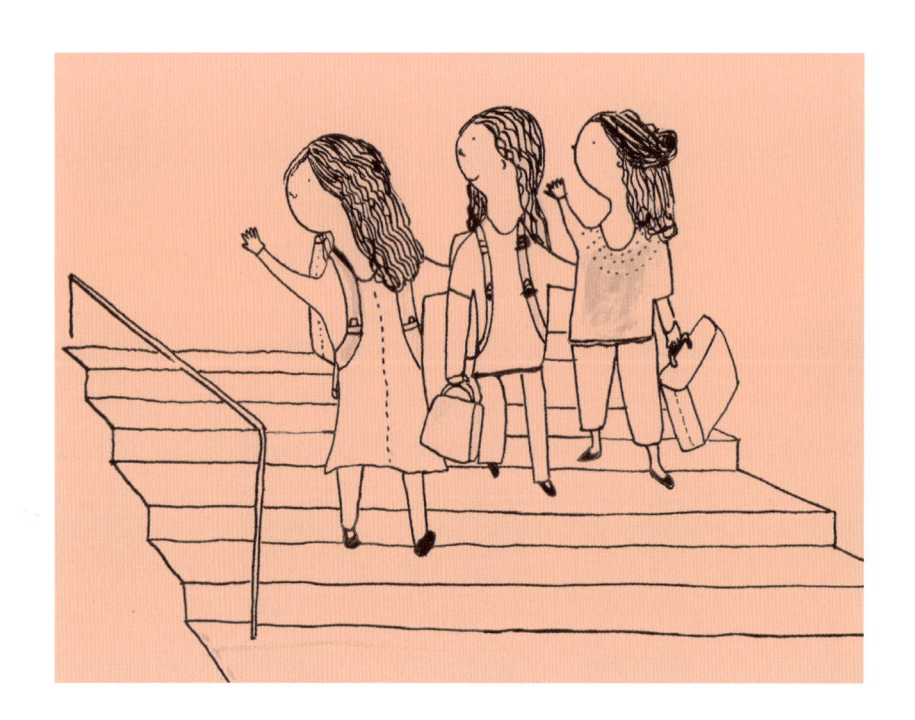

Sheila, Caroline e Karolyn são irmãs e viveram os primeiros anos de vida com a mãe. Após um longo período de acolhimento, retomaram o contato com o avô. Hoje a família encara o desafio de deixar brilhar a luz de cada um, e de todos juntos, a um só tempo.

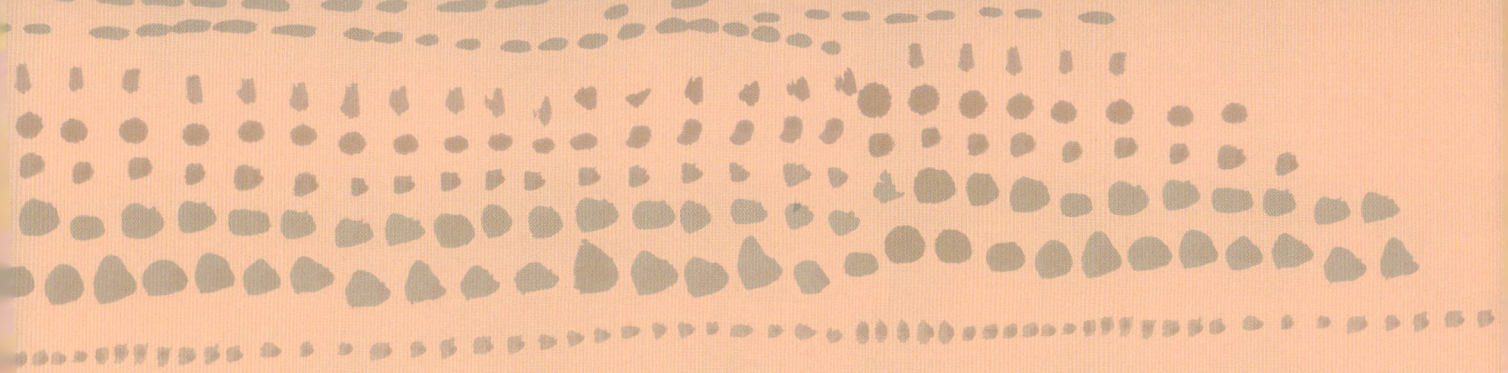

Uma relação de troca

por Terezinha Batista, educadora do abrigo em que as irmãs foram acolhidas

Eu, Terezinha, trabalho com as três irmãs desde que entrei no abrigo, há mais ou menos três anos, e conquistei o carinho e a confiança de todas e principalmente da Sheila, que tem uma personalidade mais forte, por vezes mais desafiadora para nós adultos. Sheila conta tudo o que acontece no seu dia a dia e também me conta seus segredos. Procuro ajudá-la, ouvi-la; discordo por vezes e concordo em outras.

Que bom! Com a ajuda da equipe técnica, encontraram a família das meninas, o que foi motivo de muita alegria. Depois de uma boa preparação elas irão morar com seus avós.

Ontem foi meu aniversário e, surpresa: fui homenageada pelas três irmãs, e a Sheila me fez um pedido: "Tia, vou te dar o meu telefone e quero também o seu, preciso ter você como amiga, contando meus segredos. Quero poder passear na sua casa e também dormir lá. Você promete?" Poxa, vou ficar com saudades!

Às vezes não nos damos conta da nossa qualidade enquanto educadores. Isso me fez acreditar quanto sou significante na vida delas. Foi um dia feliz.

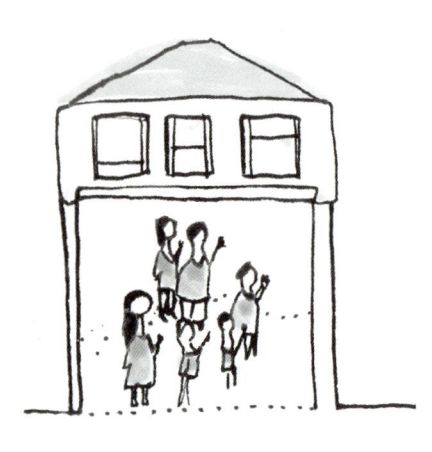

Surpresas do destino

por Angélica Yukari Morita, colaboradora do Fazendo Minha História, que escreveu seu relato pouco antes de as meninas retornarem à família

Conheci o Fazendo Minha História através de uma amiga e, depois da formação, iniciei o trabalho do álbum da Carol, na época com doze anos. O entrosamento com a Carol foi imediato, pois ela é uma garota muito simpática e carinhosa. A Carol tem um atraso intelectual e estuda numa escola de crianças especiais, e, apesar de já ter quinze anos, enfrenta dificuldades para ler e escrever.

Após alguns meses, recebi o convite de fazer também o álbum de sua irmã Karolyn. Com Karolyn foi um pouco diferente, pois ela é mais reservada e demorou um pouquinho a confiar, mas com sua meiguice foi fácil me conquistar, e fizemos também um ótimo trabalho.

Carol, Karolyn e a irmã caçula Sheila foram acolhidas devido a denúncias de maus-tratos. Alguns anos depois de serem acolhidas, apareceu a possibilidade de adoção, de terem uma nova família, com pai, mãe, mais irmãos, avós... Elas conviveram alguns meses nos finais de semana com a família pretendente, mas um dia a Carol presenciou uma discussão do casal e ficou muito nervosa, não sei bem o que ocorreu. O casal desistiu da adoção. Todos ficaram muito magoados e machucados, principalmente as irmãs.

No processo delas, havia informações sobre a família biológica, que, com a autorização da Vara da Infância e da Juventude, foi procurada novamente. Os avós maternos já tinham a guarda de mais cinco irmãos e o avô disse que não deixaria nenhum de seus netos crescer longe dele, em um abrigo. Então, aconteceu o primeiro encontro de Carol, Karolyn e Sheila com a sua família biológica extensa. Foi um dia mágico. Conheceram os avós, tios, tia, primos; foi uma alegria só.

Aí, os feriados e finais de semana ficaram diferentes, especiais. Elas passaram a ir para a casa dos avós sempre que possível. Tiveram também a oportunidade de conhecer a mãe, mas ela vive em uma situação social e econômica delicada, e o contato não se prolongou.

A autorização judicial para ir morar com os avós veio depois de algum tempo, mas a casa estava passando por uma reforma para recebê-las. E nesse ínterim, as irmãs testaram bastante o amor e a paciência da família; talvez buscando a garantia do amor deles, por vezes desrespeitavam as regras da casa, desafiando o avô, fazendo exigências. Elas comentaram que no abrigo cada refeição tem uma mistura diferente, que elas não repetem o alimento servido na refeição anterior. Isto não é necessariamente verdade, mas parece comunicar o medo das mudanças que vêm por aí.

A Carol parece não ver a hora de se mudar! Quando vai visitar a família, ela ajuda nas tarefas domésticas, e está aprendendo a cozinhar para ajudar a avó. A Karolyn já brigou com o avô porque ele não a deixou sair à noite, e não mostra muito entusiasmo com a mudança, porque sabe que terá regras a cumprir, sabe que a realidade da vida nessa família não será simples.

Bom, acho que é uma linda história cujo difícil destino das meninas de ficarem acolhidas até os dezoito anos foi mudado por um pouco de sorte e muito trabalho da equipe do abrigo, do Fórum e também da própria família. O destino delas agora passa por um novo horizonte, aquele que toda criança acolhida quer: a chance de viver em família. E, ali, os desafios serão outros.

Uma fase de cada vez
por Miriam Silveira Martins de Oliveira, coordenadora do abrigo em que Sheila, Caroline e Karolyn moraram

Depois de aproximadamente seis anos de acolhimento institucional, o reencontro familiar com a família extensa. Tios, tias, irmãs, primos, avô e avó.

Foi necessário fazer apresentações entre as adolescentes e os familiares, como acontece nos primeiros encontros. Muitas curiosidades, saber quem é quem, relembrar nomes e idades. Conhecer novos membros da família. Descobrir semelhanças físicas e de personalidades.

Quem tinha mais histórias para contar era a irmã mais velha – Aline –, que proporcionou às adolescentes momentos de muito prazer por ouvir sobre a infância, gostos, pertences pessoais etc. Caroline, Karolyn e Sheila a ouviam com atenção e também contavam sobre sua vida no abrigo com o auxílio dos álbuns pessoais (do Fazendo Minha História).

A princípio, a família tinha muita curiosidade e uma visão totalmente distorcida da instituição. Achavam que as meninas vestiam uniformes e que nunca saíam na rua (informação de uma vizinha da família). O que mais surpreendeu é que a família parecia não saber dos motivos do acolhimento institucional.

"Muitas curiosidades, saber quem é quem, relembrar nomes e idades. Conhecer novos membros da família. Descobrir semelhanças físicas e de personalidades."

> *"Mesmo sendo família, não havendo convívio, era preciso esforço de ambos os lados para criar uma relação de afeto, diálogo e proximidade."*

Seguimos, então, com o trabalho de aproximação familiar. Primeiro, as visitas dos familiares na instituição. Mesmo sendo família, não havendo convívio, era preciso esforço de ambos os lados para criar uma relação de afeto, diálogo e proximidade. Principalmente quando havia outras atividades na casa, não era tão fácil fazer com que as adolescentes reservassem um tempo para a família. A família, por sua vez, também não demonstrava muito interesse em se enturmar com os amigos das meninas. Depois vieram as saídas para passar os finais de semana na casa dos avós. Outros conflitos a serem administrados. Diferenças culturais, sequências de testes, intolerâncias mútuas; questões normais na fase de adaptação.

Dentre todas as questões apresentadas, havia a manifestação afetiva. Os vínculos estavam começando a ser formados. A respeito de um final de semana em que as meninas passaram na casa da família houve um relato que me chamou a atenção. Sheila, a caçula das três e também a mais peralta, relatou o que fez no final de semana: "Foi legal, o que mais gostei foi que eu, meu vô e minha vó jogamos baralho apostando cinco centavos a partida". Percebi quanto a atenção da família foi significativa para ela.

Foram meses de trabalho intenso, mediação de conflitos, preparação da residência, conversas sobre os medos e incertezas, até que tudo ficasse definido. Após um ano, a relação estava mais fortalecida e as meninas, mais preparadas para a nova vida.

Mudança de casa, de amigos, de escola, de rotina. Tudo mudou. Primeiro com relação ao quarto, ao guarda-roupa e à casa. Depois na vida social, com relação aos novos amigos da escola. Em breve virão novas mudanças, como o primeiro emprego, o primeiro namorado etc.

Uma fase de cada vez. O importante é que as meninas estejam bem, que aprendam a se relacionar com a família que tanto buscaram e desejaram ter de volta. O importante é que a família entenda que as meninas têm sonhos, vontades, questões próprias da adolescência. Espero que os dois lados aprendam a amar como se nunca tivesse havido a separação, para que esta nunca mais volte a existir.

Felicidades!

Algumas palavras de Sheila, Caroline e Karolyn

Alguns meses após termos saído do abrigo, a gente ainda está se acostumando a morar com a família. Tem coisa que a gente podia fazer lá no abrigo que a gente não pode fazer aqui, e coisa que a gente faz aqui que não fazia lá. Agora, por exemplo, a gente ajuda nossos avós a fazer compras porque ele não sabe ler e ela usa muleta, a gente limpa a casa e faz muitas tarefas.

Antes, quando a gente estava no abrigo, a gente fazia um monte de passeios e podia sair na rua junto com os tios. Aqui em casa, nosso avô não deixa a gente ir pra rua porque ele pensa que a gente quer procurar macho e tudo vira motivo de briga.

Está sendo legal morar com a família, mas a gente sente saudades dos amigos e tios do abrigo. A gente foi criada no abrigo, por isso não dá para esquecer tudo o que a gente viveu lá!

Sheila

Eu queria ser tudo: médica, bailarina, jogadora de futebol... Aí um dia eu tive um problema aqui em casa e fiquei muito triste. Escrevi a letra de uma música evangélica e comecei a cantar. A Karolyn chegou e começou a cantar junto comigo. Ela disse: "Acho que nossa voz combina! Quem sabe um dia a gente ainda forma uma dupla..." Talvez eu seja cantora! E espero que Deus me mostre meu talento quanto antes!

Caroline

Eu gostaria de trabalhar no McDonald's, mas não posso. Meu avô acha que eu posso passar mal, porque eu tomo dois remédios sérios. Ele tem medo que aconteça algo comigo e por isso não me deixa trabalhar, mas eu acho que seria muito legal!

Karolyn

Eu penso em ser bailarina. Gosto de balé porque fiz aula quando era pequena e morava no abrigo. Mas, na verdade, o que eu conseguir está bom demais! O importante é trabalhar, ter uma vida boa, uma casa e uma família.

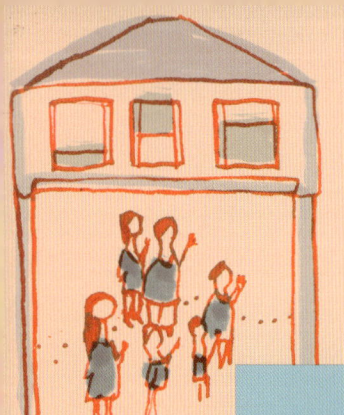

Por minha conta

por Hermínio R. da Vila, avô das meninas, com quem vivem atualmente

Elas foram pro orfanato e ficaram lá muito tempo. O orfanato criou elas desde que eram criancinhas e as transformou nessas moças. Elas têm muito o que agradecer a eles. A Carol, que é a mais velha, completou dezessete anos. O juiz me perguntou se eu podia tomar conta delas. Eu conversei com ele, ele me disse que elas já iam fazer dezoito anos e que não ficariam mais no orfanato. Eu falei que topava ficar com elas. Agora eu estou com a guarda delas e sou responsável por elas. O pessoal do orfanato me ajuda bastante, ajudaram na reforma da casa, me deram colchões, arranjaram vaga na escola. Conseguiram também um benefício social para a Carol. Mas agora elas estão por minha conta, e não é fácil.

Eu mal conhecia as meninas. Eu as tinha visto quando eram criancinhas, quase bebês. De lá pra cá, viveram no orfanato, e agora estão moças. A minha filha, mãe delas, já teve doze filhos, são todas menina mulher. Só dela eu já criei outras três. Uma delas já casou e teve filho, outra vai casar a qualquer hora, e tem também o José Ricardo que é meu afilhado.

Devagarzinho, com paciência, a gente vai falando, vai tentando passar aquilo que a gente sabe para elas. Vai chegar um dia em que elas vão entender que a gente estava certo. Aqui a comidinha delas nunca falta, elas têm de tudo, é como se elas fossem filhas mesmo. Nem sempre elas escutam, a gente briga, mas nós também fazemos companhia uns para os outros, e isso é bom.

Palavra de irmã

por Aline Ribeiro Marques da Silva, irmã mais velha das meninas

Eu tenho uma ligação especial com as meninas porque teve uma época em que a minha mãe ficou doente, quando eu tinha doze anos, e eu fui cuidar delas, ajudar a olhar as meninas. Eu fiquei uns seis meses lá, na casa da minha mãe. Eu sempre morei com a minha avó e com o meu avô, só nesse período que a minha mãe ficou doente que eu fui morar lá.

Dos doze filhos, eu fui sempre a que mais mantive contato, ia atrás, na casa da minha mãe; eu sempre tive o hábito de ir ver se estava tudo bem, e sempre ajudei a minha mãe de uma forma ou de outra. Desde os meus doze anos. Minha mãe não quis a guarda das meninas, disse que não tinha como ficar. Meus avós também não, porque já tinham eu, meu irmão e minha irmã, e na época nós tínhamos doze, onze e catorze anos. Então mais três crianças pra minha avó não dava. Não teve como ela ficar com as meninas.

Foi a época em que tudo aconteceu, em que elas foram para o abrigo e eu estava lá, acompanhando tudo. Eles me ligaram para saber o que tinha acontecido. Falaram para nós que elas seriam adotadas, que a gente não teria contato nenhum, essas coisas todas. Eu fui atrás, em um monte de lugares, mas a gente acabou se perdendo. Procuramos por um, dois, três anos. Depois de um tempo, todo mundo sumiu, o tempo foi passando, aí ligaram em casa e disseram que elas não tinham sido adotadas. Fomos conversar, ver, e então começamos a ter convivência de novo.

Na época em que elas foram acolhidas aconteceu o seguinte: minha mãe estava com o marido dela, que era o pai das meninas e, de repente, colocou outro cara pra morar dentro de casa, que se engraçou para o lado da minha mãe e acabou jogando o pai das meninas na rua. Aí esse cara chegou a mexer com as meninas e comigo também, só que eu já tinha doze anos e consegui dar um chega pra lá nele com uma faca. Eu tive que fazer exame pra comprovar que não mexeram comigo. A minha mãe perdeu a guarda porque tudo aconteceu debaixo do teto dela, então ela era responsável.

Agora é bem complicado, porque elas são meninas bacanas, mas querendo ou não ficaram dez anos no abrigo, sem carinho de pai, era todo mundo tio ou tia, um monte de crianças, não se consegue dar responsabilidade e educar todo mundo de forma perfeitinha. Aí elas vêm pra casa

> *"Minha mãe não quis a guarda das meninas, disse que não tinha como ficar. Meus avós também não, porque já tinham eu, meu irmão e minha irmã, e na época nós tínhamos doze, onze e catorze anos."*

> *"Foi melhor pras meninas terem ficado no abrigo, não faltou nada pra elas, mas por outro lado eu acho triste porque se tivessem tido convivência com a mãe não teriam tanta mágoa."*

pra conviver com a família, e é uma nova casca que se abre no mundo delas, então ainda vai ter muito erro, muita coisa. Elas estão na adolescência, meus avós são de idade. Elas querem namorar, sair sozinhas, mas não podem. A Sheila, que é a mais nova, quer namorar. Ela tem catorze anos, então é complicado pro meu avô, que é de idade. Elas respondem para ele, algo que todo adolescente faz, e ele até entende, mas não aceita. Ele nunca aceitou, pra gente namorar era com dezoito, dezenove anos, tendo o seu trabalho, com responsabilidade. Eles são muito antiquados, acham que a menina tem que casar virgem. Isso está sendo uma barreira muito grande.

Também foi assim comigo, e não foi fácil. Mas eu sempre fui marruda, determinada, então desde os meus doze, treze anos, eu trabalhava, fazia minha faxina, tive meu dinheiro, eu sempre quis ter a minha responsabilidade logo. Eles não tinham como falar que eu era só uma menina. Eu fui determinada, com dezesseis já fiz o meu curso de manicure. E namorar mesmo, sério, foi só aos dezoito anos. Não vou dizer que eu não ficava, paquerava, mas pra levar em casa, pra apresentar, foi só mais tarde. Agora eu estou com vinte e três anos, casei há sete meses e estou esperando meu primeiro filho. Vou ser mãe!

A minha mãe não é prestativa com os filhos dela. Ela não tem carinho, amor, afeto, pra ela tanto faz como tanto fez. As meninas têm um irmão de pai e de mãe, o Josimar – ele não foi pro abrigo porque estava na casa da madrinha, daí não tiraram ele. Foi melhor pras meninas terem ficado no abrigo, não faltou nada pra elas, mas por outro lado eu acho triste porque se tivessem tido convivência com a mãe não teriam tanta mágoa. Não adianta você tentar explicar pra elas, que essa pergunta sempre vai existir: "Por que não pude ficar com a minha mãe?"

Ultimamente minha mãe está mais prestativa, ela mudou bastante, vejo que tem um apego com os que estão lá agora. Ela cuida de quatro filhos pequenos, que têm de cinco a oito anos. Desde que as meninas foram pra casa, ela foi vê-las uma vez só. Eu falo pra ela ir lá, que as meninas precisam dela também.

O que elas têm é a convivência com os avós; não têm o que elas sonhavam, que é o pai e a mãe. É complicado colocar na cabeça delas, porque eu não posso levar elas onde a minha mãe mora, eu acho que vai trazer desgosto, principalmente pra Carol. A gente sempre deixou a porta aberta, mas a minha mãe nunca procura. Eu falo pra ela que é pelos filhos que ela tem que lutar. Eu a respeito, converso com ela, mas não é aquele negócio de amizade do tipo "Eu adoro, amo, minha mãe é minha vida". Não, eu respeito, tenho diálogo, convivência, mas não tenho muito afeto. Ela parece meio desligada do mundo.

Eu vou bastante lá, ver o meu avô e as minhas irmãs. Só que agora que eu casei está mais difícil. Eu tenho que dizer que elas são ótimas meninas, são legais mesmo.

NOTA TÉCNICA

Por vezes, valorizar a convivência familiar de uma família extensa sem necessariamente apostar na reintegração completa pode ser a melhor alternativa para adolescentes, ainda que não a ideal, a sonhada. A lei diz que uma criança e um adolescente não podem permanecer no serviço de acolhimento institucional por mais de dois anos, e isso tem apressado processos que colocam as crianças e os adolescentes novamente em risco. No caso das meninas, o encaminhamento para adoção seria muito difícil, e a existência de uma família extensa grande apontava para a importância de se trabalhar nessa direção.

Todavia, por se tratar de um casal já idoso e os vínculos serem ainda frágeis e também pelos desafios da educação de adolescentes serem grandes, o caminho da reintegração está delineando novas e importantes fragilidades. A família extensa que assume a guarda de crianças e adolescentes precisa do apoio efetivo de toda a rede e de políticas públicas que facilitem esse processo. Uma das possibilidades na qual precisamos pensar é a guarda subsidiada: uma família que não tem condições financeiras, mas sim o desejo de cuidar de filhos de seus familiares, teria um apoio financeiro para realizar esta tarefa. Nesse caso específico, o apoio financeiro ajudaria, mas, ainda assim, os desafios estariam presentes, pois são de ordem humana e técnica, necessitando do apoio de toda a rede – psicólogos, mediadores, serviços de acompanhamento – para ter um resultado bem-sucedido.

Transferir o dever de garantir a convivência familiar e comunitária do Estado para uma família frágil sozinha não representa um caso de sucesso, mas sim uma tentativa válida, a ser aprimorada por políticas públicas e trabalho em rede.

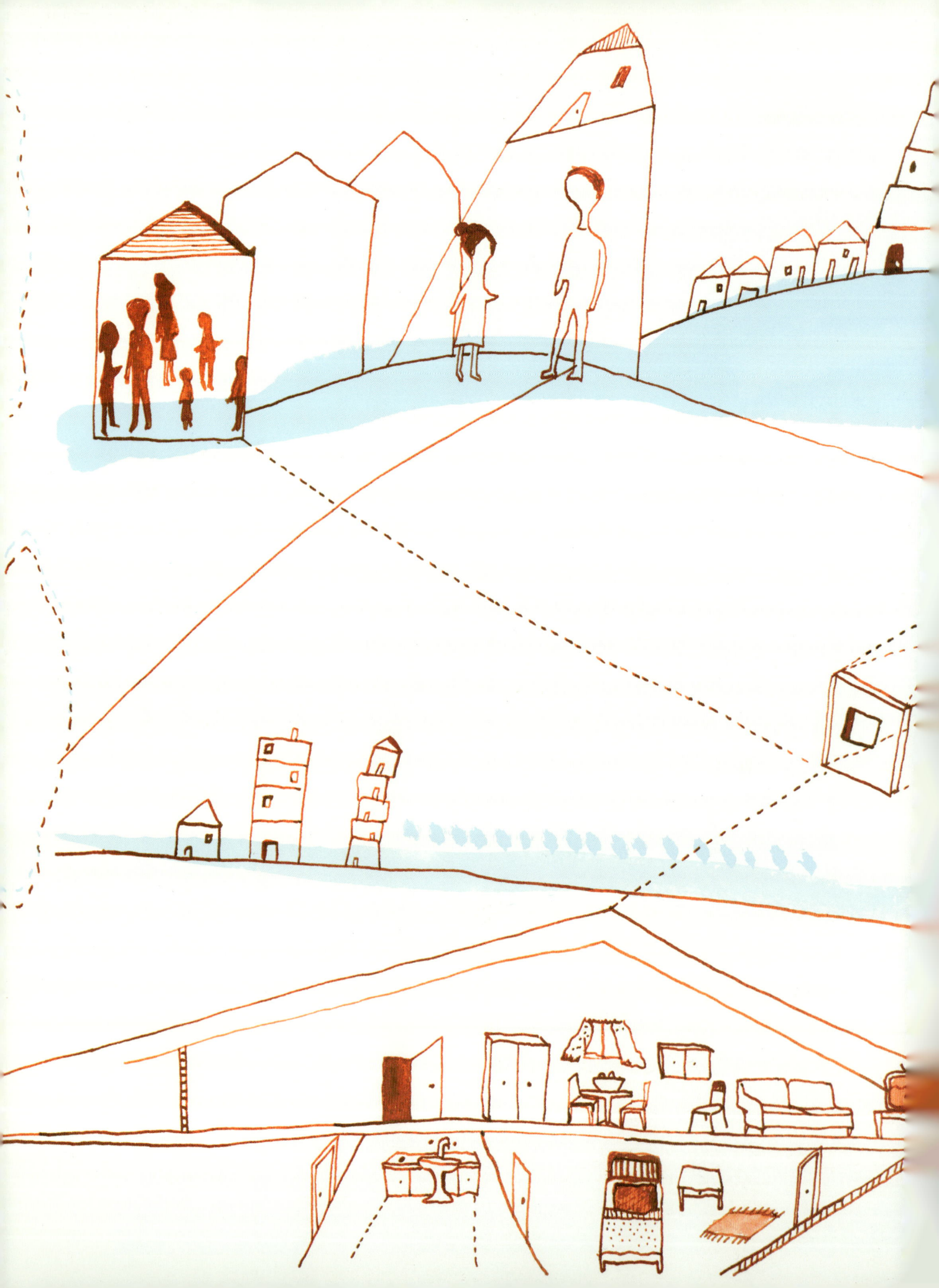

Fabiana

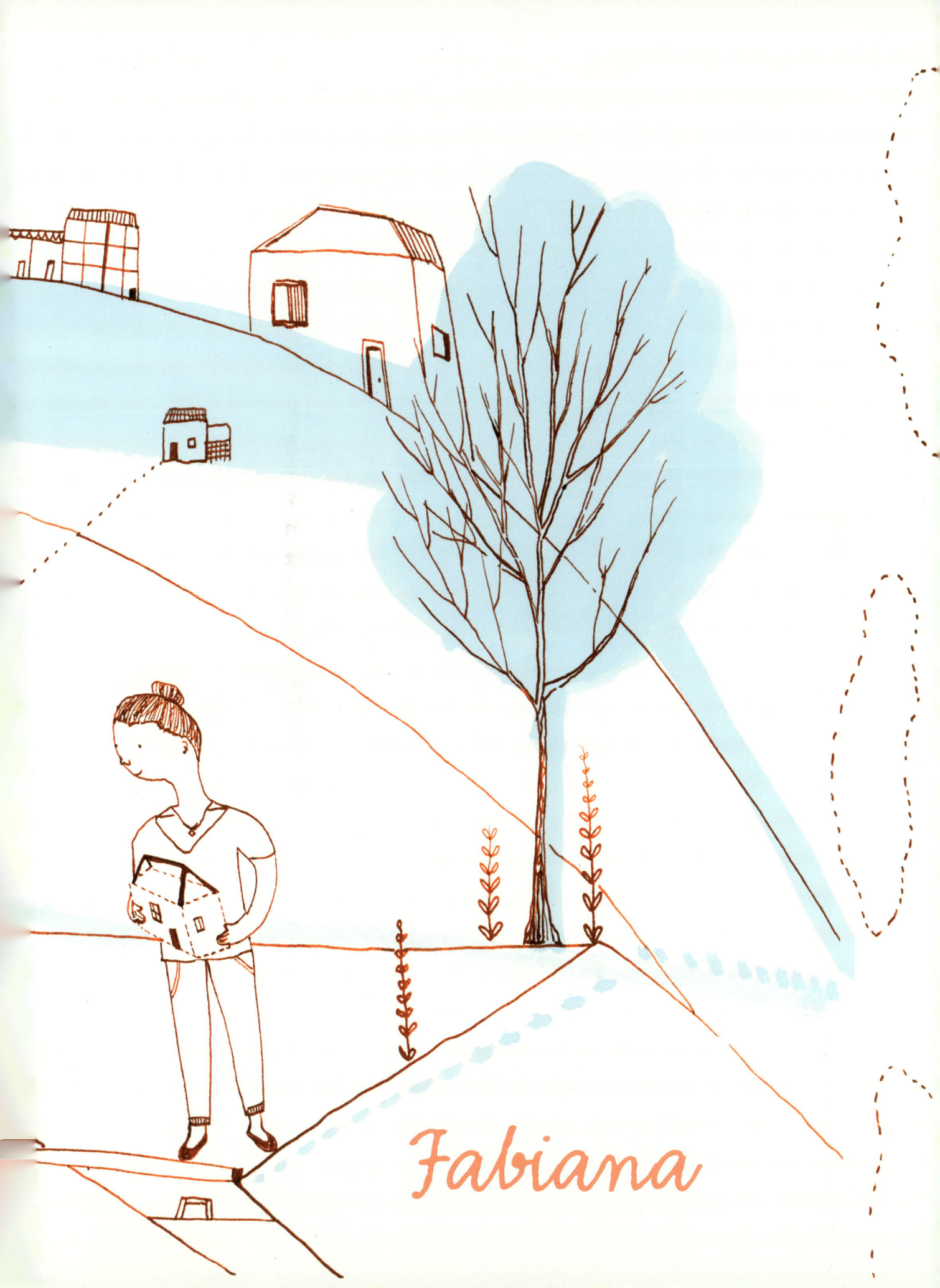

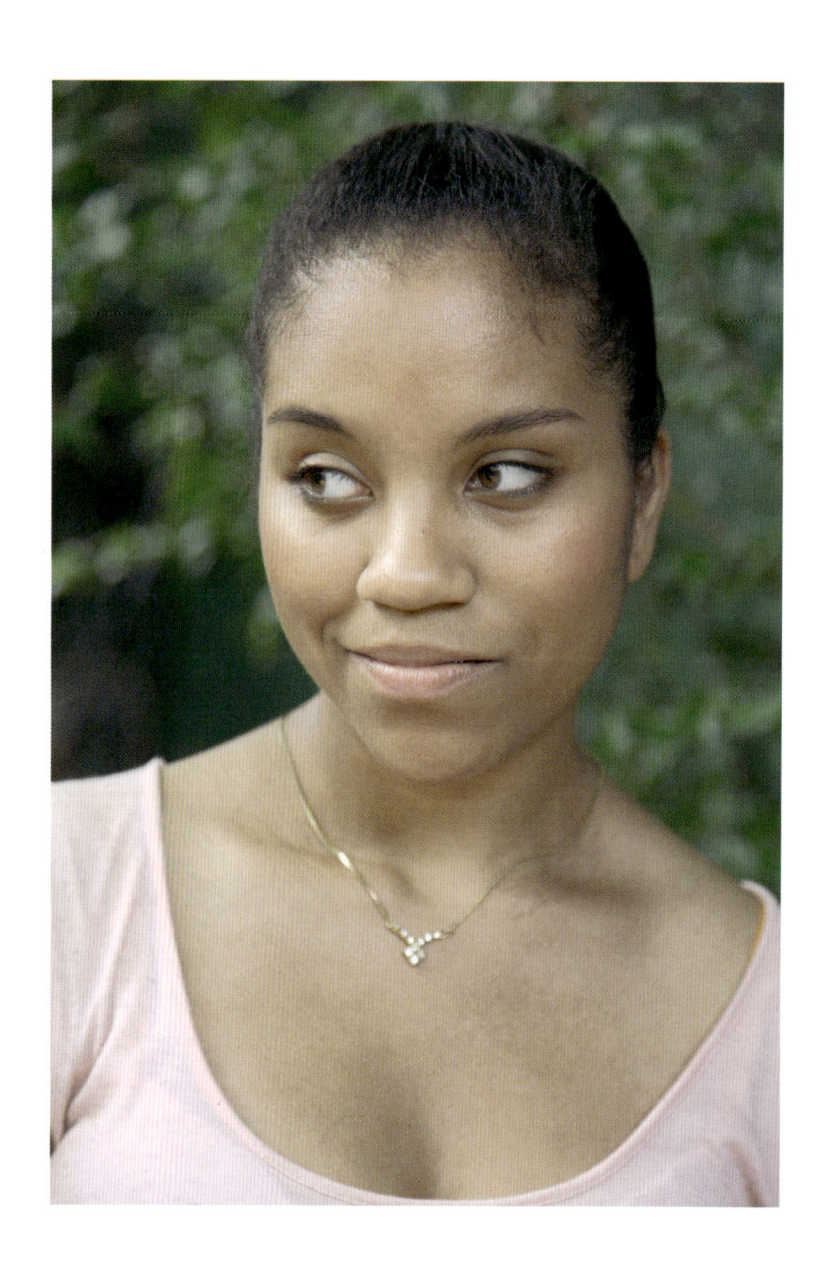

Fabiana é uma jovem determinada e corajosa que corre atrás do que quer. Morou em abrigo desde o primeiro ano de idade. Aos dezoito, percebeu que estava pronta para buscar um outro lado da sua história. Havia chegado a hora de conquistar seu próprio espaço.

Part of me

por Fabiana Alves de Souza

Meu nome é Fabiana Alves de Souza e eu tenho dezenove anos. Morei em instituição durante quase dezoito anos – motivos familiares. Durante esse tempo, aprendi muitas coisas, principalmente a conviver com pessoas em diferentes situações. Não foi fácil superar o que aconteceu na minha família e gerou o meu acolhimento. E também não foi nada fácil ver durante muitos anos crianças chegando e saindo do abrigo.

Desde pequena, fui introvertida e tímida. Morei na mesma instituição que meus irmãos, mas não tínhamos muito contato porque eles ficavam em outras alas. Sei que meu irmão Orlando era o mais parecido comigo, também tinha um jeito fechado. Adriana era bem diferente: extrovertida e comunicativa. Leandro era mais competitivo e Marlene gostava das coisas arrumadas, além de ser muito vaidosa. Fiquei nessa instituição cerca de dez anos e depois me mudei para outro abrigo. Com o tempo, meus irmãos foram sendo desligados do abrigo pela maioridade ou por vontade própria, e eu permaneci na instituição até meus dezoito anos.

Em 2010, conheci a Sandra, uma cabeleireira que tinha uma filha de quinze anos, e comecei a passar os finais de semana com ela. Sandra estava disposta a me adotar, e nessa empolgação eu também quis, mas no fim desisti, com medo de ser novamente abandonada. Se eu pudesse, voltaria atrás... Então comecei a passar os finais de semana com meus irmãos, que já moravam fora do abrigo, para ver se daria certo viver com eles. Quando cheguei, fiquei meio assustada, porque saiu discussão entre eles. Fiquei apavorada e logo vi que não daria certo, principalmente porque eles queriam que eu já pagasse o aluguel sem nem estar morando na casa.

Então surgiu a ideia de morar sozinha, e, para isso acontecer, tive ajuda dos parceiros do abrigo; foram meses, dias e horas correndo atrás das coisas. Tinha vezes que eu tinha muita preguiça de cuidar de tudo o que eu tinha para fazer, mas acho que isso tinha a ver com o medo de sair do abrigo.

Comecei faculdade de Recursos Humanos antes mesmo de sair da instituição. Achei uma casa pra alugar e hoje moro sozinha. Foi muito difícil me acostumar a não ter outras pessoas por perto. Eu sempre morei junto com muitas pessoas e sempre tive amigos e educadores para conversar. Larguei a faculdade porque estava difícil de me adaptar a essa nova fase da vida, mas prestei vestibular novamente, passei e vou recomeçar.

Futuramente, quero estudar inglês pra conseguir ir pra fora do Brasil. Também quero conseguir comprar minha casa e conhecer meu pai, pra saber se ele é parecido comigo, se tem qualidades, e pra conhecer a versão dele sobre a minha história e o motivo do meu acolhimento com menos de um ano de idade.

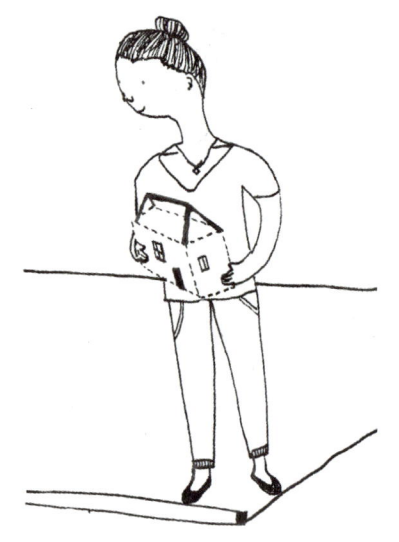

Um processo natural: a busca pela origem

por Leandro Alves de Souza, irmão mais velho da Fabiana

Quando minha irmã foi até minha casa naquele fim de semana, junto com uma psicóloga, acreditei que seria mais uma entrevista para tratar assuntos familiares no que diz respeito à relação entre irmãos.

Ao saber o teor do assunto, fiquei perplexo: minha irmã caçula estava atrás de informações sobre nosso pai, talvez até para reencontrá-lo! Foi algo que realmente me deixou surpreso e que me fez pensar e refletir. Nunca passou pela minha cabeça tentar saber informações sobre nosso pai.

Ao refletir sobre aquele assunto, cheguei à conclusão de que Fabiana tinha todo o direito de seguir em frente nessa empreitada. Na época dos fatos que levaram ao nosso acolhimento, apesar de minha pouca idade, tive serenidade para entender tudo o que tinha ocorrido; e tive também a oportunidade de ter uma convivência com um pai e uma mãe de verdade.

Fabiana, que na época era recém-nascida, não teve a oportunidade de ter essa convivência. Há também prejuízo na lembrança dela pelo fato de não haver nenhuma foto deles. Tenho certeza de que é um processo natural ela querer buscar suas origens. Apoio completamente essa iniciativa e, no que depender de mim, ela pode ter certeza de que não medirei esforços para ajudá-la.

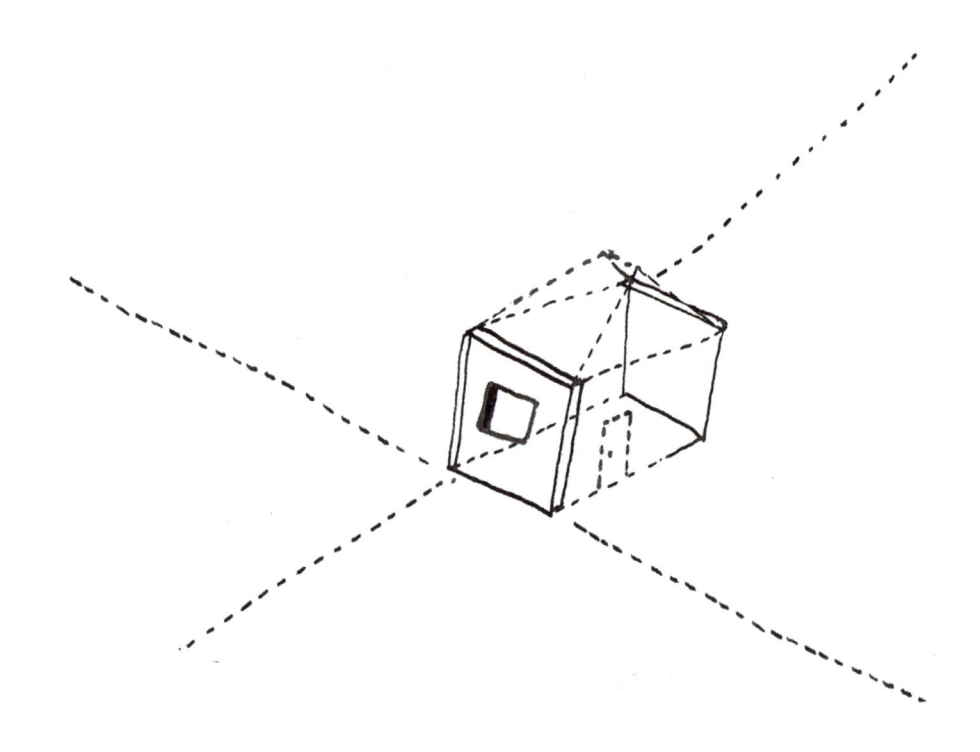

Encontro com a origem

*por Mahyra Costivelli, técnica do Grupo nÓs**

A partir do interesse de Fabiana em conhecer o próprio pai, sugeri que marcássemos um encontro entre ela e os irmãos mais velhos para Fabiana ouvir a opinião deles e as histórias que tinham para contar.

Fabiana, até esse encontro, sabia apenas que o pai havia assassinado a mãe a facadas quando ela tinha um ano de idade, e que ele tinha sido preso por conta disso, mas que vivia novamente em liberdade. Nesse encontro com os irmãos, Fabiana ouviu que o pai era um homem trabalhador e honesto. Todos na vizinhança gostavam dele. Vivia o dia trabalhando em obra e quando chegava em casa, cansado do trabalho, sua mulher estava fora, muitas vezes alcoolizada, andando pelas ruas. Ele tentou lidar de diversas formas com a situação, ficava desesperado, em especial com a situação dos filhos sozinhos em casa. Na noite em que ele a matou, após o ato, sentou-se no sofá e esperou a polícia chegar para prendê-lo e encaminhar seus filhos para um abrigo. Dos filhos, Fabiana é a que mais se parece com ele fisicamente e também de jeito, por ser a mais fechada.

Ao final desse encontro com os irmãos, Fabiana me disse: "Eu sempre senti que havia herdado coisas do meu pai".

* O Grupo nÓs é um programa do Instituto Fazendo História que acompanha adolescentes no processo de desligamento do serviço de acolhimento, oferecendo apoio para que eles enfrentem os desafios desta etapa da vida.

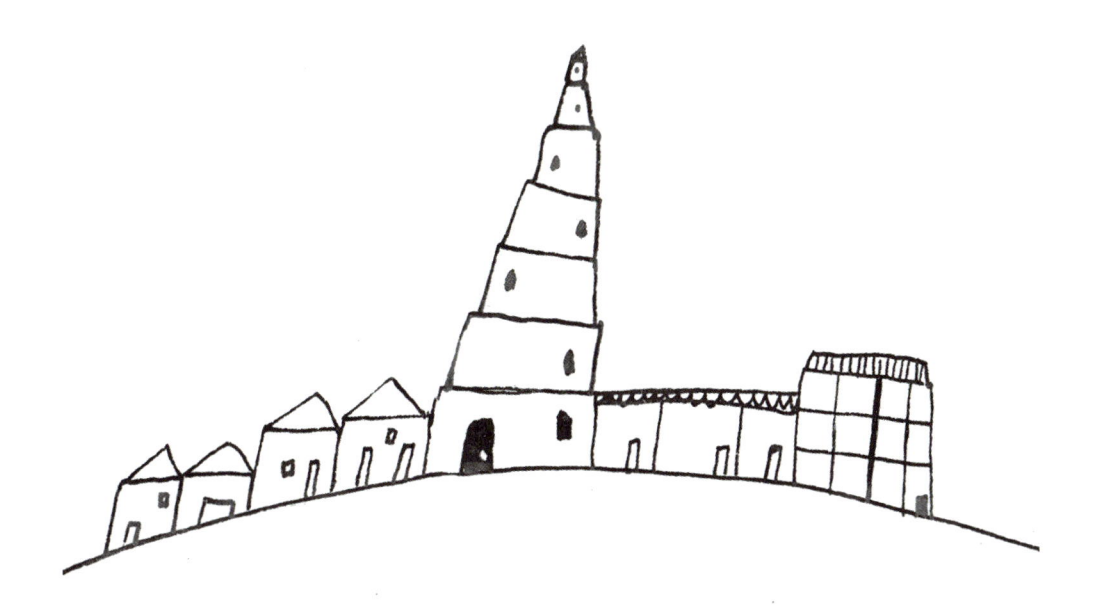

A vida ganha outras cores

por Juliana Braga, terapeuta de Fabiana, que a atende através do programa Com Tato*

* O Com Tato é um programa do Instituto Fazendo História que oferece atendimento psicológico gratuito a crianças e adolescentes que moram em serviços de acolhimento.

Quando Fabiana chegou ao consultório, era uma menina calada e bastante introspectiva. Gostava de vir às sessões, mas quase não falava. Preferia usar o tempo lendo livros ou fazendo desenhos. O tempo do atendimento de aproximadamente cinquenta minutos parecia ser demais para ser usado só por ela. Era de se imaginar, pois na época Fabi tinha catorze anos e vivia em instituição de acolhimento desde o primeiro ano de vida. Sendo assim, estava sempre acostumada a se dissolver no grupo e a pouco olhar para si mesma.

O espaço individualizado do atendimento foi pouco a pouco sendo utilizado por ela. No ritmo dela. Era importante que isso fosse respeitado, caso contrário ela poderia recuar. A mudança começou efetivamente quando Fabi adquiriu autonomia para ir sozinha às sessões, experimentando um tipo de liberdade que era nova para ela, muito acostumada às regras e proteção do serviço de acolhimento. Nesse trajeto da instituição até o consultório, a vida de Fabiana começou a ganhar outras cores, ela passou a relatar as coisas que via, pessoas que encontrava e emoções que sentia. Foi esse o gancho para que então começasse a olhar para si mesma e para seus desejos.

Acredito que o ganho mais importante que Fabi teve foi adquirir segurança para se expressar, para dizer o que pensa e sente. Pois isso lhe deu a oportunidade de se colocar ativamente no mundo onde vive e não se submeter às regras impostas a ela sem questionamento. Acredito que a terapia teve sua importância, mas, acima de tudo, o que fez diferença foram os valores bem construídos que Fabi carrega dentro de si, seu desejo de ser feliz, de constituir uma família e de ter oportunidade de fazer de seu futuro algo que lhe traga satisfação.

Foi e está sendo um prazer poder acompanhar a trajetória de Fabiana e observar a grande pessoa que ela se tornou.

Atrai e amedronta...
por Noemi Alves Ferreira, assistente social do abrigo em que Fabiana esteve acolhida

"Liberdade é um azul que atrai e amedronta ao mesmo tempo." Essa frase me faz lembrar o processo de autonomia de um adolescente, em particular o da Fabiana, em que a excitação e o medo se misturaram, tornando esse momento mais complexo.

Iniciei o meu trabalho como assistente social no Lar no ano em que Fabiana completou dezoito anos e logo comecei a me aproximar para poder me familiarizar com sua história e com seus planos para o futuro. Naquele momento, os planos estavam confusos, pois existia a proposta de viver com os irmãos mais velhos ou com sua madrinha afetiva, com quem costumava passar finais de semana. Meu papel foi ajudá-la a entender qual era a sua vontade e encorajá-la a seguir em frente.

Porém, as relações humanas são muito complexas e, depois de muitas reviravoltas, nenhuma das opções acima se mostraram boas e Fabiana escolheu morar sozinha. Ela enfrentou os desafios de frente e, apesar do medo e das incertezas, não parou. Eu mesma não teria a segurança diante do desconhecido que ela teve.

Um ano já se passou e ainda estamos próximas, creio que agora em uma relação mais de amizade, e Fabiana continua firme em seus objetivos. Para o futuro espero que aprenda com seus próprios erros e acertos, aproveite também as experiências dos outros nesse aprendizado que dura toda a nossa vida.

Que ela seja mais ambiciosa em busca de uma melhor colocação profissional e não fique acomodada onde está, pois ela é capaz. E que se paute sempre pela verdade e transparência. Torço para que ela seja criteriosa na escolha de um relacionamento afetivo, aprenda a economizar e a lidar com finanças. Desafios comuns na vida de todos nós.

Espero também que nossa amizade continue por muitos e muitos anos.

NOTA TÉCNICA

Esses relatos trazem movimentos de Fabiana durante o processo de desligamento do abrigo pela maioridade. A presença de referências afetivas para acompanhar o processo de conquista da autonomia junto à adolescente, compartilhando angústias, confusões e conquistas, apoiando seus processos, projetos e escolhas, possibilitou à Fabiana certa segurança diante do desconhecido. Apesar de sair para morar sozinha, a adolescente não se sente desamparada. Ela conta com o suporte essencial de uma rede de referências afetivas, desenvolvida no período do acolhimento, que a impulsiona a crescer e buscar seus objetivos.

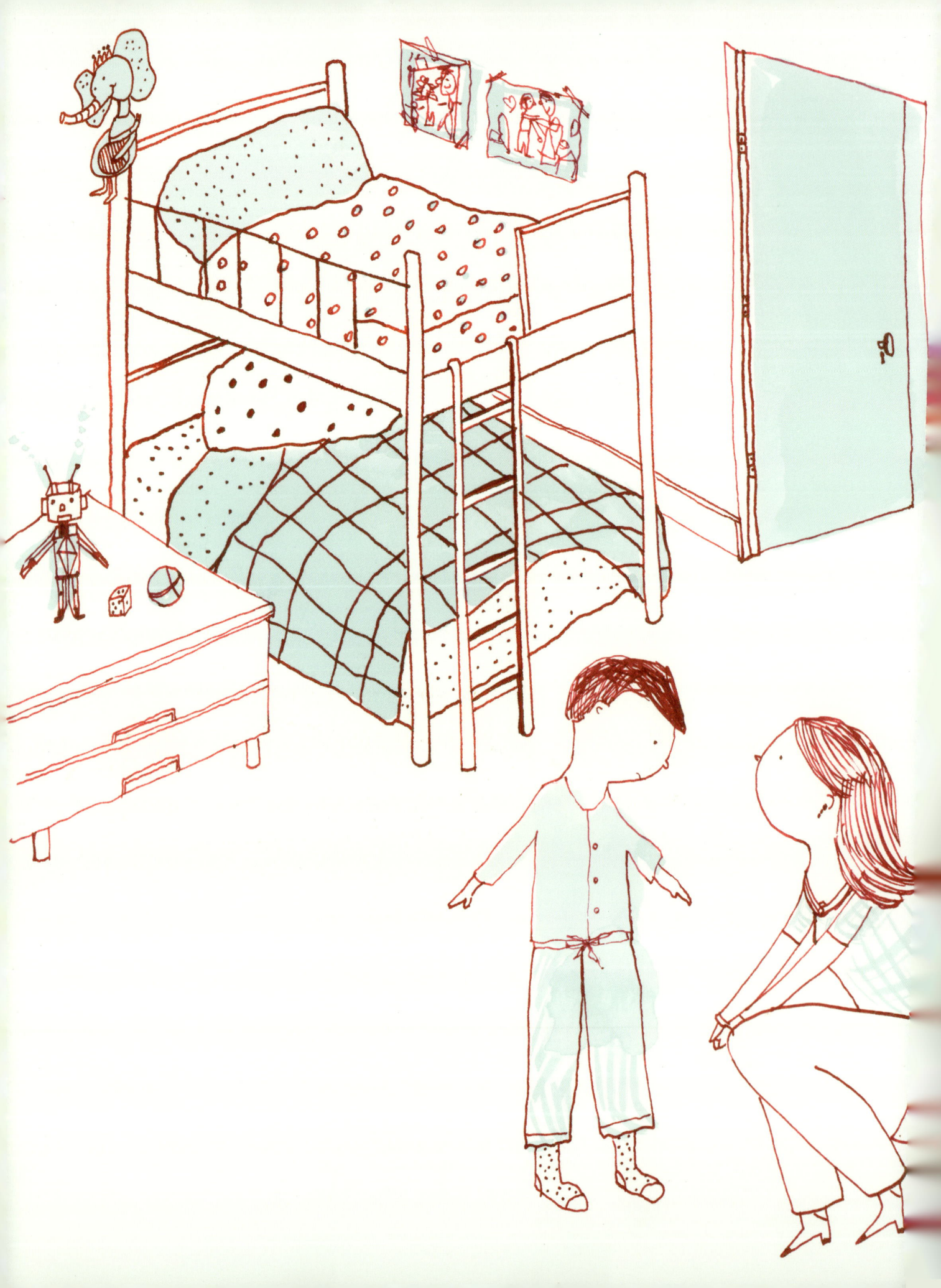

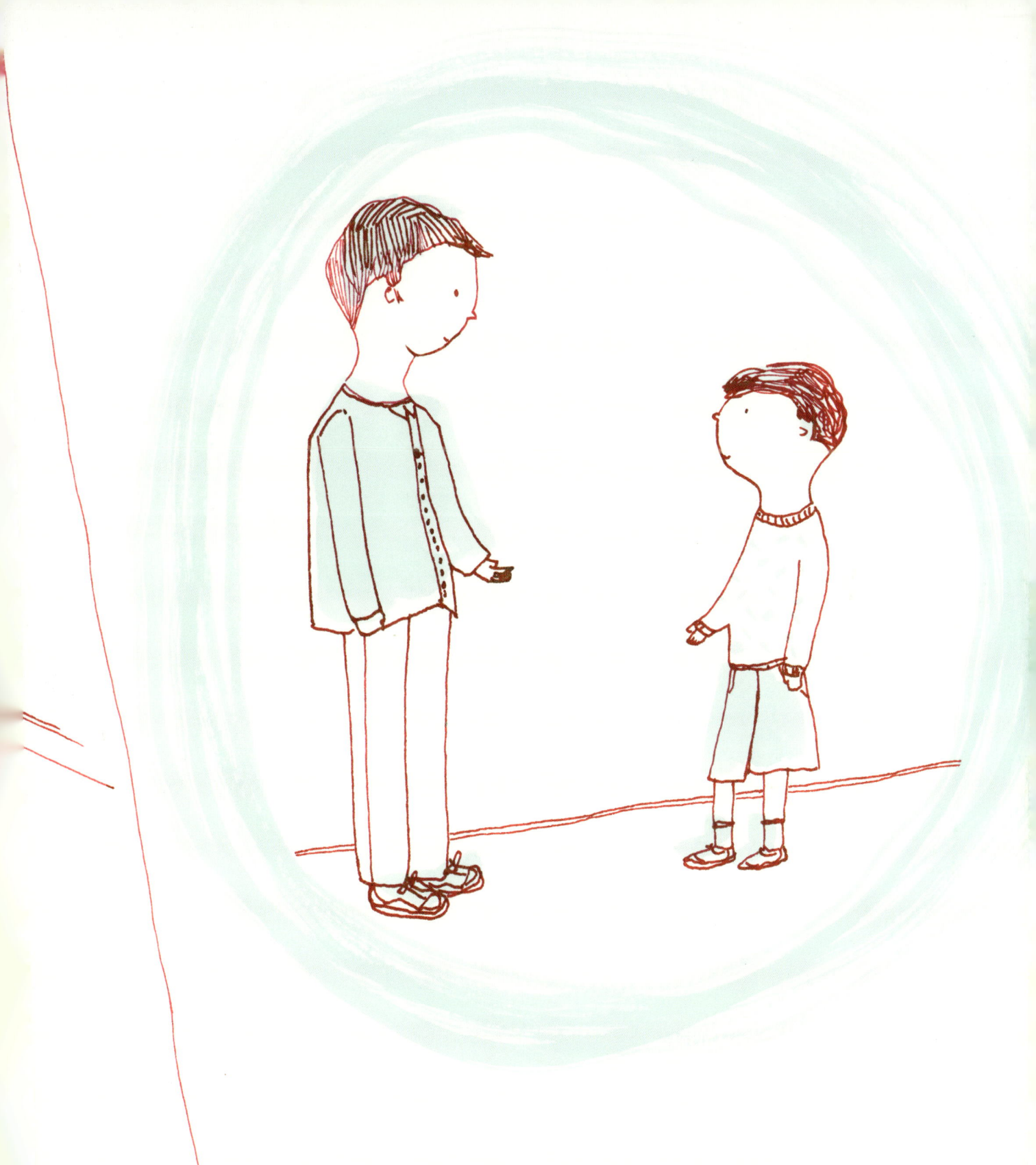

Wallace

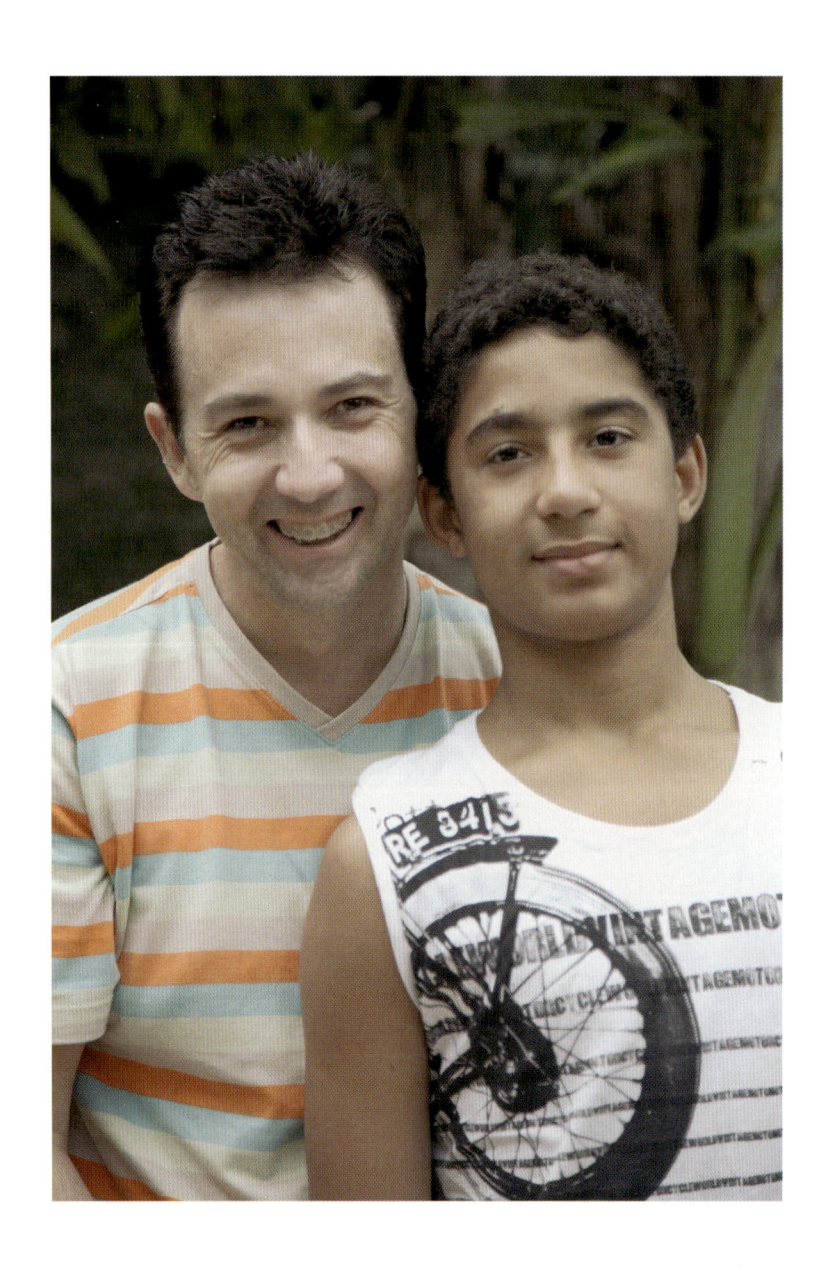

Wallace é um menino determinado que fez uma escolha que mudou o seu futuro. Viveu em abrigos por quase três anos e, aos nove, foi adotado. Hoje, aos doze, olha para sua vida e acredita que pode ser uma grande pessoa.

A difícil escolha que mudou a minha vida

por Wallace Oneda

Eu sou o Wallace, tenho doze anos e hoje eu me orgulho da escolha que fiz na vida!

Com sete anos de idade resolvi fugir de casa. Minha mãe não estava bem de saúde e batia muito em mim e nos meus irmãos. Se não me engano, eu tenho três irmãos. Apesar de tudo, até hoje eu guardo lembranças da minha família. Depois desse dia, vi minha mãe apenas uma vez, em uma visita que fiz à minha família junto com a tia Cely. Perguntaram se eu gostaria de voltar para casa e eu disse que não.

Assim que fugi de casa, policiais me encontraram na rua e me encaminharam para um abrigo. Passei alguns dias lá antes de ser transferido para outro abrigo, onde fiquei até o meu pai, Edmar, chegar pra me buscar.

Cheguei ao abrigo triste por ter saído de casa, um pouco arrependido, mas sabia que era isso que eu devia fazer. Logo que cheguei lá, as pessoas me receberam muito bem e me apoiaram na dor que eu sentia. Uma delas foi a tia Cely, uma educadora, e o Jedião, um amigo que fiz, mas que logo voltou para casa dele.

Demorou para encontrarem minha família, pois eu não lembrava do meu endereço e não tinha documentos. Minha mãe nunca fez meus documentos. A gente era uma família muito simples e não tinha nem telefone ou celular. Mas também não me importava muito, pois não queria voltar para casa.

O tempo foi passando no abrigo, até que um dia eu conheci o Edmar. Perguntei se ele queria ser meu pai, e ele me perguntou se eu queria que ele fosse meu pai! E agora somos pai e filho!

Meu primeiro dia em casa foi muito estranho. Me senti estranho. Cheguei numa casa nova, cheia de regras e obrigações, diferente da casa da minha mãe, onde eu fazia o que eu queria. Ele me levou para conhecer meus avós e tios que moram em Santa Catarina. De novo, foi estranho... Conhecer todas as pessoas da minha nova família! Eles eram todos muito bonitos, bem arrumados, tudo estava organizado. Para mim isso era muito novo porque nunca tinha visto pessoas tão arrumadas e bonitas. Fiquei meio confuso, mas ao mesmo tempo tudo fez com que eu me sentisse bem melhor, mais seguro e com a esperança de que eu teria uma família de verdade, completa. Teria um pai de verdade! Nunca conheci meu pai biológico. Para mim, o Edmar é o meu pai de verdade, e não o adotivo!

Eu me olho hoje e imagino que vou ter uma vida muito melhor, vou ser uma grande pessoa no futuro. Porque encontrei no meu caminho uma pessoa de ouro, que é o meu pai! Ah, meu sonho é ser jogador de futebol. Eu, Wallace, sou um menino de superação na vida!

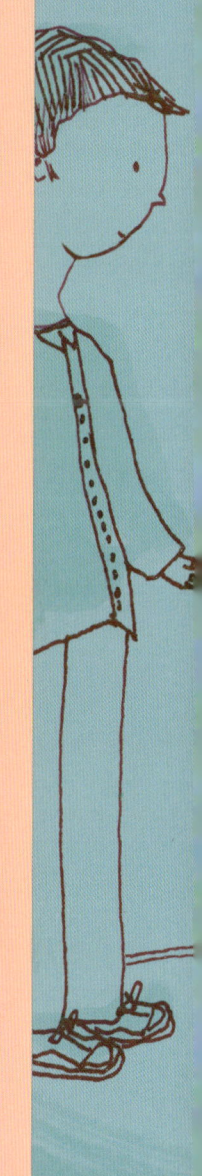

O segredo que nos aproximou

por Maria Cely Fernandes de Sousa, educadora do abrigo em que Wallace foi acolhido

Conheci o Wallace num dos meus plantões, há mais ou menos seis anos. Eu tinha uma rotina ao receber o plantão. Passava de quarto em quarto para dar um beijo de bom-dia em cada criança que estava acordando.

Neste dia foi diferente. Quando cheguei ao quarto dos meninos vi que tinha gente nova ali. Wallace já estava acordado e tinha passado a primeira noite em sua nova casa. De cara eu me encantei por aquela criança linda. Percebi que ele estava muito assustado e parecia ter dormido com medo do novo que viria pela frente.

Ao me aproximar, percebi que ele estava tentando esconder que tinha feito xixi na cama. Fiz de conta que não tinha percebido para não deixá-lo constrangido. Perguntei por seu nome e ele fez de conta que não tinha ouvido minha pergunta. Fiquei na minha. Fiz de conta que ia sair do quarto e disse: "Que pena que este garoto novo não tem nome, porque o achei tão lindo e gostaria de ser sua amiga". Tão logo eu terminei de falar ouvi sua voz bem baixinho falando: "Me chamo Wallace, tia". Me voltei em sua direção e tentei beijá-lo, mas ele não deixou.

Neste momento, ele me pediu ajuda para sair do quarto sem que ninguém o visse com o pijama todo molhado. "Claro, meu lindo, mas antes eu quero te contar um segredo: você sabia que a maioria dos garotos de sua idade acorda todos os dias igual a você, com o pijama molhado?" Ele olhou para mim e falou sorrindo: "Jura, tia?" Foi quando ele sentiu que poderia confiar em mim. Falei para ele: "Quando você acordar, a primeira coisa que você deve fazer é pegar suas roupas molhadas, levar para o banheiro e colocar no cesto de roupa para lavar. Tome um belo de um banho, porque isto é passageiro, logo mais acabará esta fase em sua vida, eu te garanto". No final do meu plantão recebi um convite irrecusável. Wallace se aproximou de mim e perguntou: "Tia, você quer ser minha melhor amiga?"

Num determinado momento, apareceu outra pessoa na vida do Wallace. Um voluntário da casa, muito simpático, se mostrou interessado em nos ajudar nesta nova etapa da vida de Wallace. Foi aí que tudo começou. O início de uma grande amizade entre uma criança e um adulto.

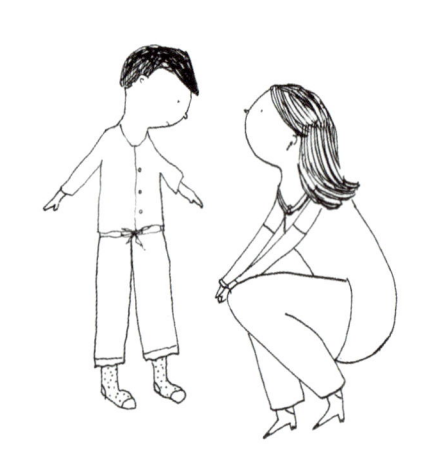

Cedo percebi que havia algo especial no ar. Sempre que tínhamos passeio com as crianças, este voluntário, o Edmar, nos ajudava com o transporte e se disponibilizava a ir junto. Logo, não só o Wallace, como todas as crianças e adolescentes começaram a gostar dele e foi aí que percebi o nosso menino com ciúme da amizade e atenção que o Edmar direcionava para as outras crianças.

E a vida seguia, eu sempre vendo que o Wallace ficava muito triste quando chegava a hora do término do meu plantão. Quando eu ia embora, ele sempre me levava até o portão e me dava um abraço bem apertado, um beijo longo e falava: "Tia, você vem amanhã?" Esta frase se repetia sempre, e eu ia embora com o coração partido. Muitas vezes ele ficava chorando, mas quando este voluntário estava na casa, ele nem notava minha saída e ficava bem.

Com o tempo, comecei a perceber um interesse maior do Edmar pelo Wallace: procurava saber dos seus estudos, se estava fazendo suas lições, frequentando a escola direito e sempre que tinha reunião procurava ir comigo. Vi que sua preocupação era importante para o Wallace. Um dia, em nossa chegada à escola, achei muito legal a alegria dele em falar e mostrar para seus amigos que tinha alguém importante em sua vida. Todo orgulhoso, falava para seus colegas que aquele era seu pai e que a opinião dele quanto ao seu desempenho escolar era importante.

Um dia, apareceu uma senhora dizendo que era avó do Wallace. Ele ficou contente com a visita, pois ela chegou com promessas de levá-lo de volta para sua casa. No entanto, ela logo perdeu o interesse, não o visitava com tanta frequência. Nesse momento, a coordenação do abrigo resolveu fazer uma visita domiciliar e eu fui a acompanhante do Wallace nesse encontro. Chegando lá, ele começou a apertar minha mão e demonstrar medo. A mãe lhe perguntou se queria conhecer a irmã, que parecia ter uns seis meses. Wallace parecia não querer se aproximar, mas com muita insistência minha ele se aproximou, sem demonstrar muito interesse.

Ao retornarmos, perguntei se ele queria voltar a morar com sua mãe, e ele respondeu: "Não, tia, minha mãe não sabe cuidar de ninguém. Sabe, eu tenho pena da minha irmã, ela vai sofrer muito, como eu quando morava com ela..." Foi aí que achei que uma adoção seria muito boa para ele. Sabíamos que o Edmar tinha desejo de adotar o Wallace e ligamos para ele perguntando se queria começar essa nova empreitada em sua vida.

Hoje, me sinto realizada por ter feito parte da história de Wallace e saber que ajudei, de certa forma, a lutar pelo seu final feliz. Wallace e Edmar merecem!

"Um voluntário da casa, muito simpático, se mostrou interessado em nos ajudar nesta nova etapa da vida de Wallace. Foi aí que tudo começou. O início de uma grande amizade entre uma criança e um adulto."

Sonhei que seria pai de um menino de cabelos cacheados

por Edmar Oneda, pai adotivo de Wallace

Desde muito cedo, sempre tive vontade de ser pai. Sabia que um dia eu seria agraciado com este nome, "Pai". Lembro que me emocionava com as histórias de pai e filho, quando chegava o Dia dos Pais. E sentia um vazio, sentia que precisava dar um sentido a minha vida. Já havia conquistado um bom posicionamento profissional, viajado bastante e dormido até mais tarde. Acho que havia me cansado de só pensar em mim, nas minhas vaidades, sei lá.

Teve uma passagem na minha vida que me marcou muito. Foi em 1998, quando tive um sonho. Sonhei que me tornara pai de um menino de cabelos cacheados, um garoto já grande, que deveria ter uns sete anos. Lembro-me que na ocasião comentei sobre o sonho com uma vizinha. Ela ficou impressionada e disse: "Difícil isso acontecer, pois nem casado você é, e nem condições financeiras você tem". Na época, com trinta anos, ouvi com atenção e confesso que não gostei, mas respondi: "Então um dia serei famoso, pois os famosos sempre conseguem o que querem".

Bom, o tempo passou e muitas mudanças aconteceram, só o que não mudou foi o meu desejo de ser pai. Em 2005, me tornei um pequeno empreendedor e resolvi adotar uma instituição para ajudar e me tornar útil. Todos os meses eu organizava um evento beneficente para angariar alimentos, material de limpeza, higiene pessoal, e fazia outras ações para auxiliá-los.

O tempo foi passando e eu continuava a ajudar a mesma instituição, mas sempre com certa distância. Não media esforços para tentar melhorar a condição de vida daquelas crianças, desde que não precisasse comparecer ao local.

Certo dia, porém, a pessoa que me auxiliava nestas ações não pôde mais ir e me vi obrigado a conhecer pessoalmente a instituição. E lá fui eu, cheio de reservas. Imaginava chegar ao local e encontrar um bando de crianças choronas, carentes, que iriam se pendurar no meu pescoço e não me largariam mais. Para meu espanto, isso não aconteceu. O local era muito bem organizado e todas as crianças aparentavam esbanjar felicidade. Percebi que eram cuidadas e quase todas frequentavam a escola. Era visível que havia amor entre as crianças e os educadores da instituição.

"Teve uma passagem na minha vida que me marcou muito. Foi em 1998, quando tive um sonho. Sonhei que me tornara pai de um menino de cabelos cacheados, um garoto já grande, que deveria ter uns sete anos."

Agora, sentia motivação para frequentar o local. Ia religiosamente, todos os meses, gostava da comida que era servida e das gargalhadas que algumas crianças soltavam; eram momentos felizes.

Nessa época, chegou uma nova criança, um menino desconfiado, bonito, às vezes arredio. No início tentei me aproximar, mas não evoluiu. Como dizem, "coração de pai não se engana". Eu sabia que tinha algo entre a gente. Não demorou muito para este pequeno menino me perguntar: "Você quer ser meu pai?" Bem depressa respondi com uma pergunta: "Você quer ser meu filho?" A resposta não veio para ambos, ficou no ar. Mas era o que eu precisava para constatar que havia uma forte ligação entre nós, e que eu de alguma forma estava me encontrando com o filho que havia sonhado. Por incrível que pareça, ele havia sido gerado no ano seguinte do meu sonho.

Mas nem tudo foram flores. Perguntei à direção do abrigo como deveria proceder e lá veio a notícia que eu não queria ouvir: "Edmar, o Wallace não pode ser adotado, pois tem família. Primeiro precisamos esgotar as possibilidades de aproximação". Fiquei triste, aborrecido, indignado, e o pior: dias depois recebi a informação de que haviam encontrado a mãe e a avó, e que elas iriam pegá-lo no dia do seu aniversário.

Com isso, deixei de frequentar o abrigo e se passaram nove meses, quando recebi uma ligação de uma das educadoras perguntando se eu ainda tinha interesse na adoção. Meu coração foi à boca, larguei tudo e corri para o abrigo. Chegando lá, dei de cara com ele correndo e falando besteira – havia aprontado na escola e fora advertido com uma suspensão.

A primeira pergunta que fiz foi: "Como faço para esta criança ser meu filho?" Fui orientado de que levaria certo tempo e que eu deveria estar preparado para não poder adotá-lo, pois um dos impedimentos era meu estado civil: solteiro.

As adversidades foram as maiores motivadoras para eu seguir em frente, briguei com muita gente para ter o meu filho junto a mim. Logo consegui uma guarda provisória para ele poder viajar comigo e, para facilitar, levei uma educadora junto. Passados trinta dias, eu deveria levá-lo novamente ao abrigo, mas isso não fazia mais sentido. Já havia um vínculo forte e ele já me chamava de pai. Lembro até do dia que ocorreu este lindo fato, 17 de outubro de 2009. Então, pensei: tenho que brigar pela guarda definitiva do meu filho.

"Não demorou muito para este pequeno menino me perguntar: 'Você quer ser meu pai?' Bem depressa respondi com uma pergunta: 'Você quer ser meu filho?'"

Por três dias seguidos tentei ser ouvido por um promotor, sem sucesso. Eu não aceitava a condição de deixar o meu filho no abrigo, mesmo sabendo que seria por pouco tempo. Foi quando recebi uma ligação do Fórum, pedindo para eu comparecer lá, pois a juíza da Vara de Família queria me conhecer.

Quando cheguei ao Fórum e entrei na sala da juíza, a primeira coisa que ouvi foi: "Então você é o famoso pai que quer a guarda?" A mesma frase que eu havia dito à minha vizinha sobre o meu sonho eu estava ouvindo agora da boca de uma juíza.

Bom, a partir desta data recebi o veredicto. Este pequeno é meu filho! Não gosto da expressão filho do coração, pois filho do coração é o do vizinho, que a gente gosta como se fosse filho. Gosto de afirmar: "Ele é meu filho legítimo, e ponto final!"

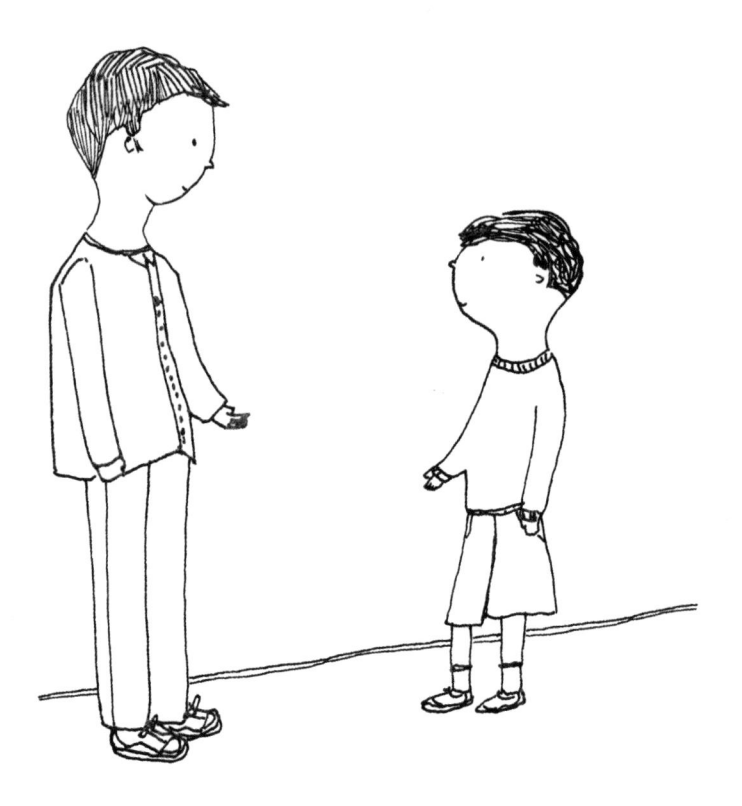

NOTA TÉCNICA

Sabemos que a adoção de crianças maiores é um desafio em função do perfil ainda desejado pela maioria dos pretendentes à adoção. Nesses casos, entendemos que abrir a possibilidade de vínculos serem criados sem a intencionalidade da adoção pode ser um importante caminho para que elas ocorram no final. O vínculo estabelecido e o desejo mútuo foram determinantes para uma adoção bem-sucedida. É preciso cuidado: não podemos transformar os abrigos em espaços de superexposição das crianças e dos adolescentes a uma sucessão de frustrações em função de adultos que entram e saem de suas casas para escolhê-las! Mas não podemos fechar as portas e os olhos para a possibilidade de aproximações cuidadosas, quando se trata de crianças maiores.

Outro aspecto interessante a ser pontuado é o fato de Edmar ser solteiro. É sabido que mais do que um pai e uma mãe, uma criança precisa de um ambiente estável e saudável para crescer e se desenvolver, o que pode ser oferecido por pessoas que formem as mais diversas configurações familiares. Mais do que analisar o estado civil ou a orientação sexual do candidato, o que faz a diferença é a preparação e o acompanhamento necessários dos pretendentes à adoção. Por fim, chama a atenção neste caso o envolvimento de Wallace em seu processo. O abrigo escutou seu desejo e levou em conta sua opinião para então sugerir sua adoção. Sabemos que não é a criança quem decide, mas convidá-la a dizer o que pensa e ouvir o que ela diz em palavras ou atos é recomendado, inclusive pela lei, para se tomar decisões mais acertadas.

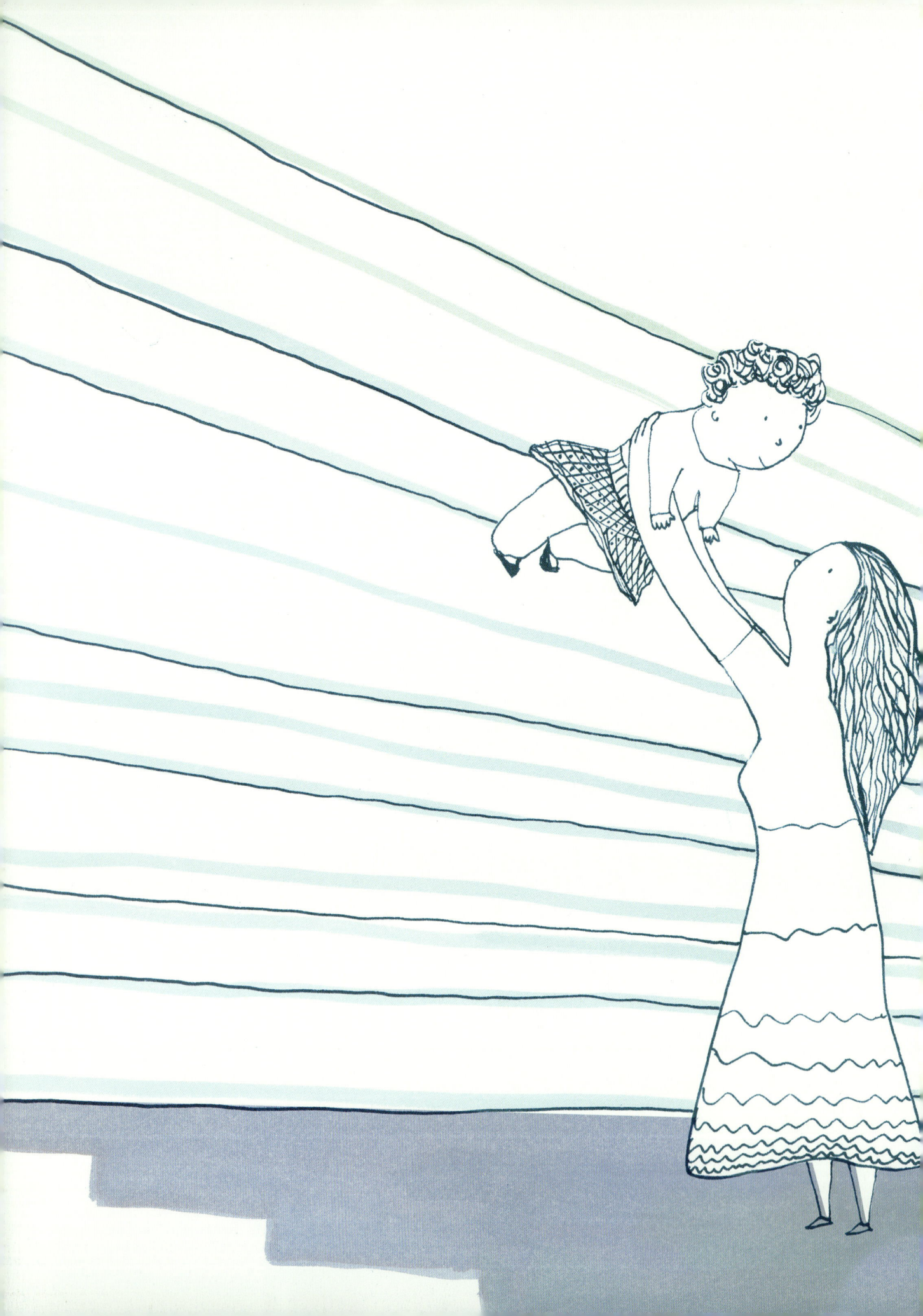

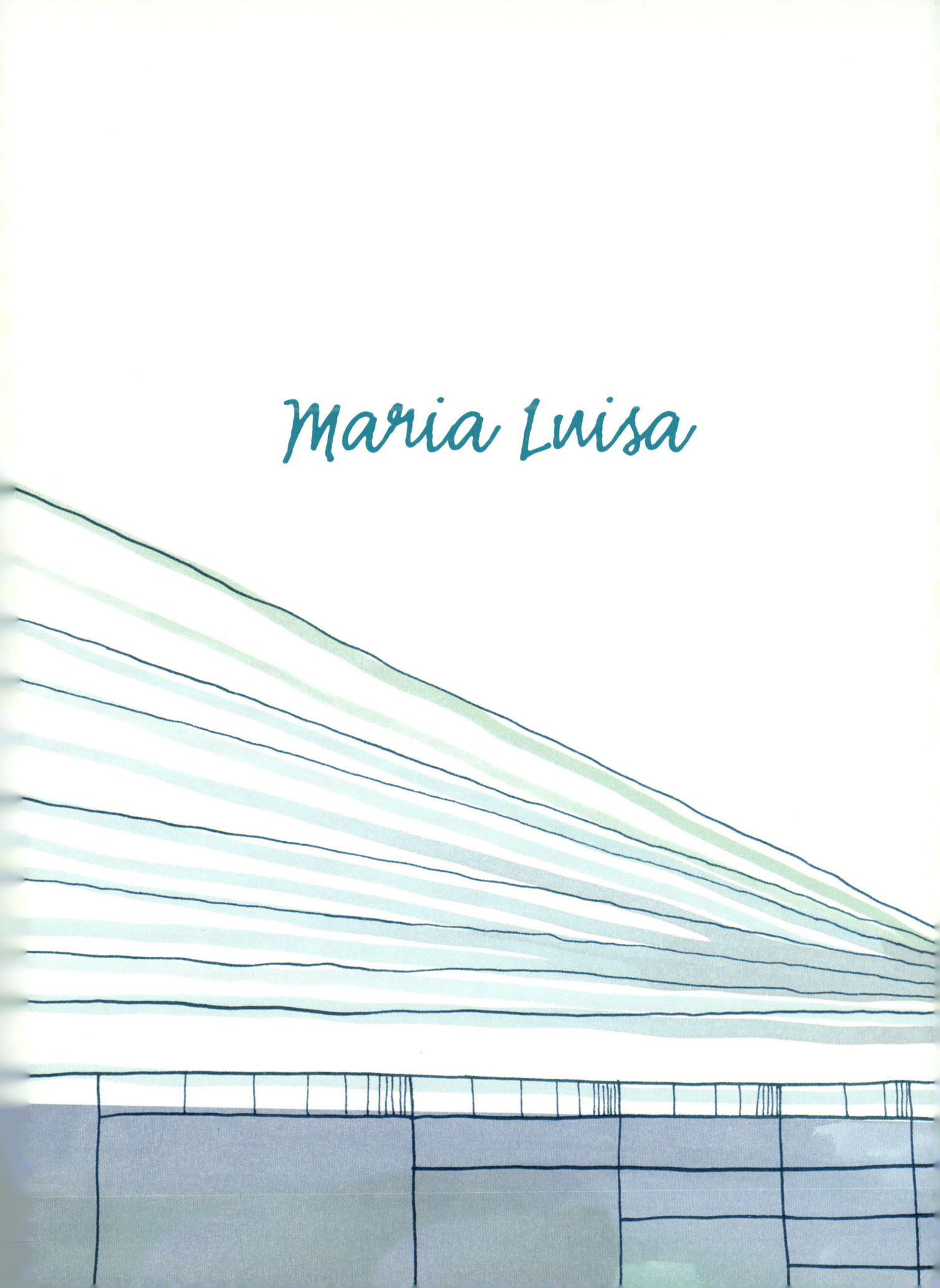

Maria Luisa

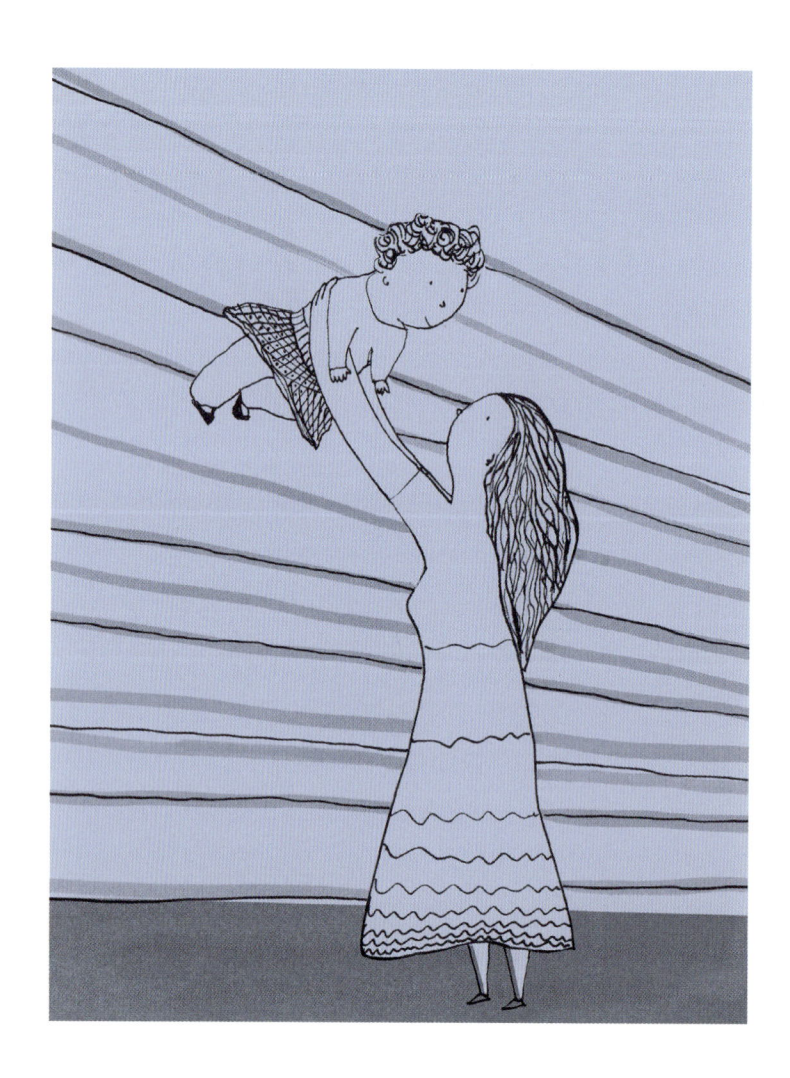

Malu é uma estrela na vida de muita gente, mas principalmente na de sua mãe. Logo no seu primeiro ano de vida, já está aprendendo a lidar com a dor, o medo, o amor e a incerteza de seu destino.

A bebê mais nova do abrigo

por Lara, colaboradora do Palavra de Bebê

Maria Luisa* chegou ao abrigo com um mês de vida. Veio direto da maternidade, fato incomum neste abrigo, que nunca havia acolhido um bebê tão pequeno. Além de sua pouca idade, Malu – como foi logo apelidada – era uma bebê prematura, o que a fazia ser ainda menor. Descobriu-se que sua mãe era usuária de drogas e que as utilizou durante toda a gestação.

O abrigo todo se mobilizou com sua chegada, todos queriam pegá-la no colo e brincar com ela. Por menor que fosse, e apesar de seu corpinho frágil, Malu tinha um olhar que brilhava e encantava a todos por sua vivacidade.

Sua mãe havia expressado o desejo de ficar com a filha; foi ela quem escolheu seu nome e a registrou, ainda no hospital. Após uma semana da chegada da Malu, as técnicas do abrigo descobriram que sua mãe ainda estava internada na mesma maternidade em que havia dado à luz. Em uma reflexão sobre o caso, realizada junto com a equipe do Palavra de Bebê, a equipe técnica do abrigo decidiu visitar a mãe de Malu para conversar, escutá-la e saber das possibilidades de retorno da criança à família. Eu tive a oportunidade de acompanhar as técnicas nessa visita.

No hospital, conversamos com a assistente social, que, coincidentemente, conhecia a Ana, mãe da Malu, há mais de quinze anos. Quando elas se conheceram, Ana fazia um curso profissionalizante no qual a assistente social trabalhava. Ela nos contou que na época desse curso, Ana, com vinte e quatro anos, engravidou de gêmeos e perdeu os bebês em um aborto espontâneo.

A assistente social disse que ela ficou muito triste com a interrupção da gravidez, e a partir desse momento começou a fazer uso de álcool e maconha, parando também com o curso. Ao longo desses anos ela foi se afundando cada vez mais nas drogas, vendeu todos os móveis do apartamento do CDHU que possui e passou a ficar praticamente o dia todo na rua. A assistente social contou que Ana ainda estava no hospital, esperando uma internação para um tratamento de desintoxicação. Ela tem uma família grande – mãe, irmãs e primas –, que disse querer ficar com a Malu.

"Todos queriam pegá-la no colo e brincar com ela. Por menor que fosse, e apesar de seu corpinho frágil, Malu tinha um olhar que brilhava e encantava a todos por sua vivacidade."

* Os nomes desta história são fictícios.

Ana estava muito magra e tinha a aparência bastante frágil quando a encontramos. Ela estava tomando uma forte medicação que comprometia sua fala. As técnicas do abrigo lhe explicaram que sua bebê estava com elas, sendo bem cuidada e esperando que sua mãe se fortalecesse. Elas tiveram uma postura muito linda, elogiaram a Malu e contaram como ela era parecida com sua mãe. Ana ficou muito emocionada e disse, com dificuldades, que queria que Malu ficasse com sua irmã e também que queria melhorar. Foi um momento de forte emoção! Chorando, Ana pediu por sua filha e nos disse para falar para a Malu que ela era a estrela de sua vida. Por mais frágil e debilitada que Ana estivesse, e apesar de seu histórico com as drogas, o abrigo viu nessa mãe o desejo de ficar com sua filha. A força que essa mulher transparecia contagiou a equipe, que apostou em sua recuperação.

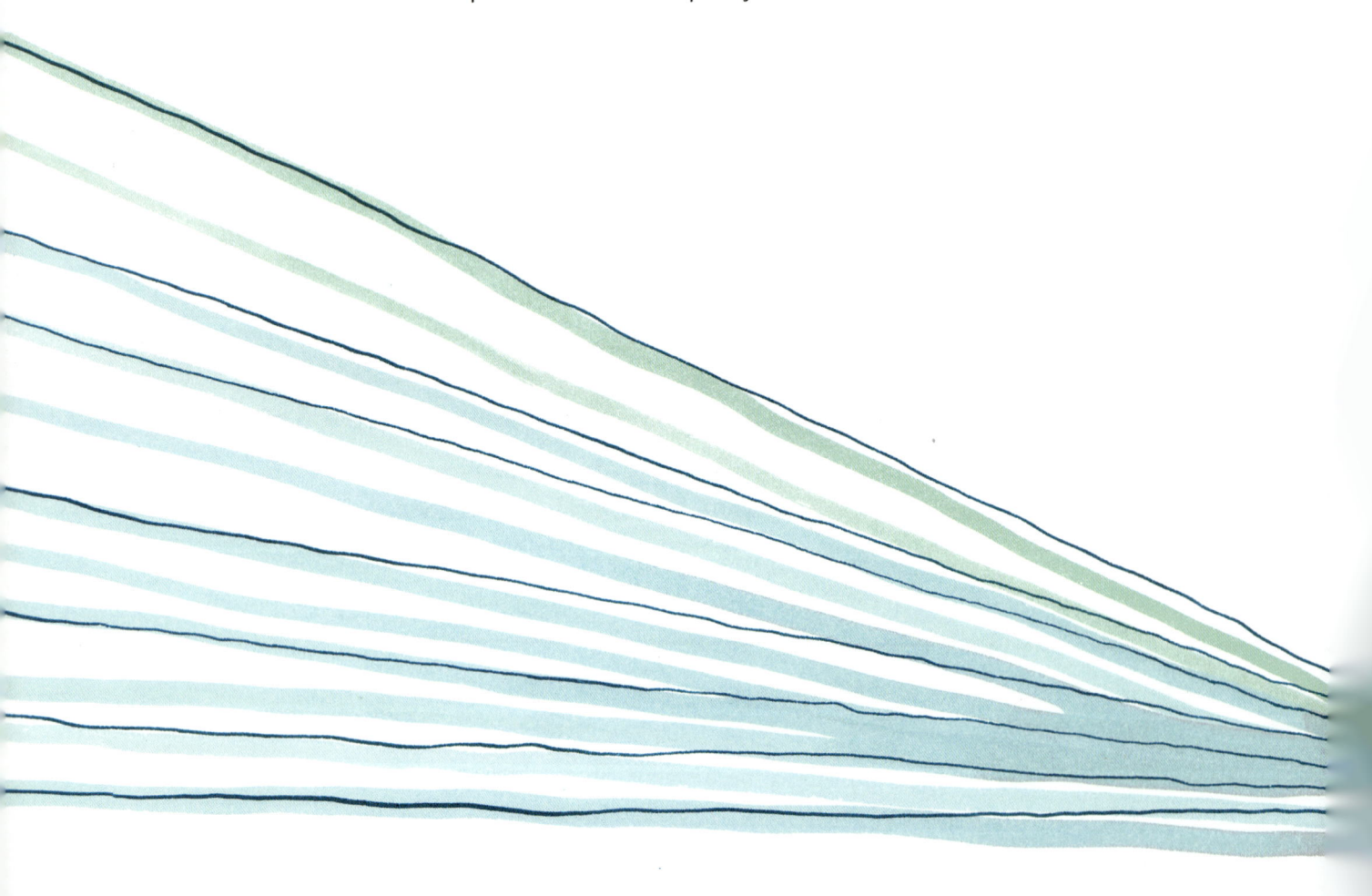

À espera de uma decisão

por Fernanda Nogueira, coordenadora do Palavra de Bebê*

A história da Malu poderia ser uma dentre tantas outras de famílias tão fragilizadas que são incapazes de cuidar de si próprias e, consequentemente, de seus filhos. No entanto, esta família pôde contar com o apoio da equipe tanto da maternidade quanto do abrigo para tentar se organizar. Como as coisas nunca são tão simples, oito meses se passaram desde a chegada da Malu no serviço de acolhimento e ainda não temos um encaminhamento definitivo para sua saída. A mãe, apesar de ter manifestado o forte desejo de ficar com a filha, chegou a um estado tão extremo de envolvimento com as drogas que fugiu da clínica onde estava internada e ainda não reapareceu. Duas tias maternas foram localizadas e ambas manifestaram desejo de assumir a guarda e os cuidados da sobrinha. A equipe do abrigo dedicou-se a oferecer espaços de escuta e reflexão para definir, afinal, com qual das tias a Malu poderia ficar, pois existe uma rivalidade entre elas que não diz respeito à chegada da Malu, e sim à história passada desta família.

Diante de tudo isso, como fica a Malu, que chegou recém-nascida ao abrigo e já passou quase todo seu primeiro ano de vida numa instituição? Como ela pode lidar com tantas expectativas a seu respeito, como ser a estrela da vida da mãe, ser responsável por aproximar a família ou ainda por "amolecer o coração" de uma de suas tias?

Quando Malu chegou ao abrigo, cativou a todos com a vivacidade de seu olhar. Ao longo dos meses, recebeu a visita das tias, se vinculou com a equipe do abrigo, com as colaboradoras, e foi conquistando seu espaço entre as crianças e adolescentes da casa. O carinho e o cuidado com que se fala de Malu são evidentes. Procuramos orientar os adultos no sentido de conversar com ela sobre sua história, sobre a aproximação das tias, o afastamento da mãe e o trabalho que a equipe do abrigo vem fazendo para encaminhar seu processo.

Nos espaços de supervisão dos colaboradores que atuam no abrigo, repetidas vezes os efeitos da separação da mãe, vivida no início de sua vida, ficaram evidentes. Apostamos na importância de oferecer recursos para a Malu elaborar essa separação, com o cuidado de não sobrecarregá-la com o peso de ser a salvação ou destruição de sua mãe. Também procuramos

* Programa do Instituto Fazendo História que trabalha para fortalecer a qualidade do acolhimento de bebês em instituições de acolhimento através de três eixos de intervenção: realização de ateliês de sensibilização, promoção de espaços de reflexão e formação para educadores e registro das histórias de cada um.

auxiliar a equipe na reflexão de quais os caminhos possíveis de diálogo e intervenção com as tias, equilibrando numa balança delicada seu desejo de cuidar da sobrinha e a possibilidade de restaurar os vínculos familiares anteriormente rompidos.

Além de toda a alta complexidade que compõe o sistema, a equipe do abrigo ainda precisou tomar uma dificílima decisão e oferecer à equipe da Vara da Infância e da Juventude um parecer sobre qual das tias é a mais apta para ficar com a guarda da menina. Isto se a equipe considerasse que essa possibilidade existia. Como tomar essa decisão? Uma das tias tem melhores condições emocionais, mas não possui as condições materiais necessárias. A outra possui essas condições materiais, mas afetivamente se mostra ambígua em relação à sobrinha. Não há conhecimento técnico que responda facilmente a estas questões, o que nos convida a refletir sobre todo o sistema de garantia de direitos das crianças e dos adolescentes e suas famílias.

Malu ainda espera uma decisão sobre seu futuro. Há notícias de que a possibilidade de que se encaminhe para a destituição do poder familiar é grande, devido a outras informações que foram aparecendo sobre a família e suas dificuldades.

O poder dos laços de família

por Silvia, irmã da mãe da Malu

Eu nem sei como começar... Lembro que quando peguei a Maria Luisa pela primeira vez no colo, ela ainda estava no hospital, poucos dias depois de nascer, era tão pequena, tão frágil, mas me transmitiu tanto amor, paz e esperança que me fez chorar. Eu senti muito amor por ela, muito carinho. Senti também quanto ela é importante para nós, e pedi muito a Deus que cuidasse dela para mim, que a protegesse, abençoasse e guardasse aquela vidinha tão linda.

Eu disse a ela: "Jesus te ama, e eu também". E com ela no meu colo chorei muito por não ter um lugar digno em que ela pudesse morar comigo, e choro até hoje. "Me perdoe, Malu, te amo!"

Sem mais, de sua tia Silvia.

NOTA TÉCNICA

A história da Malu traz a questão do importante e ao mesmo tempo difícil trabalho com as famílias, que deve ser realizado pelos serviços de acolhimento. A parceria entre os atores da rede para que esse trabalho seja realizado com maior eficiência e rapidez é fundamental. A equipe do abrigo apostou na família de origem e na sua capacidade de se reorganizar como primeira opção, conforme previsto na lei. Construiu, ainda, um espaço de escuta e confiança com as tias que permitisse a elas terem maior clareza das necessidades dessa família para poderem oferecer caminhos possíveis, assim como para entenderem melhor o desejo de ficar com a criança, muitas vezes mencionado, mas sempre banhado em ambiguidades e em rivalidades familiares. Tudo isso ainda não foi suficiente! Precisavam de mais tempo! Mas a Malu não deveria ficar tanto tempo assim na instituição.

Como trabalhar com as famílias? E como lidar com questões tão delicadas e complexas, dando ao mesmo tempo agilidade aos processos? Como incentivar o protagonismo dos serviços de acolhimento, que muitas vezes se colocam numa posição de submissão às decisões judiciais, e não de parceria com a equipe do Fórum? E o dever do Estado em oferecer serviços adequados e suficientes para que as famílias possam superar suas dificuldades e se reorganizar, conforme previsto no Plano Nacional de Convivência Familiar e Comunitária (PNCFC)? E, acima de tudo, para que crianças não sejam mais acolhidas por motivo de pobreza, como preconiza o Estatuto da Criança e do Adolescente. Todas essas são questões que este caso apresenta para reflexão.

NOTA DO EDITOR

Após um estudo mais detalhado do caso, realizado pela Vara da Infância e da Juventude, concluiu-se que a família tinha muitas dificuldades e não poderia receber a Maria Luisa, optando-se pela destituição do poder familiar e pelo encaminhamento para adoção.

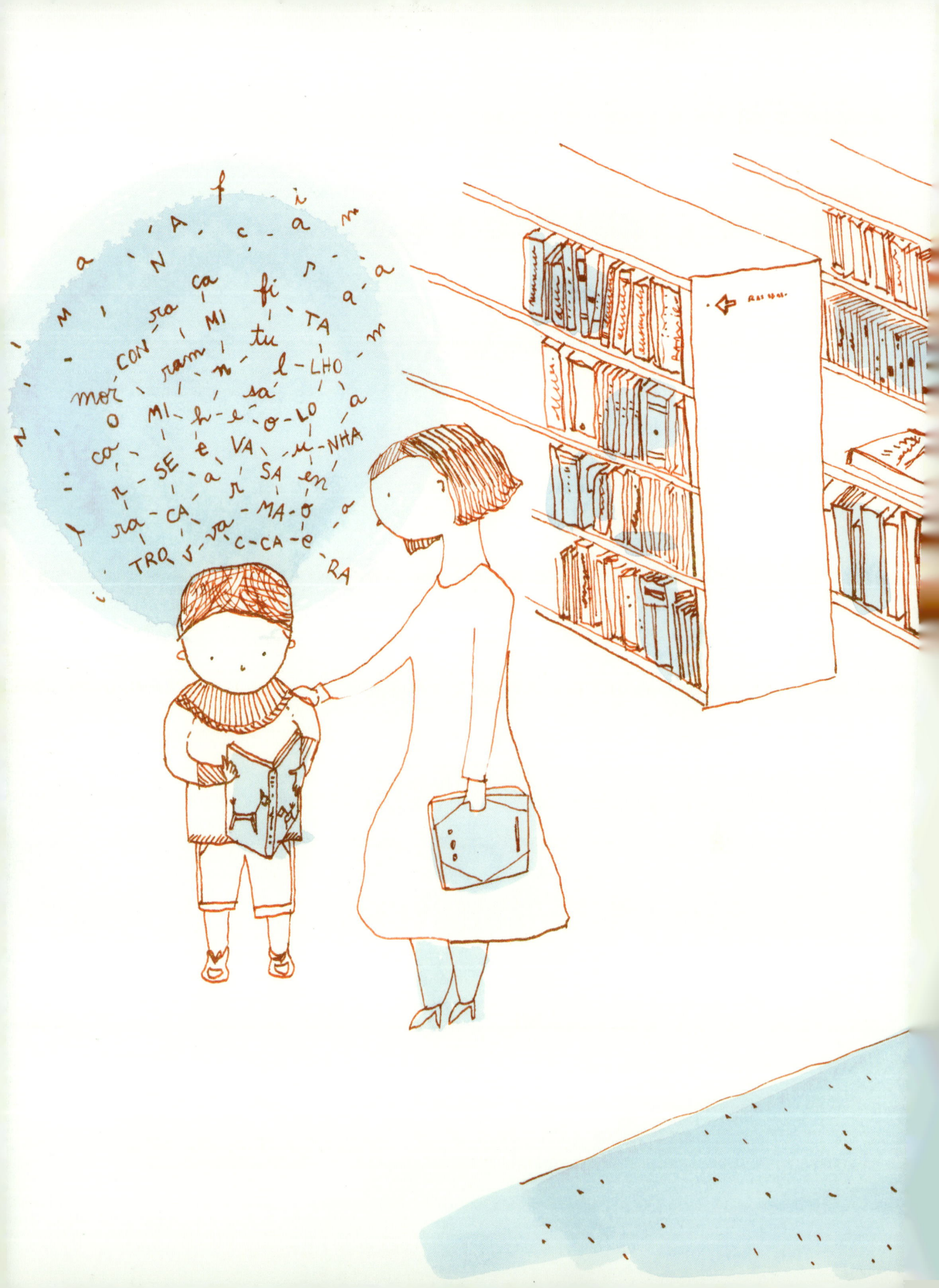

Douglas

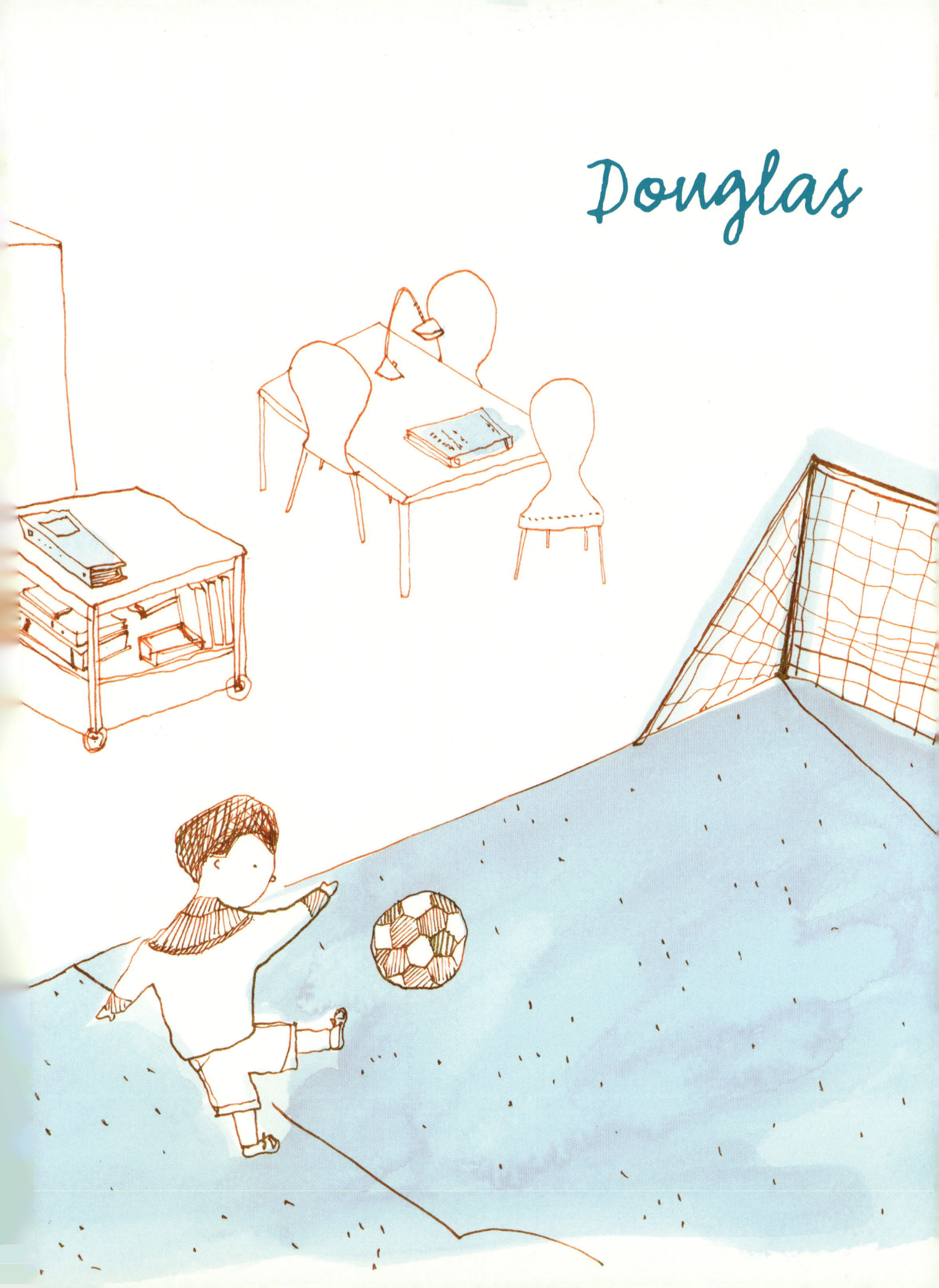

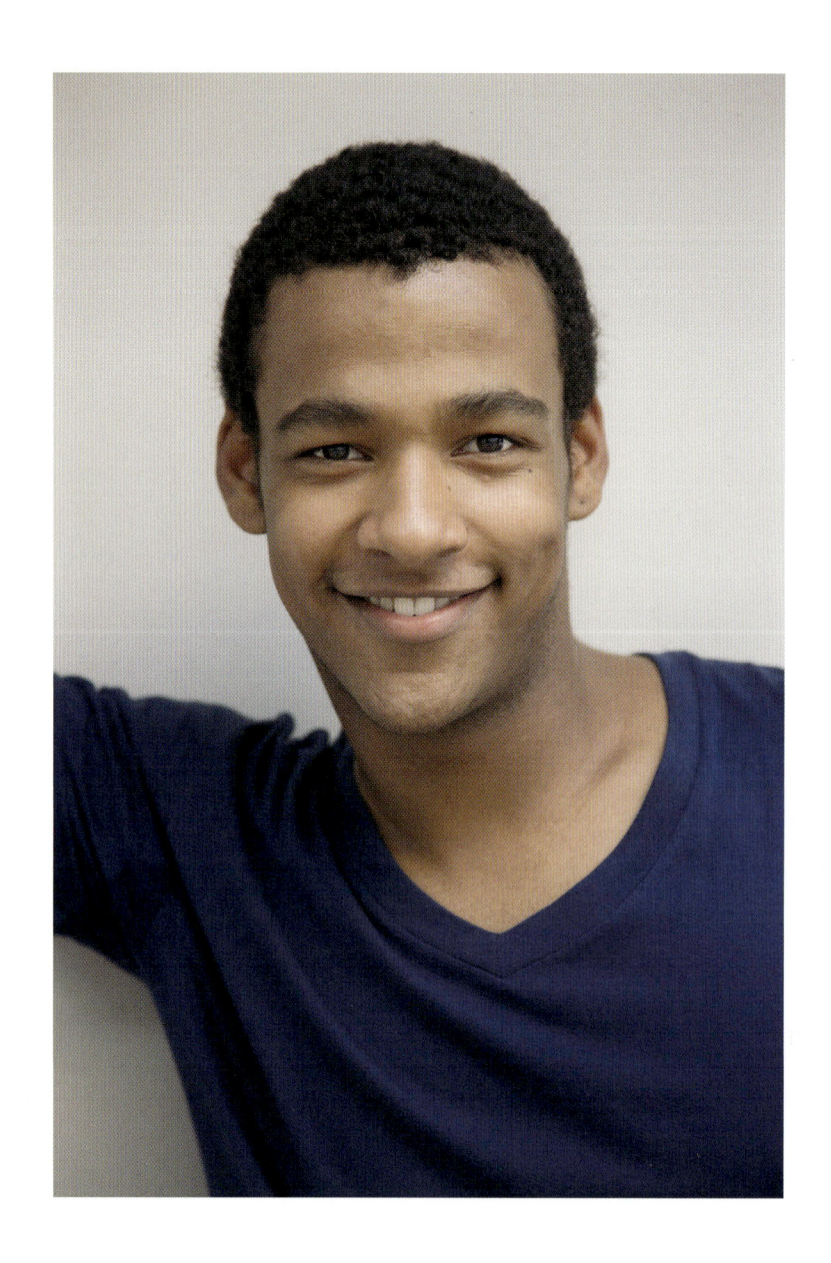

Percursos arriscados, vínculos efêmeros e amor no coração. Ao longo de seus dezesseis anos e nos vários lugares pelos quais passou, Douglas sempre procurou pessoas que pudessem cuidar dele. No abrigo, aprendeu a ler e a escrever, e ensinou a uma educadora o real valor de seu trabalho.

Pessoas que cuidaram de mim

por Douglas Rosário Costa

Meu nome é Douglas, tenho dezesseis anos e minha história fora de casa começou quando eu tinha seis. Minha mãe era usuária e pedia para eu e meu irmão irmos pra rua, pedir dinheiro pra ela. Um dia, um amigo me convidou para ir para Santos, e eu e meu irmão fugimos de casa. Fomos para Santos com os amigos, de trem cargueiro. O trem passava à meia-noite; nós subíamos no vagão, que tinha açúcar, areia e milho. A primeira vez deu medo, mas depois ficou divertido.

Lá em Santos, ficávamos na rua e fazíamos muita bagunça. A gente roubava, usava droga, batia nas pessoas. Fazia isso porque achava engraçado, divertido, achava que nunca ia acontecer nada com a gente... Até que, um dia, meu amigo se deu mal.

De lá, levavam a gente de volta para a casa da minha mãe, mas nós não queríamos voltar, não queríamos apanhar de novo. Então a gente fugia mais uma vez. Nós andávamos sempre juntos, eu e meu irmão, éramos muito próximos. Hoje em dia a gente não se dá tão bem, mas passamos todo esse tempo juntos. Eu sinto que ele é um herói para mim; se não fosse ele, eu não sei onde eu estaria. Ele cuidou de mim e eu cuidei dele. Quando viemos para o abrigo, as coisas mudaram, até porque ele começou a namorar e nós nos distanciamos. Mas não é culpa da menina, eu gosto dela.

Passamos um tempo na Praia Grande, mas acabamos vindo para São Paulo, no Ibirapuera. Lá, encontramos dois homens e duas mulheres que moravam embaixo da ponte. Eles nos perguntaram por que a gente estava na rua e a gente disse: "Nós fugimos de casa, porque a nossa mãe batia na gente". Aí eles falaram pra gente ir com eles, que tinha comida e lugar pra dormir. Ficamos na rua com eles por uns dois anos.

Pra mim eles foram como pais; eles cuidavam da gente, nos tratavam como filhos deles, até porque eles não tinham filhos. Achei legal da parte deles, eles mal nos conheciam e nos ajudaram muito. Nessa época, eu ficava muito no parque do Ibirapuera, jogando bola, usando droga, e às vezes eu dava uma fugida com o meu irmão, pedíamos dinheiro para comer alguma coisa. Eu usava todo tipo de droga, que comprava com dinheiro que roubava.

"Lá em Santos, ficávamos na rua e fazíamos muita bagunça. Até que, um dia, meu amigo se deu mal."

> *"Mesmo que seja simples, quero ter uma casinha onde eu possa receber os amigos. Quero mostrar que pessoas como eu podem vencer na vida também."*

Até que o meu irmão quis ir para o abrigo. Eu não queria, mas acabei indo, porque não queria ficar sem ele. Chorei muito nesse dia... Passamos por dois serviços de acolhimento temporário antes de chegar aqui. Quando cheguei aqui, eu me sentia um estranho, não conhecia ninguém. Eu queria usar droga e eles não deixavam, eu ficava nervoso. Mas fui me acostumando. Sou amigo até hoje do menino que me recepcionou, que me mostrou a casa pela primeira vez.

Eu tinha treze anos quando cheguei aqui, e sempre ficava vendo um livrinho, mas eu não sabia ler e tinha vergonha de dizer. A tia Ana viu que eu lia muito rápido e me perguntou por que eu lia daquele jeito. Aí que eu contei pra ela e pedi para ela me ajudar a ler. Fui aprendendo a juntar as letras e, quando aprendi a ler mesmo, eu me senti no céu. Lia tudo o que era placa na rua e ficava muito feliz! O primeiro livro que li foi de um cavalinho que se separou da mãe... Falei pra tia Ana que parecia a minha história.

Hoje eu estudo de manhã no curso em que meu padrinho Fabiano me ajudou a entrar; lá eles me ajudam na leitura e na escrita. É uma escola melhor do que a que eu ia antes. De tarde eu estudo no CIEJA*, e ainda quero voltar a fazer aula de futebol, porque meu sonho é ser jogador de futebol. Eu sempre peço pra Deus me dar oportunidade de ser jogador, não só pelo dinheiro, mas para constituir minha família, ter minha casinha. Mesmo que seja simples, quero ter uma casinha onde eu possa receber os amigos. Quero mostrar que pessoas como eu podem vencer na vida também.

Eu penso que a Ana é como uma mãe para mim. É como se fosse minha mãe. O exemplo que não tive com minha mãe, ela me dá. E a primeira palavra que escrevi foi o nome dela. Eu gosto muito dela. Ela é uma das educadoras que me mostrou coisas além do possível, ela me mostrou que eu não posso ter medo de falar quem sou. Tem gente que não quer falar que mora em abrigo, mas eu não tenho medo. Eu tenho um lugar para ficar, tenho o que comer, tenho estudo. Tem muita gente que nem isso tem. Tenho que agradecer a Deus, que colocou este lugar no meu caminho, porque se não fosse Deus, onde eu estaria?

Tudo isso teve um lado legal, porque eu tive pessoas que cuidaram de mim. Outra parte foi triste, porque eu me distanciei da minha mãe e agora não posso ver ela. Por outro lado, se eu tivesse continuado com a minha mãe, acho que algo de ruim ia acontecer. A última vez que eu vi

---

* *Centro Integrado de Educação de Jovens e Adultos.*

ela, foi quando ela foi internada, já faz tempo. Eu sempre peço a Deus para cuidar dela. Não só dela como de toda a minha família, e de outras pessoas neste mundão.

Mas quero um dia ainda poder ver minha mãe e ficar com ela. Quanto ao meu pai, no momento que eu precisava dele, ele não estava com a gente. Ele poderia ter cuidado da gente. Eu nem conheço ele, acho que só vi ele numa foto.

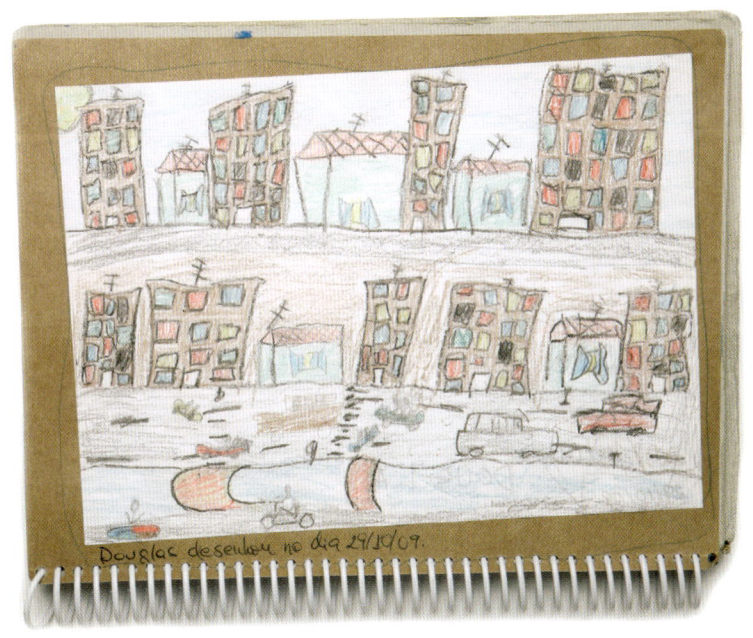

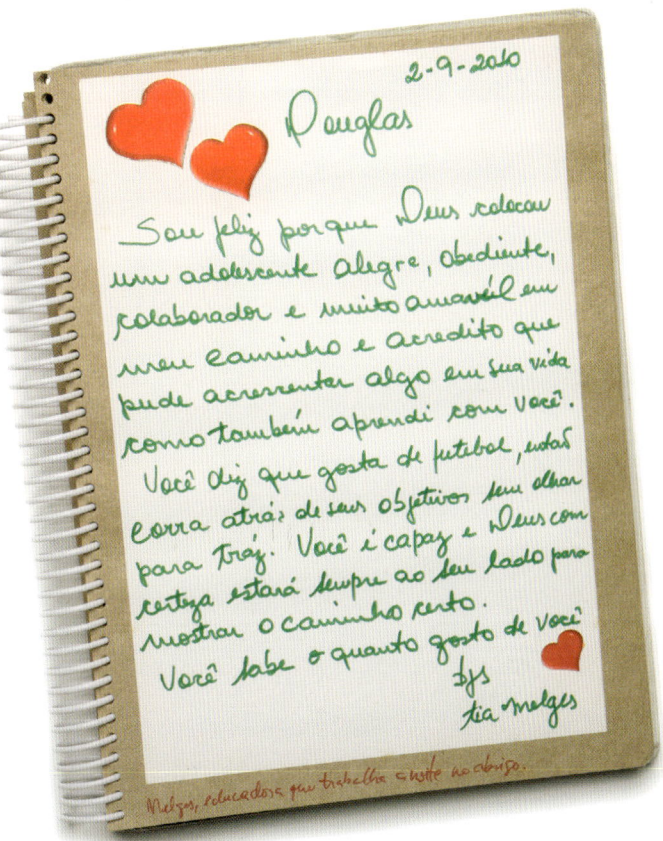

Um adolescente que me mostrou o valor de ser educadora social

por Ana Lucia Serafim Barbosa, educadora do abrigo em que Douglas está acolhido

Neste tempo em que trabalhei no abrigo tive muitas experiências, umas boas, outras nem tanto. Mas uma dessas experiências boas me marcou muito: Douglas é um encanto de pessoa e mudou minha forma de pensar. Assim que ele entrou no abrigo, notei que tínhamos algo em comum: o mesmo gosto pela leitura.

Certo dia, me deparei com Douglas na biblioteca; ele me pediu para ler alguns livros e deixei. Observando o Douglas, percebi que ele lia muito rápido e lhe perguntei: "Douglas, você entendeu o que você leu?" Ele ficou sem jeito e o chamei para o canto da sala. Em seu olhar, percebi que ele não sabia ler. Naquele instante Douglas olhou nos meus olhos e disse: "Tia, eu não sei ler, você pode me ensinar?" No mesmo ano me matriculei na faculdade para o curso de Pedagogia, pois precisaria buscar subsídios que me ajudassem nesta nova etapa da minha vida. Douglas foi matriculado no CIEJA, pois, para sua idade, não havia outra opção. Cada palavra aprendida era uma alegria, e Douglas me emocionou muito ao escrever "Tia Ana Lucia". Foi tão marcante! Dinheiro nenhum pagaria momentos como esse!

Meu TCC (trabalho de conclusão de curso) foi dedicado ao Douglas, um adolescente que me ensinou o valor de ser educadora social. Ver a evolução de cada criança ou adolescente é um grande presente, e hoje meu olhar está mais claro, consigo ver nitidamente cada criança ou adolescente na sua particularidade. Cada esforço que eu puder fazer por eles será especial, porque sou pedagoga, amo ensinar e com certeza crianças como o Douglas merecem alguém que acredite nelas e que façam com que elas acreditem em si.

Douglas tem suas dificuldades, mas uma grande ânsia de aprender. É um menino que agarra todas as oportunidades; ele já foi para a África do Sul e para Londres representar o Brasil na copa de meninos de rua, e pediu para que eu lhe ensinasse inglês; falei que eu ensinaria o pouco que eu sabia. Douglas se matriculou no curso de inglês junto com seus amigos do abrigo; fiquei muito orgulhosa.

Vou carregar comigo cada aprendizado, cada momento, no meu coração.

Quando vou embora, quer sempre me acompanhar...

por Euza Maria Ferreira Silva, assistente social do abrigo em que Douglas está acolhido

Falar do Douglas é muito fácil! Ele é muito carinhoso e prestativo. Quando gosta de alguém, demonstra isso a todo momento. A educadora Ana Lucia é uma pessoa muito especial pra ele; quando ela está de férias, ele pergunta dela todos os dias. O Douglas é extremamente educado com os voluntários e com os outros que aqui chegam. Além de educado, é muito organizado com seus pertences. Dou muitas risadas com as coisas que ele fala. Quando ele está na casa, está sempre em nossa sala conversando. E quando chamam sua atenção, ele fica com raiva na hora, mas logo em seguida vem fazendo graça. Ele não fala muito da família, mas fala do futuro, que quer ter uma casa bonita, um carro e um bom emprego. Mas não sabe qual profissão quer exercer. Brinca o tempo todo que vai ser jogador de futebol. Quando vou embora, quer sempre me acompanhar...

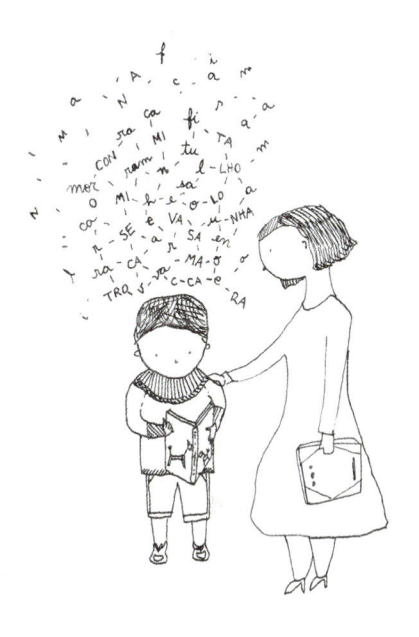

NOTA TÉCNICA

A vinculação afetiva entre o educador e a criança ou o adolescente é condição fundamental para o trabalho de suporte e acolhida que o abrigo desempenha. A expressão dos sentimentos, a elaboração da história de vida e a projeção para o futuro só ocorrem quando há um espaço afetivo e de confiança entre as crianças e os adolescentes e os adultos à sua volta. Foi o que aconteceu entre Douglas e Ana Lucia, que ensinaram e aprenderam um com o outro – não só a ler e a escrever.

O serviço de acolhimento não deve ter a pretensão de ocupar o lugar da família, mas deve, sim, prover um ambiente acolhedor, com atendimento personalizado e em pequenos grupos. A ideia de que "é melhor não se apegar" dificulta o desempenho da função do educador: auxiliar a criança e o adolescente a lidar com sua história de vida, contribuindo para o fortalecimento de sua autoestima e construção de sua identidade.

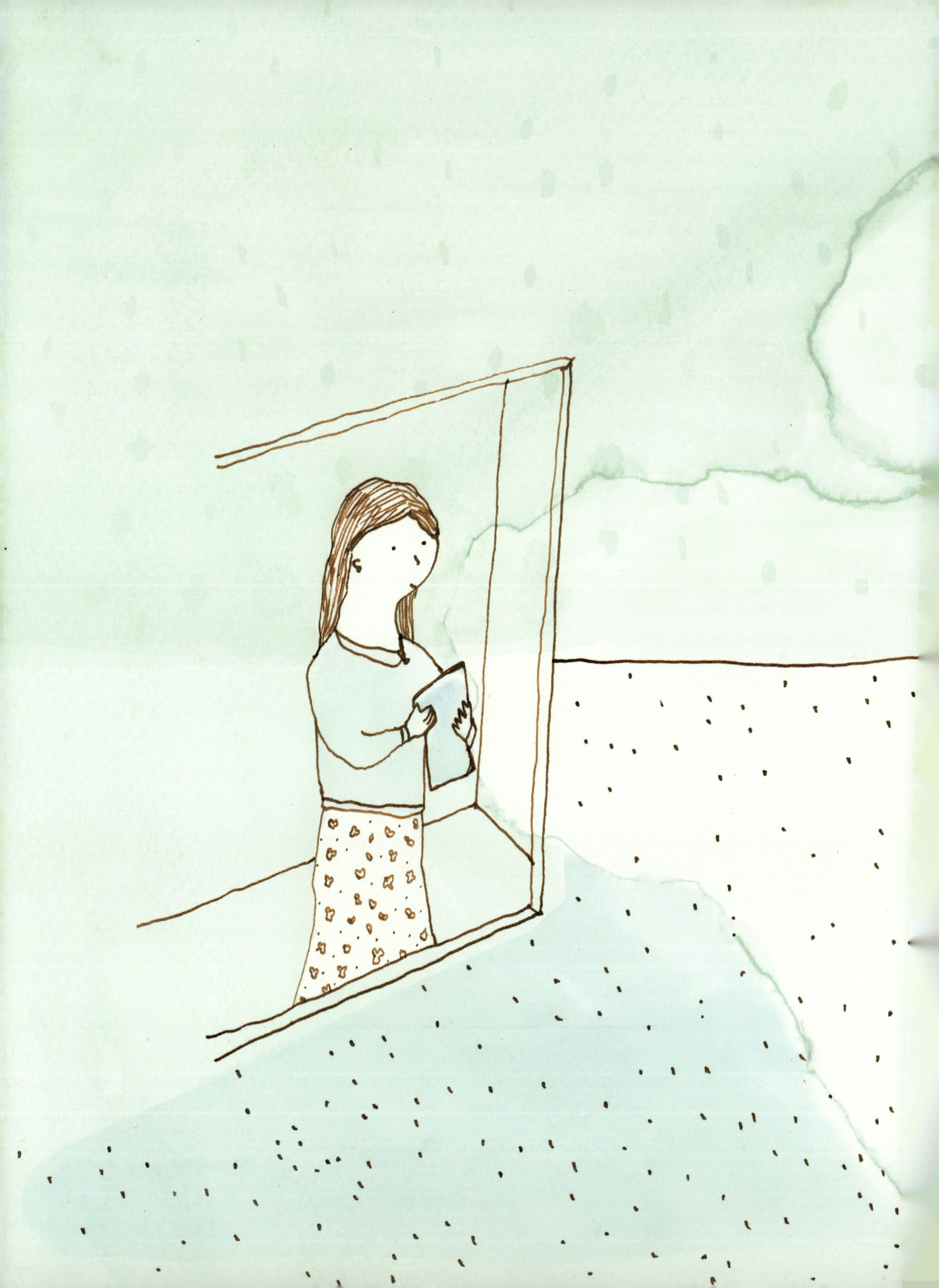

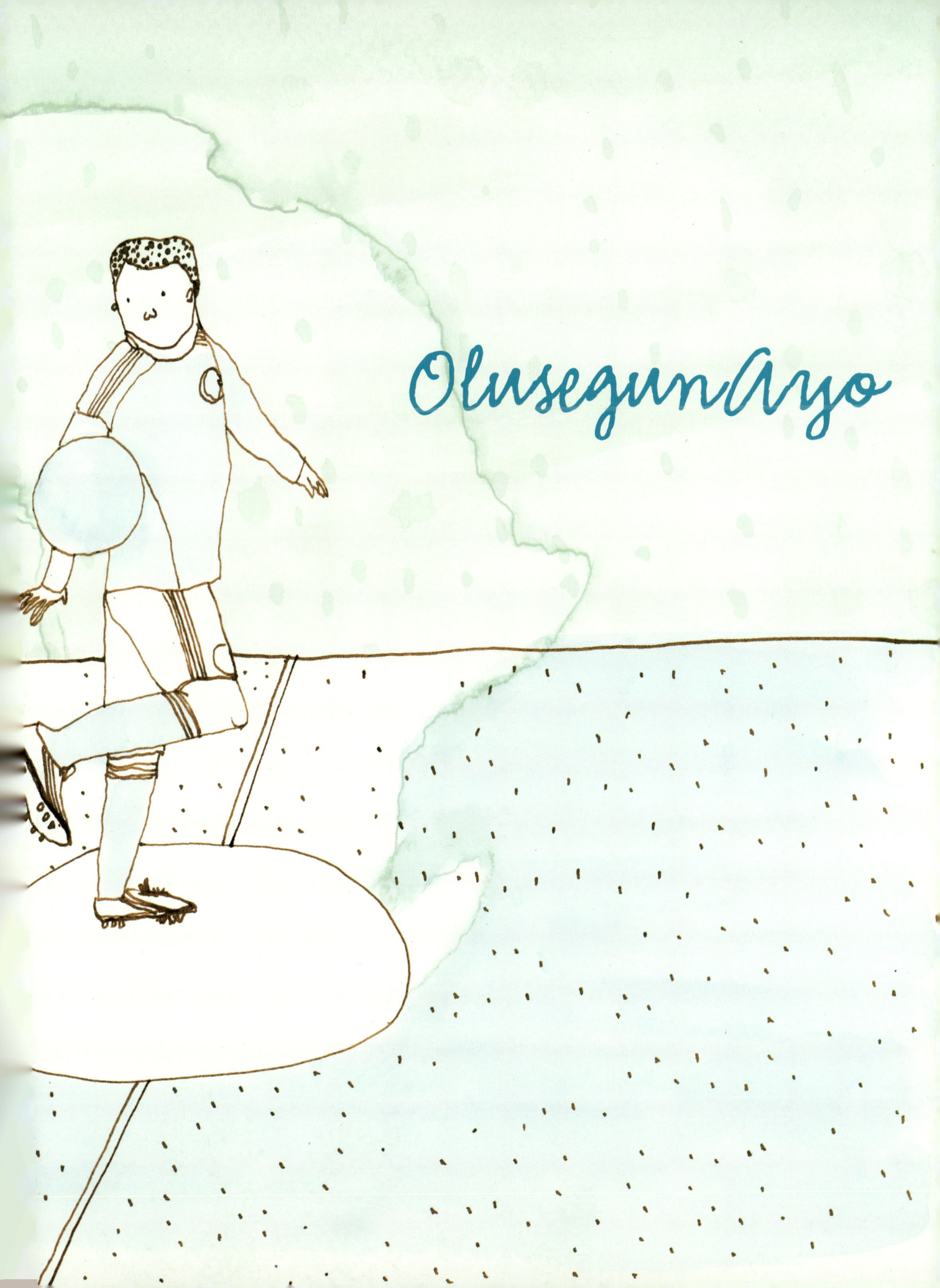

OlusegunAyo

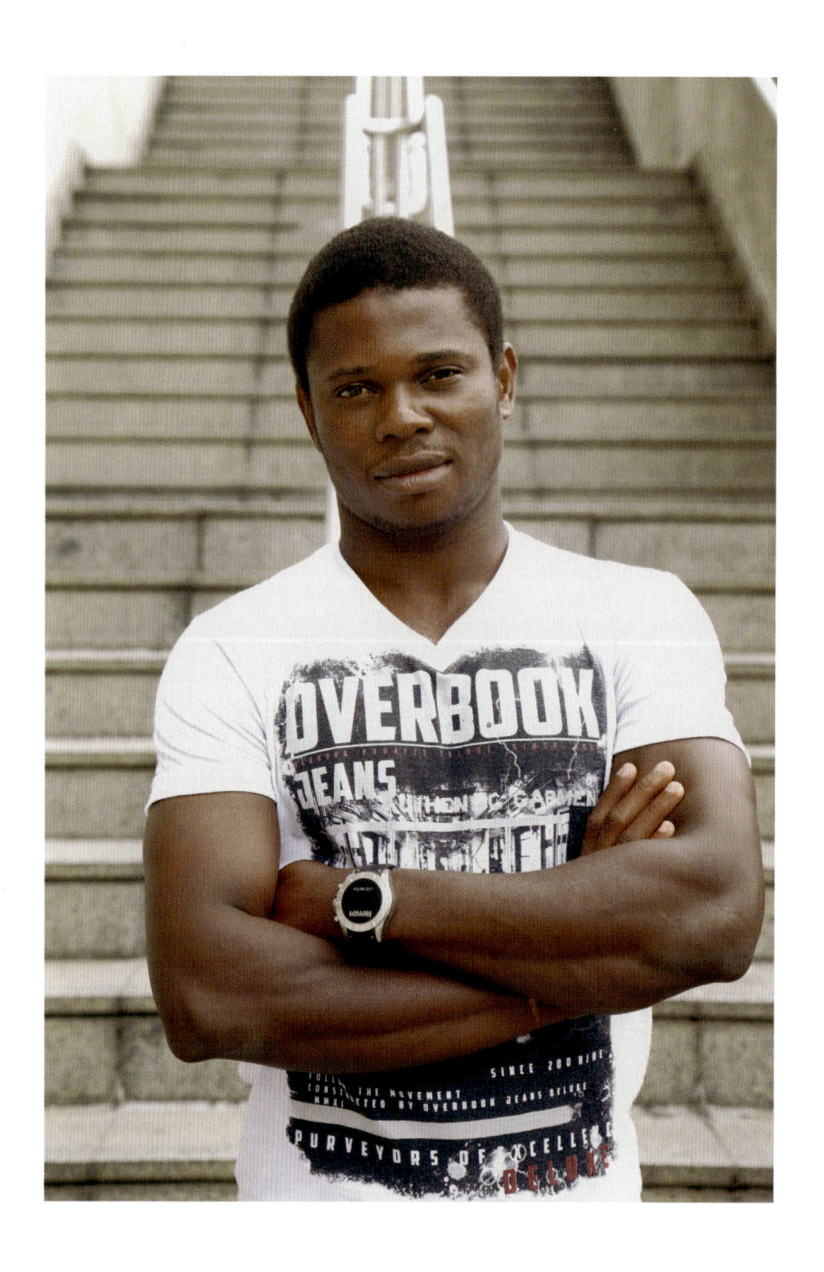

Em meio à confusão da guerra que eclodia na Nigéria, seu país de origem, OlusegunAyo veio ao Brasil, trazendo consigo os mistérios de uma história que tenta traduzir. Há algo em comum entre OlusegunAyo e os meninos brasileiros: o sonho de ser um grande jogador de futebol.

Uma história engasgada na garganta

por Sophia Vetorazzo, estagiária do Fazendo Minha História

A proposta deste livro era irresistível para quem tem uma história engasgada na garganta. Eu só descobri minha necessidade de escrever sobre Olusegun quando escrevi. Escrevi com o coração e com todas as dúvidas sobre a continuação de sua história. Dessas dúvidas, surgiu a inquietação de procurá-lo, mesmo sabendo da dificuldade. E da dificuldade, veio a improvável coincidência que possibilitou nosso reencontro, dois anos depois de tê-lo conhecido.

Desse reencontro não pretendo escrever. Fica para mim e para ele. E para vocês, fica nossa história; contada por mim antes, e, depois, por ele.

OlusegunAyo Johnson

Fazer parte do programa Fazendo Minha História era um dos possíveis estágios do curso de Psicologia da Pontifícia Universidade Católica de São Paulo (PUC-SP) no ano de 2010. Foi quando conheci Olusegun. Na época o estágio era realizado em um serviço de acolhimento temporário, onde há grande rotatividade de crianças e adolescentes. Por isso, as atividades propostas por nós, estagiárias, eram sempre terminadas no mesmo dia, e, ao invés do álbum, cada um tinha uma pasta, na qual colocavam suas produções e levavam consigo quando fossem encaminhadas a um abrigo.

Éramos três estagiárias para conduzir dois grupos: um de crianças e um de adolescentes, ambos com o objetivo de trabalhar com histórias lidas e vividas. Eu, que sempre fui alimentada de histórias, adorei fazer parte deste projeto. Mais do que ler histórias lindas, tristes, coloridas e sinestésicas, o mágico era ajudar a juntar letras, palavras, frases para escrever e construir a história de cada uma daquelas crianças e jovens – histórias cuja existência talvez nem eles conhecessem, histórias que talvez um dia cheguem à conclusão, como Drummond em seu poema "Minha infância", que eram mais bonitas "que a de Robinson Crusoé".

Olusegun era de um negro aveludado, como se eu pudesse tocá-lo com meu olhar. Ele me olhou com desconfiança, com os olhos avaliativos,

"Mais do que ler histórias lindas, tristes, coloridas e sinestésicas, o mágico era ajudar a juntar letras, palavras, frases para escrever e construir a história de cada uma daquelas crianças e jovens."

> "Olusegun despertou em mim algo tão primitivo e humano que eu não poderia explicar. Só sabia que precisava – precisava, sim, como uma necessidade – me aproximar dele."

cumprimentando-me educadamente ao gesticular a cabeça. Não perguntou meu nome, nem o que iríamos fazer. Não me cercou como os outros adolescentes, nem reclamou do tempo perdido de televisão. Apenas me olhava em um silêncio longo e distante, como se as palavras fossem algo perigoso demais.

A atividade proposta para o grupo naquele dia era pensar sobre o futuro, conversar sobre anseios, escrever, desenhar e projetar-se dali dez anos. Foram muitas as discussões: os planos de uma vida melhor, a descrença na realidade, a cruel indiferença... Percebi, através de meu olhar, que discretamente não o deixou por um segundo, que Olusegun não se pronunciava em nenhum aspecto, apenas desenhava uma bandeira, colorindo-a com traços fortes e compenetrados. Foi quando um adolescente esperto, que provavelmente percebeu meu interesse, dirigiu-se a mim: "Ih, tia, esse aí nem português ele fala direito. Fala uma língua enrolada, meio inglês. A gente chama ele de "Okocha"*, mas o nome dele é outro".

O quanto Olusegun entendia ou não de português eu não sei, mas sei que seus olhos tão profundos no desenho se levantaram quase como um raio, lançando um olhar feroz e animalesco ao adolescente... "Okocha, Okocha...", reclamou com um sotaque forte demais para não ser percebido.

Talvez neste ponto eu não precise dizer que Olusegun despertou em mim algo tão primitivo e humano que eu não poderia explicar. Só sabia que precisava – precisava, sim, como uma necessidade – me aproximar dele. Aproveitei o gancho da língua inglesa, que eu também falava, e sentei-me ao seu lado, muito sutilmente, me apresentando de novo, desta vez em inglês.

Impossível explicar a mudança súbita do seu olhar animal, encurralado e pronto para o ataque, para um olhar aberto, brilhante e curioso, quase como um suspiro no escuro. Eu não precisei dizer mais nada. Ele falou tudo. Quase como um vômito, quase como um grito, quase como um sufoco, porque já não era para mim que falava, era para ele e por ele, e sem parar, como se todo este tempo ele estivesse apenas esperando que alguém lhe perguntasse algo.

Estava atônita com tudo aquilo. Como aquele olhar de fera era agora uma criatura sutil e frágil que simplesmente não conseguia parar de falar. Reparei em seu maxilar forte, de descendência nitidamente africana,

*Okocha, jogador nigeriano de muita expressão no país e na Europa. Grande ídolo do povo nigeriano, é conhecido pela habilidade em jogar com as duas pernas.

e os dentes brancos como marfim, sendo um deles quebrado. Suas mãos eram calejadas e havia vários cortes pelas pernas e braços. Era forte, muito forte, como um touro.

Mas toda aquela aparência se desvanecia ao ouvir sua triste história. Ele era, sim, africano, nascido na Nigéria. Tinha dezesseis anos, quatro irmãos e morava com eles e com os pais. Eram pastores que viviam em um pequeno vilarejo da sua terra natal no qual não havia luxos, mas nada faltava. Todos eram muito religiosos e tinham muito respeito um pelo outro. Olusegun tinha uma namorada, à qual era muito próximo espiritualmente, mas com quem pretendia ter contatos físicos apenas depois que se cassassem. Sua paixão mesmo, aquela que arrebata o peito, sempre foi o futebol. O futebol bem jogado, corrido, suado. O sonho de Olusegun era ser jogador de futebol. E era um sonho tão grande e bonito que os pais estavam guardando dinheiro para mandá-lo à Europa para fazer algum teste. Quem sabe fosse esse seu destino, quem sabe seu bom Deus houvesse escolhido justamente o destino que ele queria para si. Já adianto que não sei se este foi ou será o caminho de Olusegun, mas espero de coração que sim.

Olusegun contou que, em fevereiro de 2010, estava no ônibus, voltando para sua tribo depois do treino de futebol, quando eclodiu uma guerra religiosa. Ele ficou perdido na confusão de gritos, pessoas, poeira e sofrimento. Nunca mais viu sua mãe. Nunca mais viu seu pai. Nem nenhum de seus irmãos. Nem sua namorada. Ficou sozinho, sujo e foi encaixotado em navios. Não soube me explicar direito como e para onde foi. Talvez eu tenha me protegido inconscientemente deste trecho. Só me lembro de ter contado que chegou a Fortaleza e ficou um tempo por lá. Morou na rua, onde começou a aprender português. Assim que conseguiu dominar o mínimo da língua, pegou um ônibus para São Paulo, para correr atrás de sua paixão: talvez não fosse na Europa, mas ele ainda poderia ser um jogador de futebol.

O tempo passou tão depressa e com tanto peso que eu não percebi. Só fui embora porque já não podia mais ficar. Todos haviam acabado a atividade, e para mim era quase como se eu não estivesse estado ali. Fiquei quieta, em silêncio, digerindo a história de Olusegun. Ele inspirou e expirou longa e profundamente. Sorriu-me e agradeceu tão genuinamen-

> *"Sua paixão mesmo, aquela que arrebata o peito, sempre foi o futebol. O futebol bem jogado, corrido, suado. O sonho de Olusegun era ser jogador de futebol."*

> *"Agradeceu por tê-lo ouvido, disse que nunca havia contado toda sua história a ninguém e que, mesmo triste, isso o deixava feliz."*

te que fiquei emocionada. Agradeceu por tê-lo ouvido, disse que nunca havia contado toda sua história a ninguém e que, mesmo triste, isso o deixava feliz.

Olusegun foi embora comigo naquele dia, no meu carro, ficou nos meus pensamentos antes de dormir e naquele segundo em que simplesmente me distraía. Ele está aqui, enquanto escrevo esta história a vocês, e em tantos momentos perdidos em que me pego pensando nele.

A cada semana, voltava ao serviço de acolhimento com vontade de tudo, mas com aquele sentido aguçado por Olusegun. Lá me disseram que não entendiam bem a história dele, que não sabiam exatamente o que havia acontecido. Eu ouvi, mas admito, com toda a sinceridade, que não a escutei de fato. Não me importava se a chamavam de "duvidosa". Aquela era a verdade, a verdade da história contada pela ambiguidade dos olhos ferozes e frágeis de Olusegun, a história que ele precisava relatar compulsivamente e que precisava ser escutada e perguntada por alguém. Era aquilo que me importava e a ele também.

Encontramo-nos por mais uns três meses por conta do estágio. Ele sempre me escrevia cartas em inglês dizendo quanto fui importante para ele, me contando de seus conflitos, mas principalmente de suas esperanças, de seu amor pelo futebol e da fé no Deus que iria melhorar sua vida. Em algumas semanas ele não estava lá, pois conseguia algum treino de futebol para participar. Eu ficava feliz, embora sentisse sua falta.

Algumas vezes ele entrava em conflito com os adolescentes da casa, que não compreendiam sua tradição e crença, e o consideravam bravo. Mas eu via um bicho do mato, com medo, inseguro e sozinho, e eu queria fazer tudo que pudesse por ele. E tudo o que podia era escutar. Eu, que fui para lá contar histórias, tive meu maior papel escutando-as.

Além das cartas, Olusegun me fez um cachecol vermelho e desenhos da bandeira da Nigéria. Tenho tudo guardado comigo. E assim como ele veio, ele foi. Para um abrigo, que não sabe mais se está lá ou cá, ou sozinho, ou com alguém.

Gostaria de lhe perguntar tantas coisas, só para que ele pudesse responder. Gostaria de saber se encontrou alguém da família, se está jogando futebol, se fez amigos, se precisa de alguma coisa qualquer. Eu não sei.

Gostaria de presenteá-lo com algo, já que ele me deu tanto sem perceber. Gostaria de escrever uma história infantil de um pequeno menino africano que adorava futebol, que tinha medo e se mostrava duro para se proteger, mas era doce e frágil. Um menino cheio de sonhos que conseguiu ser um grande jogador. Uma história bonita, ouvida e contada em todos os cantos do mundo.

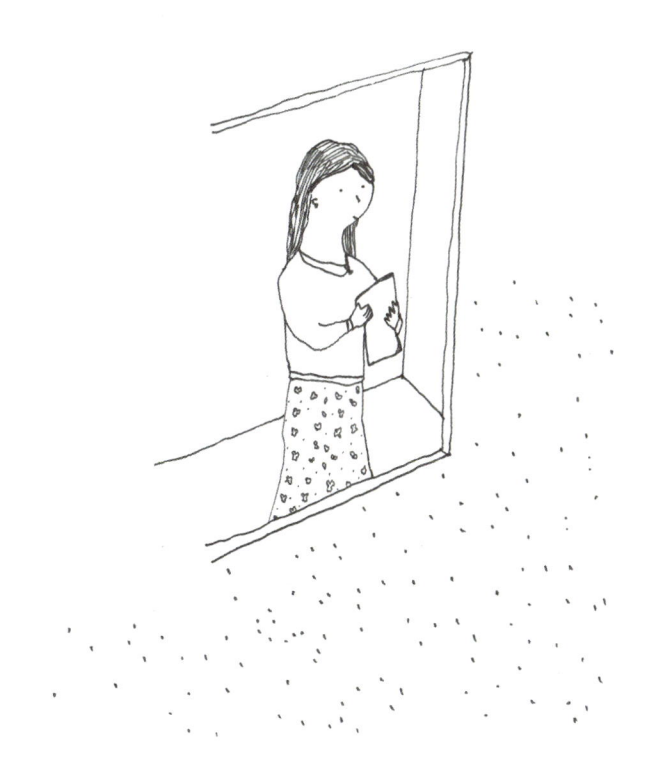

NOTA DO EDITOR

Quando recebemos o relato de Sophia, tivemos a mesma inquietação em saber o desfecho da história de Olusegun no Brasil. Inquietou-nos também ver que essa relação tão breve, mas com importantes significados e vínculos afetivos, teria um final com tantas perguntas no ar e sem uma despedida que fizesse sentido aos dois grandes protagonistas. Recorremos à nossa rede de serviços de acolhimento e felizmente encontramos Olusegun para nos contar a sua versão e dar as respostas que Sophia e nós gostaríamos tanto de conhecer.

Little story of my stay in Brazil

por OlusegunAyo Johnson

Meu nome é OlusegunAyo Johnson.
Eu tenho dezessete anos.
Eu sou da Nigéria.

Agora eu gostaria de falar sobre meu passado, meu presente no Brasil e meu desejo para o futuro.

Eu vim para o Brasil sem ninguém. Quando cheguei a São Paulo, fui recebido pelo Centro de Acolhida para Refugiados da Cáritas, que me levou para o Fórum Central. Lá o juiz decidiu que eu iria para um serviço de acolhimento temporário. Neste lugar, eu conheci muitas pessoas e pedi para o coordenador da casa me arrumar uma escola de futebol. Ele arranjou uma escola e curso de informática. Nessa escolinha de futebol a gente jogou uma Copa União de sub 17, que a gente ganhou!

No meu tempo morando neste serviço de acolhimento, eu conheci três colaboradoras do Fazendo Minha História (Sophia, Mahyra e Juliana), que davam atividades a todos que moravam lá. Depois eu fui transferido para outro serviço de acolhimento temporário, onde fiquei um mês, e decidi viajar para o Paraguai para correr atrás do meu sonho. Eu tinha conhecido uma moça na internet que disse que me arranjaria uma vaga num time... Só que na hora em que cheguei ao Paraguai, percebi que ela estava mentindo e que queria me vender como escravo. Quando eu descobri isso, orei para Deus, que me ajudou, pois ela não conseguiu o que queria.

Durante o tempo que fiquei no Paraguai, eu fiz teste em dois clubes grandes: Três de Fevereiro FC e Rio Branco FC. Eu passei no teste do Três de Fevereiro, mas como não estava com meus documentos originais, não fiquei no clube e voltei para o Brasil.

Comecei a morar em um terceiro serviço de acolhimento temporário e depois eu encontrei meu tio KamiluOrotoye, que também estava morando no Brasil. Ele me contou que minha mãe esteve doente e logo depois faleceu. Fui morar com meu tio e comecei a jogar bola no Clube Esportivo Getsêmani. Este clube me encaminhou para o teste no Clube Atlético Lençoense. Passei e comecei a jogar. Continuo neste time até agora.

Para o meu futuro, desejo jogar em um clube de primeira divisão no Brasil ou ir para a Europa. É muito importante para mim me tornar um jogador da seleção da Nigéria.

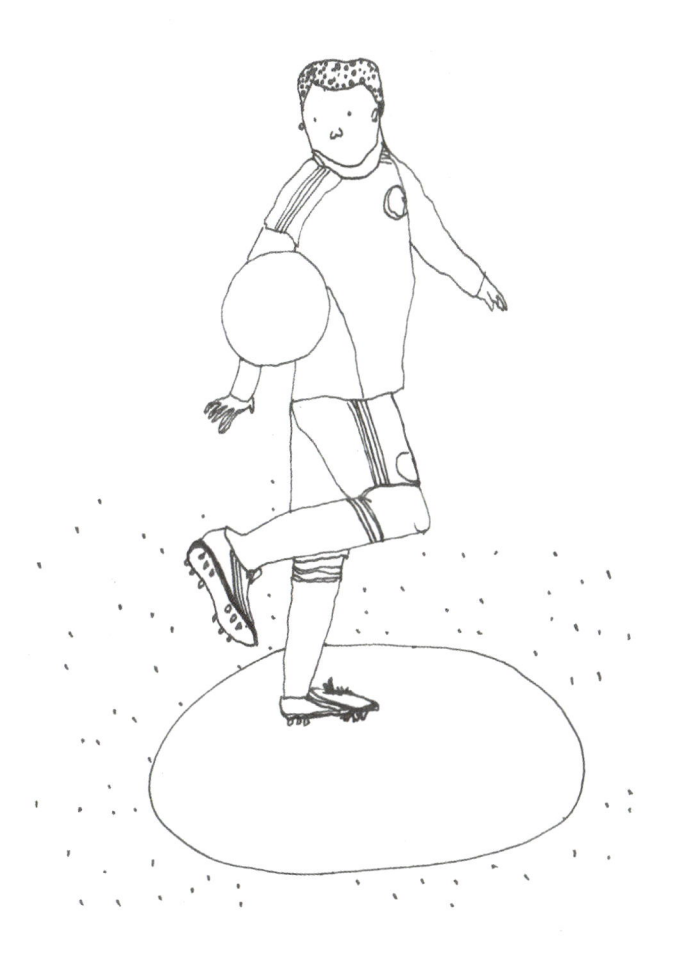

NOTA TÉCNICA

O relato a respeito da passagem de Olusegun pelo serviço de acolhimento temporário nos faz refletir sobre o modo de lidar com a diversidade nesse espaço. Neste caso, o adolescente vinha de outro país e, além de falar outro idioma, tinha como referência outra cultura, outros valores e outra crença religiosa. Para estruturar um atendimento personalizado, é fundamental que os serviços de acolhimento se baseiem no princípio da garantia de acesso e respeito à diversidade e à não discriminação. Buscar estratégias voltadas para a valorização das raízes e da cultura de origem da criança ou adolescente ajuda na compreensão da própria história e no relacionamento com o grupo com quem convive. A música, a literatura e a arte, em termos gerais, podem ser excelentes aliadas.

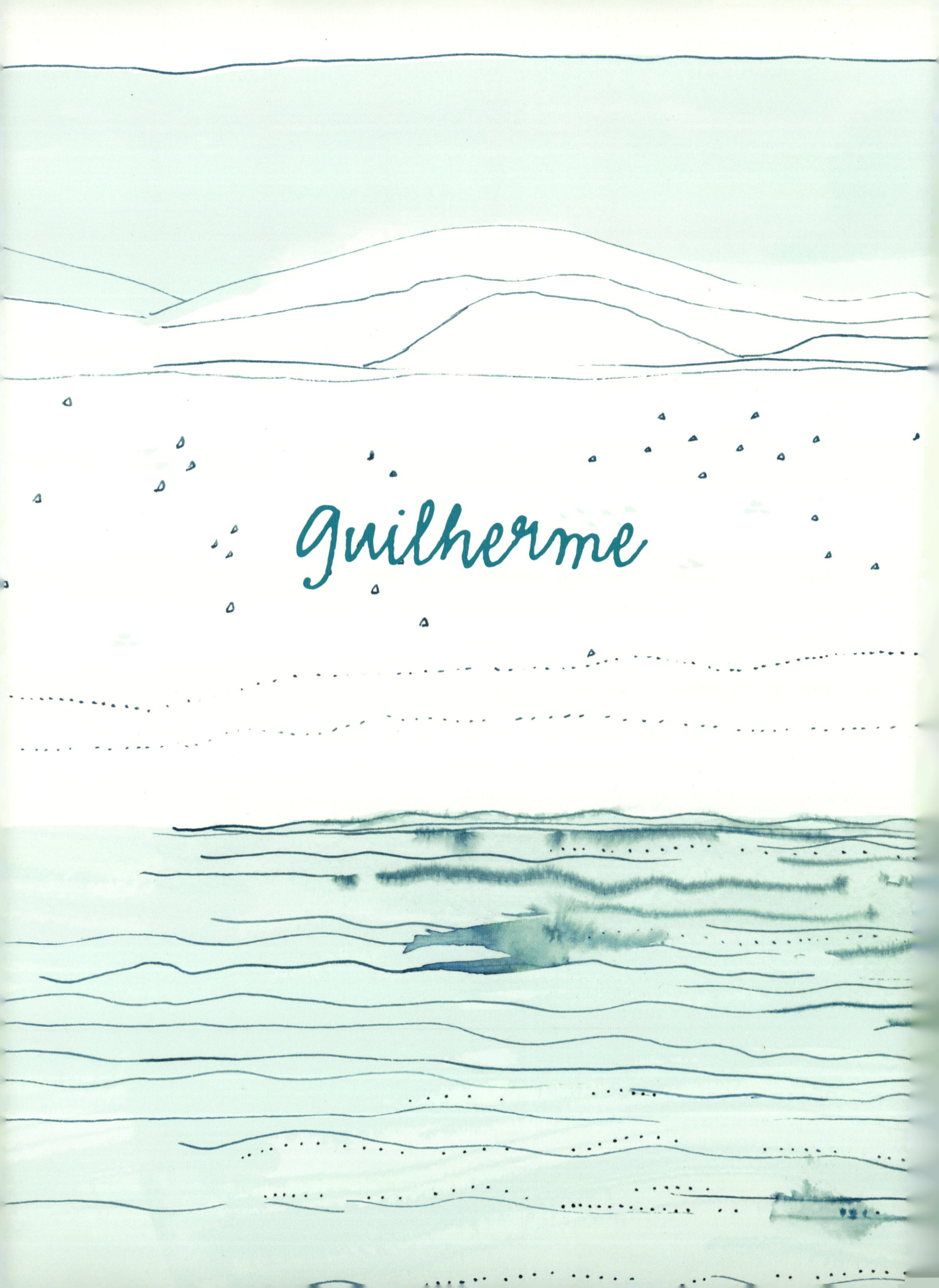

guilherme

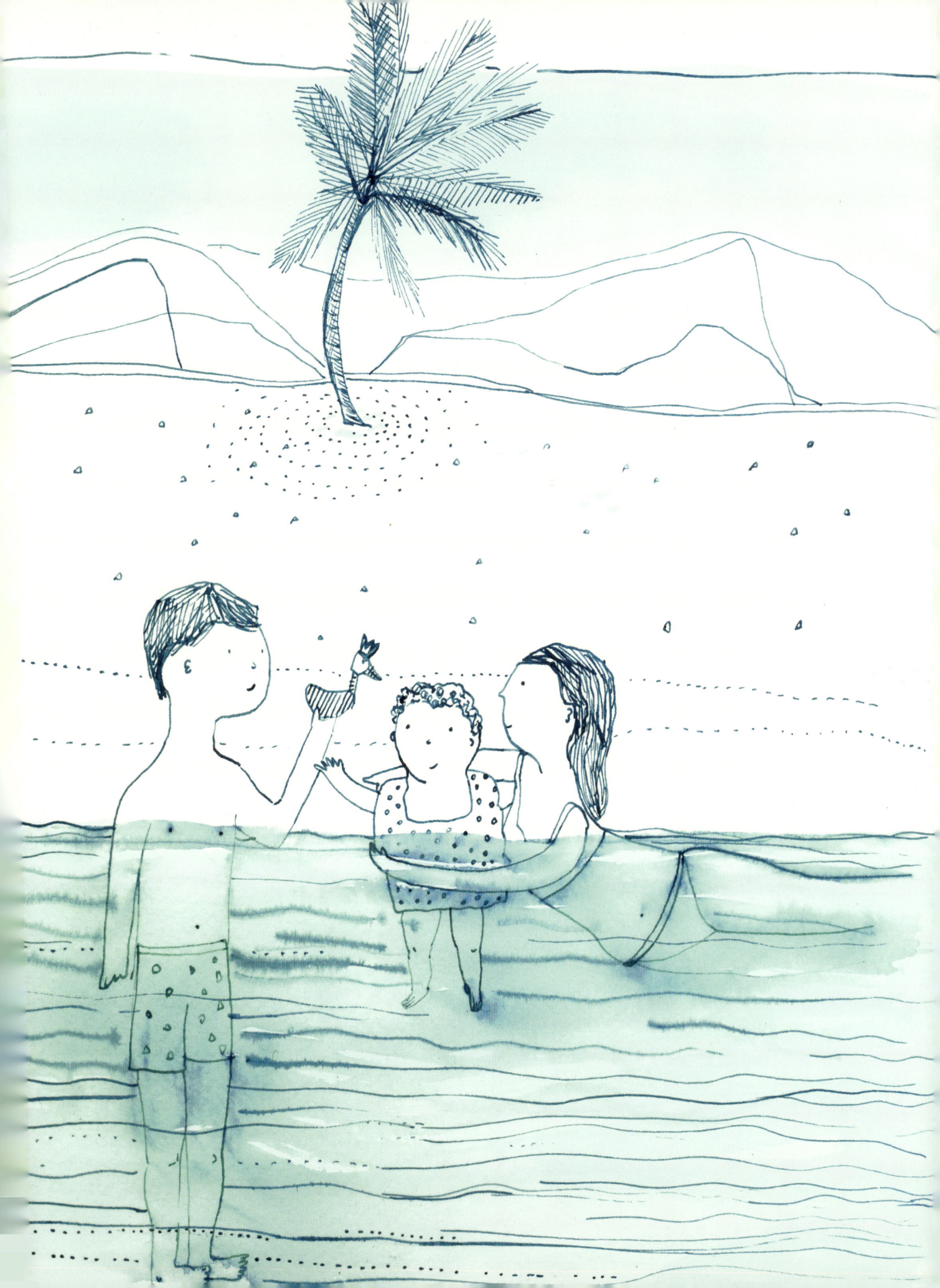

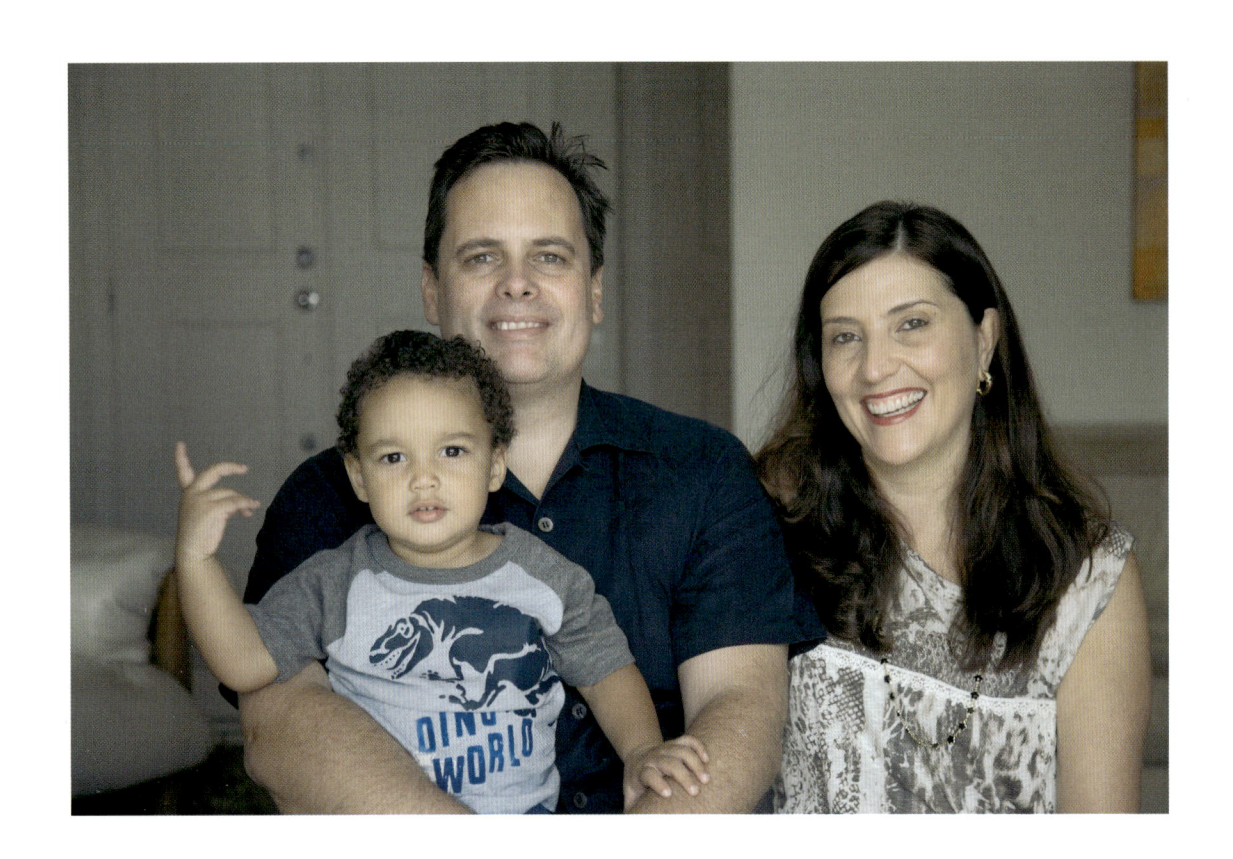

Guilherme chegou ao abrigo aos três meses de idade. Quieto e sem dar trabalho para ninguém, foi crescendo em seu próprio mundo. Ao poucos, as pessoas que cuidavam dele foram ouvindo a sua quietude como um pedido de ajuda. Hoje, com um ano e meio, já conquistou o seu espaço e o coração de muitos.

A quietude como um sinal

por Lara Naddeo, colaboradora do Palavra de Bebê

Conheci o Guilherme quando ele chegou ao abrigo no qual sou colaboradora do Palavra de Bebê. Na época ele tinha três meses e sua mãe o entregou assim que ele nasceu, por não ter condições de cuidar do filho. Guilherme tinha olhos grandes que me olhavam com um misto de tristeza, passividade e susto. Ele tinha peso e altura adequados para sua idade, mas com um tônus e certa passividade que me chamavam atenção para aquele pequeno bebê. E por não chorar muito e não demandar atenção dos adultos – "não dar trabalho" –, ele acabava ficando mais no berço e no carrinho.

Na mesma época em que o Gui chegou ao abrigo, outra bebezinha, uns dois meses mais velha que ele, também chegou. Diferentemente do Gui, ela era bem pequenininha, porém ágil, tinha olhos brilhantes e um sorriso gracioso, de forma que encantou a todos no abrigo e estava sempre no colo dos educadores, das crianças e dos adolescentes. O Guilherme não conseguia competir com o charme dessa bebezinha, e ninguém percebia que sua quietude não era só um sinal de bom comportamento. Ele não parecia estar bem, mas seu sofrimento era vivido silenciosamente.

Depois de algumas supervisões com a equipe do programa, pensamos que deveríamos falar dessa nossa preocupação com os profissionais do abrigo. E foi em uma capacitação que o assunto veio à tona. A princípio, os educadores não entenderam nossa preocupação, achavam que ele não era tão ativo por que era gordinho. Mas depois, ao apontar a diferença entre ele e a outra bebê, e principalmente a discrepância do comportamento dos educadores em relação a eles, falamos sobre como o Gui acabava ficando esquecido e ofuscado pelo brilho da outra bebê.

Felizmente essa nossa conversa na capacitação surtiu efeitos, vimos rapidamente uma melhora no Gui, que começou a ficar mais durinho, a sorrir mais e a demandar do outro: não aceitava mais ficar no berço sozinho e chorava até que alguém lhe pegasse.

Hoje vejo um menino ativo, muito sorridente, já andando e começando a pronunciar as primeiras palavras. Consegue "chamar" o adulto e solicitar sua atenção. Eu não vejo mais aquele olhar vazio de antes. Quando olho pra ele vejo um brilho encantador e cheio de vivacidade, que conquistou a todos no abrigo. Guilherme foi adotado e em breve irá para sua nova casa. Sei que vai levar muita alegria à sua nova família, e no mínimo vai levar muita bagunça!

Para você, Guilherme

por Raquel Silva Nascimento, educadora do abrigo em que Guilherme foi acolhido

Fiquei muito tempo pensando o que escrever sobre o Guilherme, comecei a relatar várias vezes, mas nunca estava bom. Então pensei: "O que falar?", "Para quem falar?". Decidi falar diretamente para o Gui e começarei assim:

Em uma linda tarde eu te recebi de braços abertos. Não pensei em nada naquele momento, mas não consegui tirar os olhos de você: bochechudo, fofo e risonho – estas eram algumas das suas qualidades. Chamava nossa atenção com o olhar que demonstrava meiguice e uma vontade de ser feliz.

E você conseguiu. Hoje tem uma linda família, que te ama. Posso dizer que sinto sua falta, falta dos chorinhos e dos sorrisos de todos os dias. Você é uma criança muito especial, acompanhei um pouquinho o seu crescimento e desenvolvimento e me orgulho muito de ter participado desse momento tão especial e importante na sua vida. Te amo muito, espero que esteja bem e que seja muito feliz.

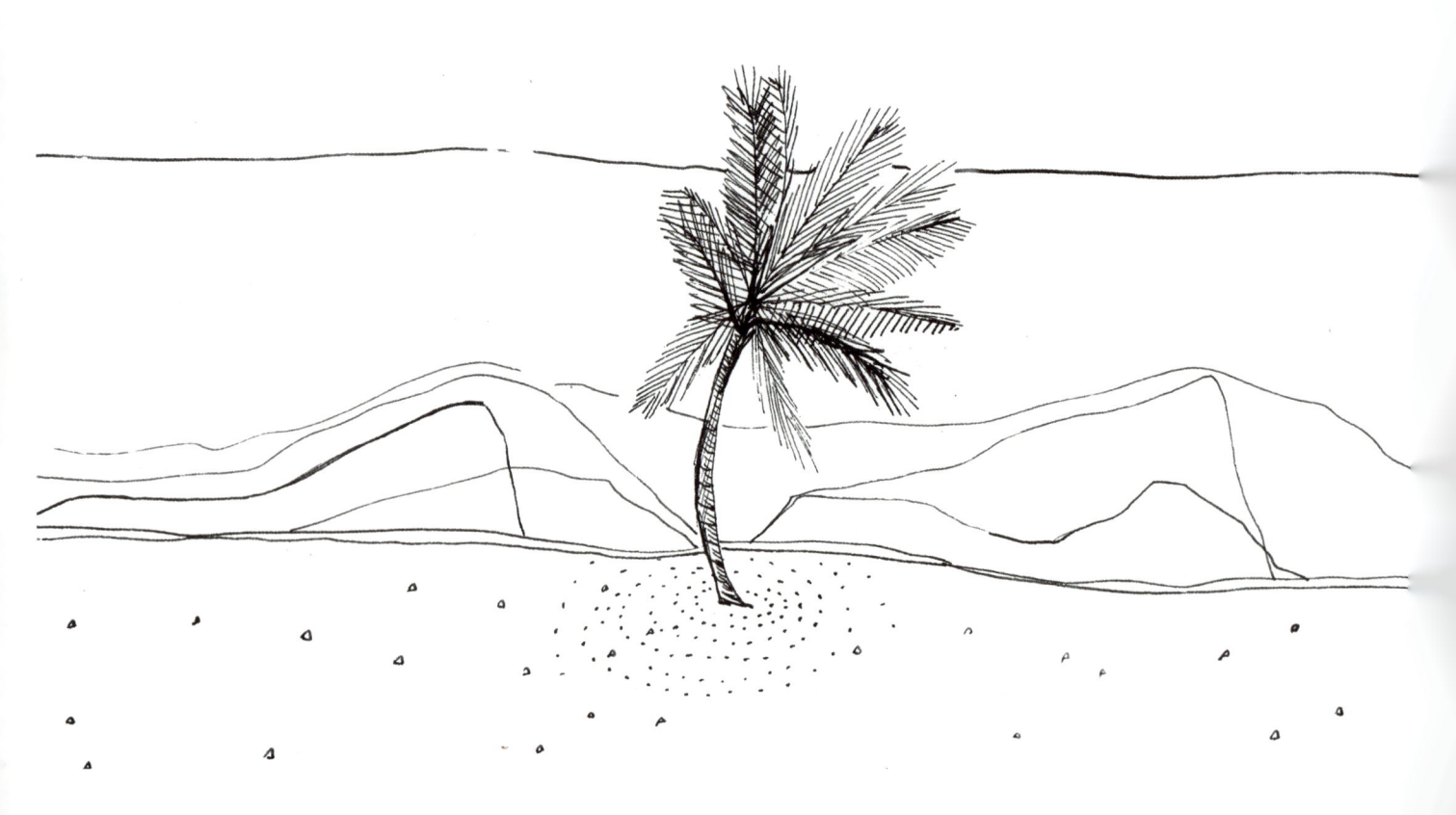

A conquista de seu espaço

por Cristiane e Julio Bueno, pais adotivos de Guilherme

Este garotinho veio para alegrar a nossa vida. Chegou em casa no dia 6 de junho de 2012, já dominando seu espaço e aos poucos conquistando nossos corações com a sua alegria. Bagunçou bastante nossa vida e nossa casa, que está cheia de brinquedos.

Já fala várias palavras, adora cantar "Parabéns a você" e ser o centro de todas as atenções. Quando acorda, no seu berço, não chora mais, só chama primeiro pelo papai, e depois pela mamãe, até ser atendido. Fala "oi" pra todo mundo que encontra na rua, e já chama todos pelo nome, principalmente o porteiro. Distribui beijos. É muito carinhoso! Adora passear, no carro da mamãe ou do papai, e ir brincar na pracinha com outras crianças. Safadinho, quando leva uma bronca, pede "colo mamãe"... Conheceu o mar há duas semanas e adorou! De lábios roxos, insistia comigo para que o levasse mais para o fundo! Ganhou óculos de natação e colete salva-vidas para nadar no mar e na piscina, porque simplesmente se joga!

Acho que ele está bem, muito feliz com sua nova vida, e nós, papais, orgulhosos do seu progresso. É maravilhoso presenciar todas as descobertas através dos olhos dele, e nem preciso dizer que estamos realmente felizes!

> *"Quando acorda, no seu berço, não chora mais, só chama primeiro pelo papai, e depois pela mamãe, até ser atendido."*

NOTA TÉCNICA

A história do Guilherme aponta para a importância da formação dos profissionais que trabalham num serviço de acolhimento, assim como dos espaços de reflexão e discussão de caso. Espaços estes onde as equipes podem construir um olhar mais amplo sobre as necessidades de cada criança e alinhar as condutas a serem seguidas no cotidiano. É comum que as crianças que apresentam sinais de sofrimento da chamada série silenciosa (quando sofrem caladas, sem demandar nada dos adultos) sejam tomadas por crianças bem comportadas, que não dão trabalho e por vezes acabam esquecidas pela equipe, que se atêm às outras inúmeras demandas de um serviço de acolhimento.

Nesse sentido, entende-se que a formação dos profissionais que trabalham num abrigo é fundamental para que possam ter uma relação e um olhar singularizados em relação às crianças, que possam detectar sinais de sofrimento e ter abertura para dar os encaminhamentos necessários a cada caso. E, enfim, para que tenham um repertório de ação baseado numa formação profissional e não apenas em seus recursos pessoais.

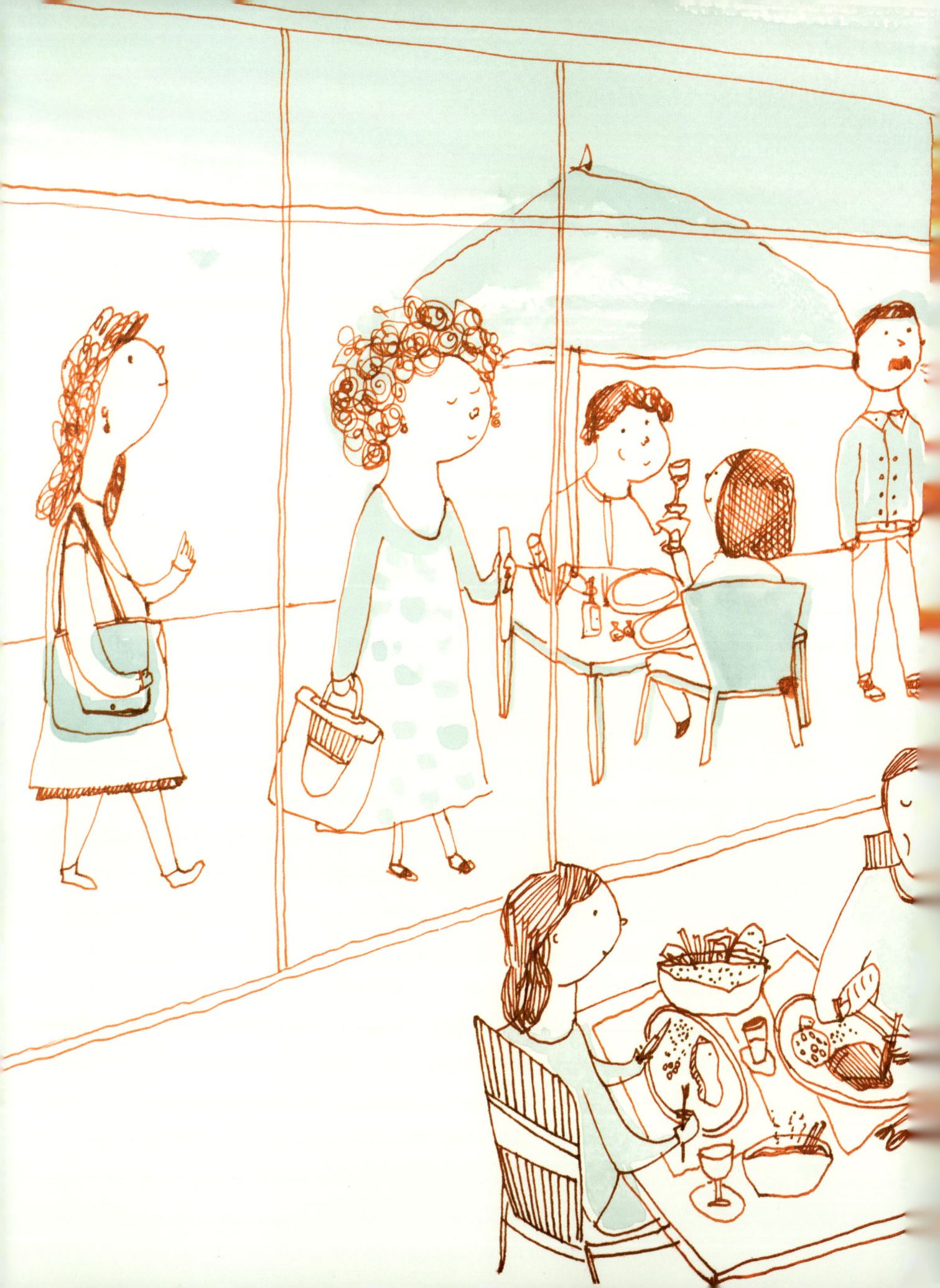

Jhonatan

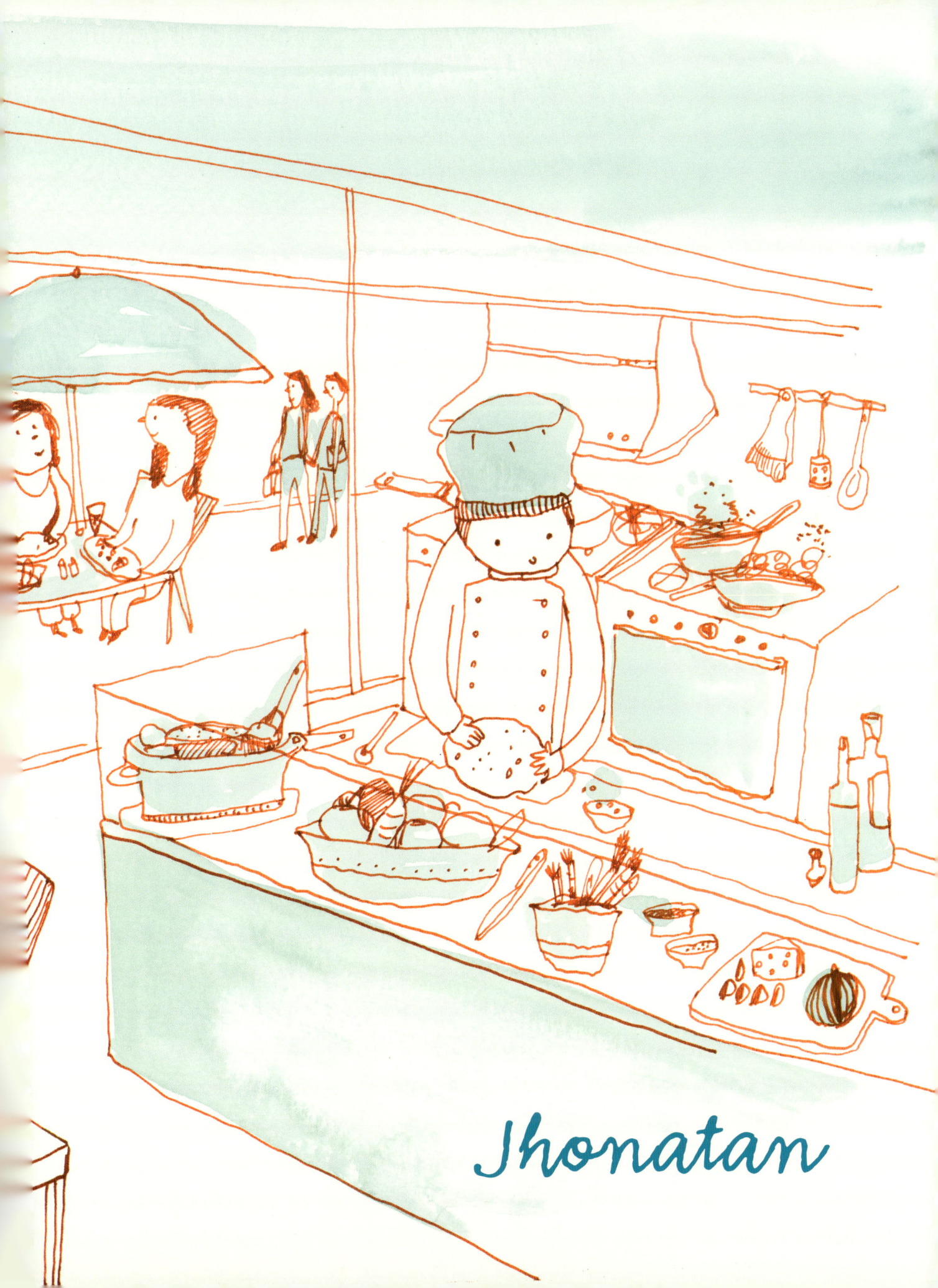

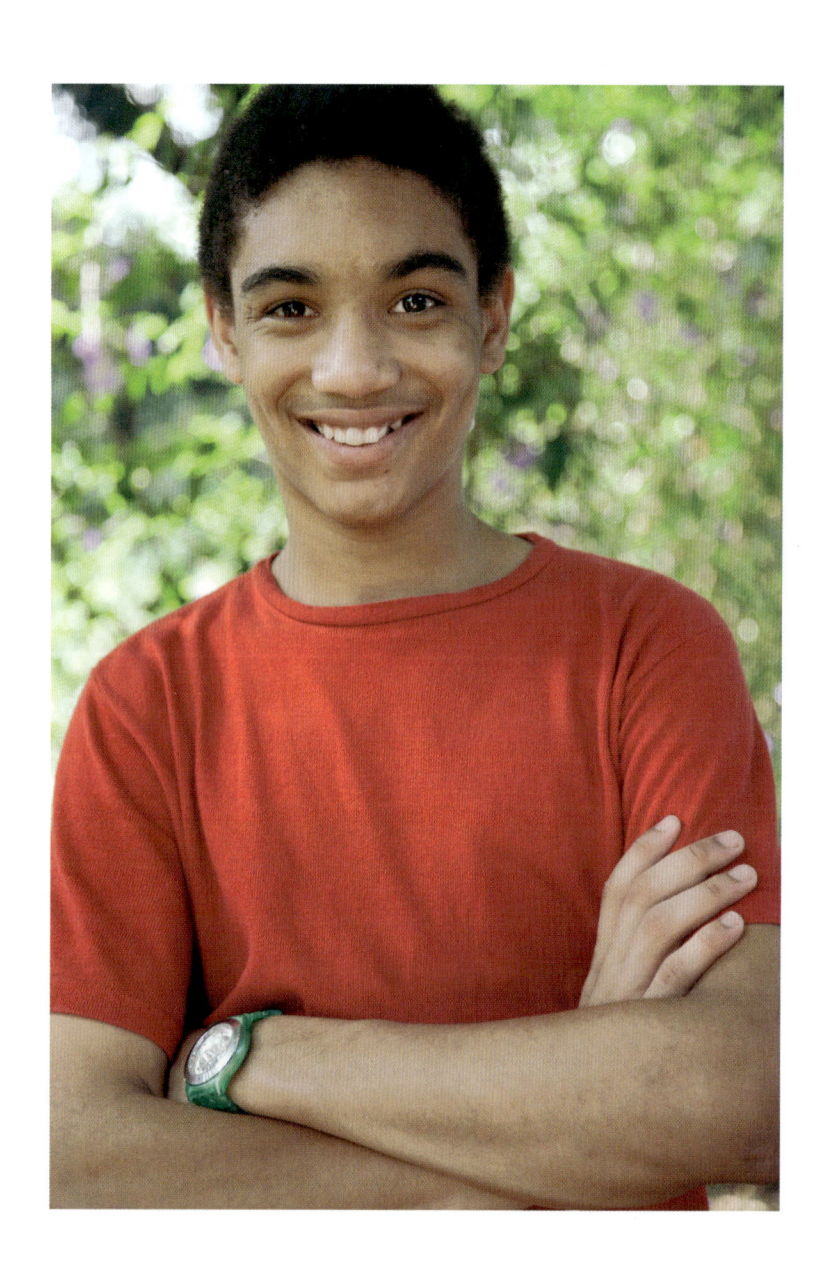

Jhonatan tem quinze anos e não sabe ao certo por quantos abrigos já passou. Entre incursões pelas instituições, casas de familiares e também pela rua, Jhonatan desenvolveu o talento de contar a sua história através da poesia.

Ele sabia tudo de cor

por Mônica Vidiz, técnica do Instituto Fazendo História

Fui falar com o Jhonatan numa segunda-feira de manhã. Ele me recebeu com um sorrisão gostoso para começar a semana bem. A gente ficou numa salinha conversando, ele me mostrou as suas coisas e me contou que tinha escrito sua história em um caderno e que o tinha perdido, mas que ia me contar tudo de novo. Perguntou também se podia ser em terceira pessoa, e eu falei que sim, como ele preferisse. Parecia que ele sabia tudo de cor. Ele se lembrava de tudo o que tinha escrito e vivido, e ia me ditando. Eu tentava não interromper muito, mas certos trechos eram tão bonitos e misteriosos que eu não me segurava. Em algumas partes, ele esquecia que estava falando em terceira pessoa... Achei que valia manter essa variação: em quais momentos nos sentimos mais donos de nossa história? Ou menos distantes de nós mesmos? Segue a história do Jhonatan.

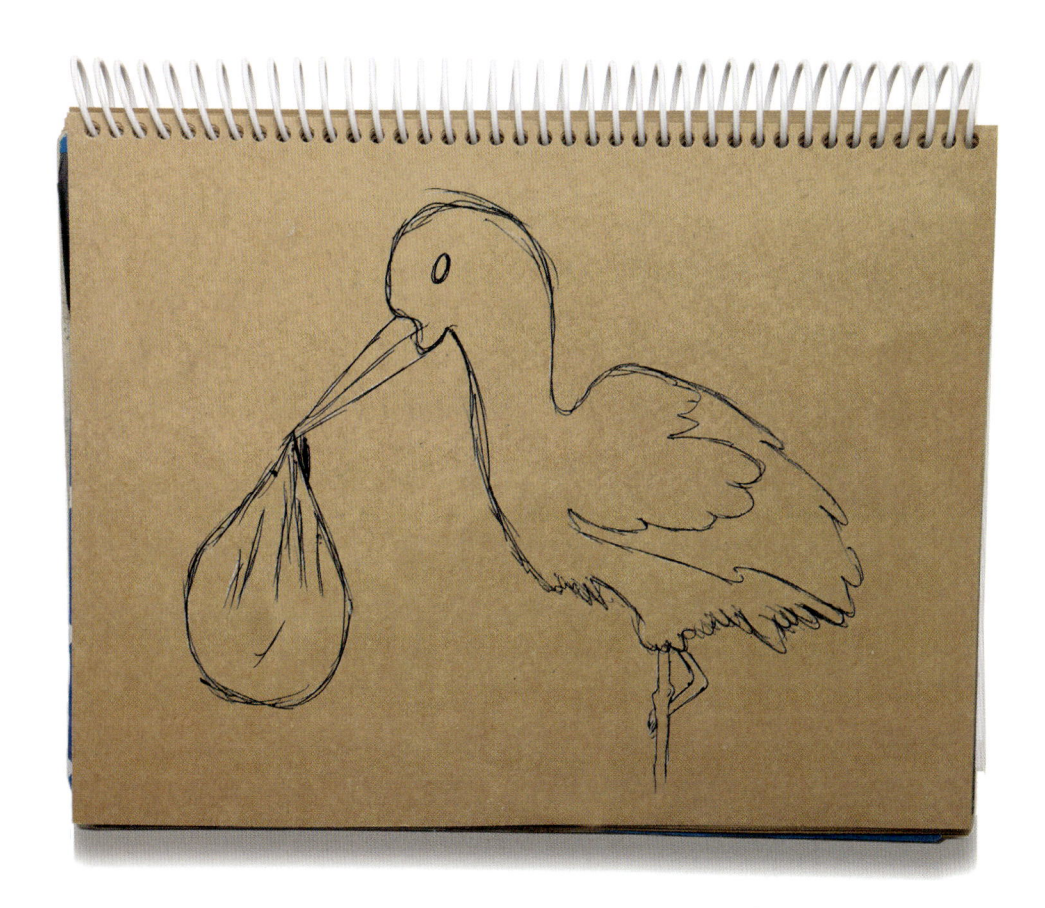

Às vezes o amor dura, mas às vezes fere

por Jhonatan Candido de Santana

A história se iniciou em 2003. Quando criança, o garoto Jhonatan foi para o abrigo pela primeira vez. Com o coração abalado pela morte do pai, sorriu pela primeira vez. Mesmo sem amparo de ninguém, a criança só sabia brincar de carrinho. A criança era bem tratada no abrigo, mas ainda sentia falta dos seis irmãos que estavam cada um em um lugar diferente. O garoto foi se recuperando e então decidiu escrever seu sofrimento em poemas.

> *Sou servo da luz*
> *Abandonado pelas trevas*
> *Acolhido em um abrigo*
> *Mas sempre nas mãos de Jesus*

Depois disso, o garoto queria ter mais ideias, e ficou pensando qual seria seu próximo texto de sofrimento. Já era dia 25 de dezembro e ele foi embora para morar com os avós. Lá, ele sofria e apanhava muito. O garoto fugiu da casa dos avós e foi parar de volta no mesmo abrigo. O garoto, com o coração transbordando de sofrimento, pegou trauma de fugir de onde ele estivesse ameaçado.

Então ele fugiu mais uma vez. O Conselho Tutelar pegou o garoto e levou-o para a casa de seus avós novamente. Foi convocada uma audiência e a juíza declarou: "Você vai voltar para seus avós e fim de história". O garoto ficou com muito medo, pensou em fugir de novo, mas aí veio a maravilha em seus olhos: cheguei em casa e vi meus irmãos. Fiquei feliz, só que aí fomos morar em casas diferentes, com outros familiares, nos separamos de novo e fiquei sozinho nos meus avós.

O garoto começou a sofrer maus-tratos e então fugiu de novo. O garoto dormiu na rua por seis dias. Sentado na beira da calçada, começou a cantar, com letras rimadas:

Que canto que não se canta
Que trança que não destrança
O grito soa mais alto
Foi o grito da criança
Que dança que não se dança
Que reza que não se diz
Quem ganhou mais esmola
Foi o mendigo aprendiz

Assim que o garoto terminou de cantar, começou a se perguntar por que ele estava ali naquele lugar. Depois disso, começou a chorar. A chuva caindo do céu disfarçava as lágrimas, mas os olhos vermelhos não davam pra disfarçar. Todos pensavam que ele estava drogado. Já era noite de calor. O garoto estava tentando arrumar um lugar para dormir, encontrou um carro preto que o chamou. Parecia a voz do meu pai, mas não era. Era um homem chamando o garoto. O homem levou o garoto para o Conselho Tutelar. E ele foi para o abrigo mais uma vez.

O garoto também era bem tratado lá, o garoto era tão bem investido nas aulas de artes que a professora decidiu adotá-lo. Foi convocada uma audiência. Chegando lá, os avós do garoto estavam presentes. O garoto ficou com muito medo e assustado. A juíza disse: "Com quem você quer ficar, com seus avós ou com a sua professora?" O garoto, muito assustado com a presença dos avós, não respondeu nada. E a juíza disse: "Você vai para outro abrigo". Então o garoto pensou que tinha perdido uma grande oportunidade de ser adotado por outra família. O garoto era bem estudado, sabia coisas que nem os adultos sabiam. Ele começou a escrever mais músicas.

Em cima do meu telhado
Deus olha para mim

Um anjo todo molhado
Soluçou no seu flautim
O relógio vai bater
As molas regem sem fim
Os retratos na parede
Ficam olhando para mim
E chove sem saber por que
E tudo foi sempre assim
Deus olha para mim

O garoto se recuperou do trauma. Começou a estudar novamente. Era o terceiro mais letrado da classe. A professora viu que o garoto era bem esforçado... O garoto foi transferido para outro abrigo, porque era mais perto da sua família. Ele ficou lá por um tempo, quase um ano, mas lá o abrigo ia fechar – teve que ser transferido de novo. Fui transferido para outro abrigo novamente. O garoto ficou lá por muito tempo, e já estava com catorze anos. Começou a andar por maus caminhos, e foi transferido para outro abrigo, junto com uma menina e um menino.

O garoto chamava essa menina e esse menino de irmãos, pois eles eram muito amigos. O garoto prometeu que ia mudar de mentalidade, que ia mudar de vida e de história, mas não ficou lá por muito tempo, porque foi convocado para uma audiência, para ir morar com a outra avó. Ele ficou com medo e fugiu do Fórum. O garoto foi para um abrigo de passagem, e lá se comportou tão bem que foi transferido para o abrigo em que está hoje. O garoto começou a escrever sua história em um caderno. Ainda lembrando dos irmãos, escreveu outra música:

Eu cresci
Meus irmãos cresceram também
Meus irmãos sofreram também
Eu passei por dificuldades na vida.

Eu vou procurar o meu lugar

por Jhonatan Candido de Santana

A pessoa que mais me marcou na vida foi uma pessoa que eu nem conheço, foi essa pessoa que me inspirou a ser um chefe de cozinha. Conheci ela quando eu estava na rua. Eu estava andando um dia, muito fraco porque não tinha comido nada. Aí chegou um moço e falou assim: "Ei, menino, você tá com fome? Você tá cansado? Vamos ali no restaurante, eu vou pagar um almoço para você. Na hora que eu entrei, era um "serve-serve" (self-service) gigante! Comecei a me servir, sentei e ele falou: "Vamos ali que eu vou te mostrar a minha cozinha". Eu falei: "Como assim, sua cozinha?" "É que eu sou o chefe de cozinha daqui", ele me respondeu. Ele me mostrou os cozinheiros dele. Tinha um balcão enorme, um monte de gente cozinhando, maior legal!

Uma mulher começou a falar comigo: "Sua família está onde?" Respondi: "Minha família eu não sei onde está, porque eles só me jogam o pé, e eu fugi de lá". Aí ela começou a chorar e perguntou: "Você vai embora mesmo?" Eu falei: "Eu vou ter que ir". Ela falou: "Se pudesse, eu te adotaria, mas já tenho filho e a minha casa é pequena". Aí na hora em que eu ia sair, ela começou a chorar de novo. Queria voltar, mas eu tinha que ir, eu entendi quando ela falou que tinha filhos e que não podia; eu falei assim: "Eu sei que aqui não é o meu lugar, então eu vou procurar o meu lugar". Daí eu fui e segui o meu caminho.

> *"Uma mulher começou a falar comigo: 'Sua família está onde?' Respondi: 'Minha família eu não sei onde está, porque eles só me jogam o pé, e eu fugi de lá'."*

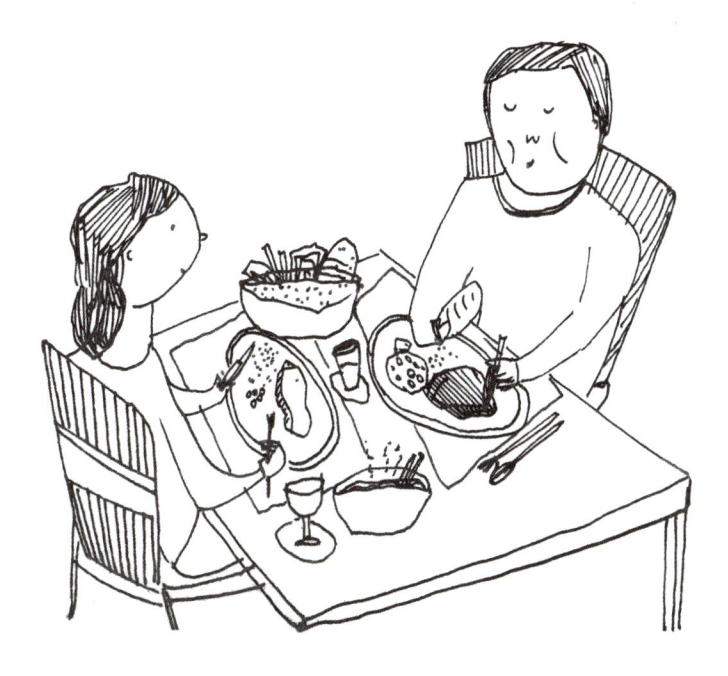

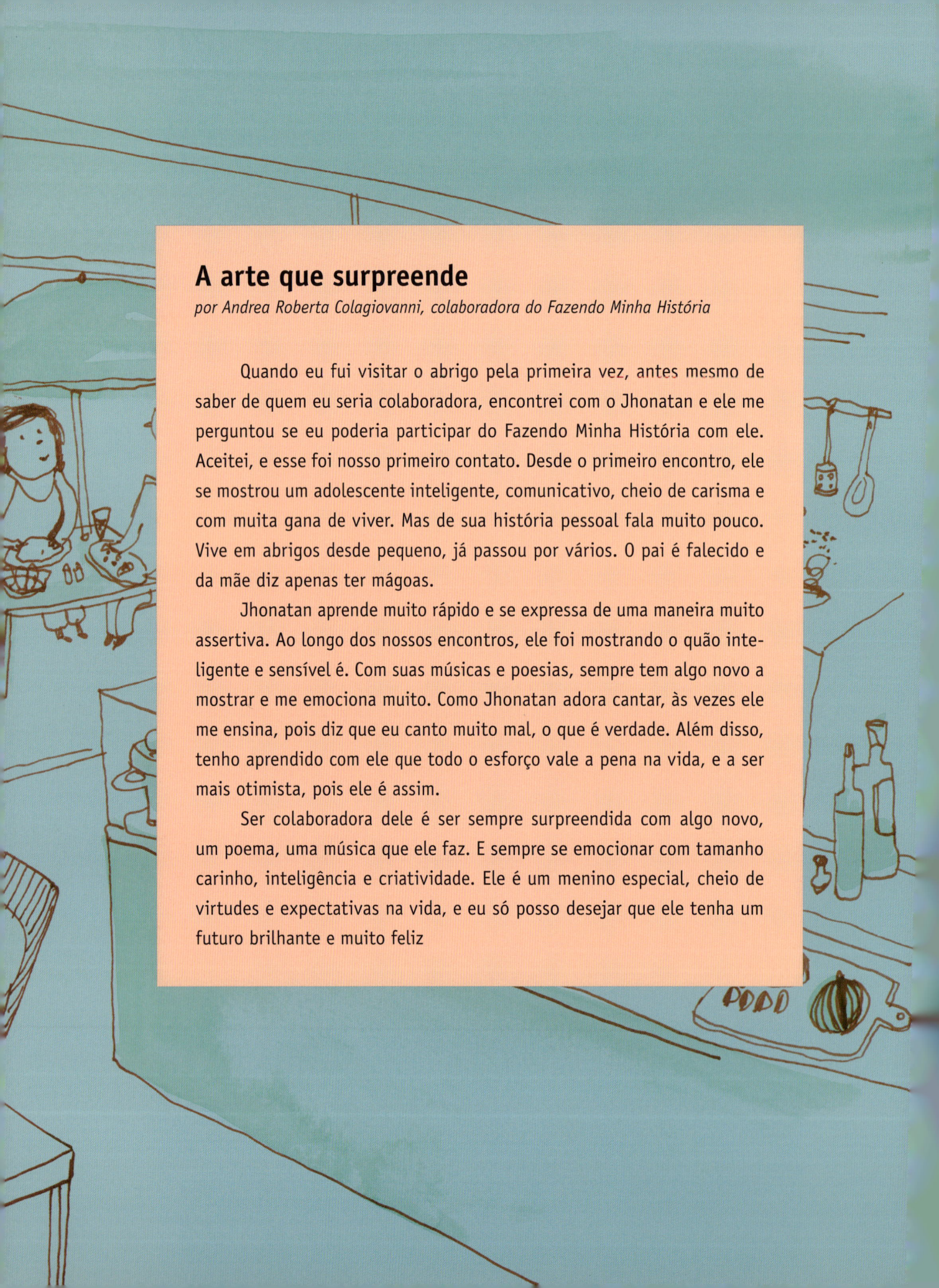

A arte que surpreende
por Andrea Roberta Colagiovanni, colaboradora do Fazendo Minha História

Quando eu fui visitar o abrigo pela primeira vez, antes mesmo de saber de quem eu seria colaboradora, encontrei com o Jhonatan e ele me perguntou se eu poderia participar do Fazendo Minha História com ele. Aceitei, e esse foi nosso primeiro contato. Desde o primeiro encontro, ele se mostrou um adolescente inteligente, comunicativo, cheio de carisma e com muita gana de viver. Mas de sua história pessoal fala muito pouco. Vive em abrigos desde pequeno, já passou por vários. O pai é falecido e da mãe diz apenas ter mágoas.

Jhonatan aprende muito rápido e se expressa de uma maneira muito assertiva. Ao longo dos nossos encontros, ele foi mostrando o quão inteligente e sensível é. Com suas músicas e poesias, sempre tem algo novo a mostrar e me emociona muito. Como Jhonatan adora cantar, às vezes ele me ensina, pois diz que eu canto muito mal, o que é verdade. Além disso, tenho aprendido com ele que todo o esforço vale a pena na vida, e a ser mais otimista, pois ele é assim.

Ser colaboradora dele é ser sempre surpreendida com algo novo, um poema, uma música que ele faz. E sempre se emocionar com tamanho carinho, inteligência e criatividade. Ele é um menino especial, cheio de virtudes e expectativas na vida, e eu só posso desejar que ele tenha um futuro brilhante e muito feliz

NOTA TÉCNICA

Chama atenção na história de Jhonatan a quantidade de vezes que foi transferido de um abrigo a outro e o fato de ele aparentemente não ter clareza das razões pelas quais precisou viver todas essas mudanças, nem ter tido a chance de perceber como se sentia em cada uma delas. Está previsto no Estatuto da Criança e do Adolescente que as instituições de acolhimento devem evitar, sempre que possível, a transferência para outras entidades de acolhimento.

É de responsabilidade dos profissionais dos serviços preservar todos os direitos das crianças e dos adolescentes, trabalhando no sentido do fortalecimento da identidade de cada um e da construção de relações de vínculo dentro do serviço no período do acolhimento. A decisão da transferência pode se configurar para a criança ou adolescente como mais uma vivência de ruptura de vínculos e abandono, indo em direção contrária aos princípios previstos na lei: evitar a transferência entre abrigos sempre que possível.

Por vezes, o processo educativo de cada criança e adolescente é muito desafiador para os adultos nele envolvidos, e a transferência ocorre, uma vez que não foi possível para os adultos encontrar ferramentas e melhores soluções para as situações que estão enfrentando. Para a criança ou adolescente, a transferência raramente é de fato positiva e saudável. Nas transferências necessárias, o que deve ser considerado é o superior interesse da criança, ou seja, se essa medida vai de fato auxiliar a criança ou o adolescente em seu processo de desenvolvimento.

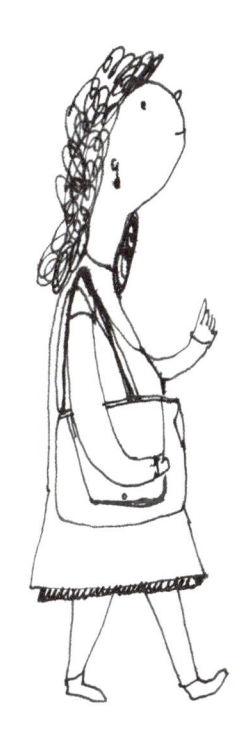

Gabriel

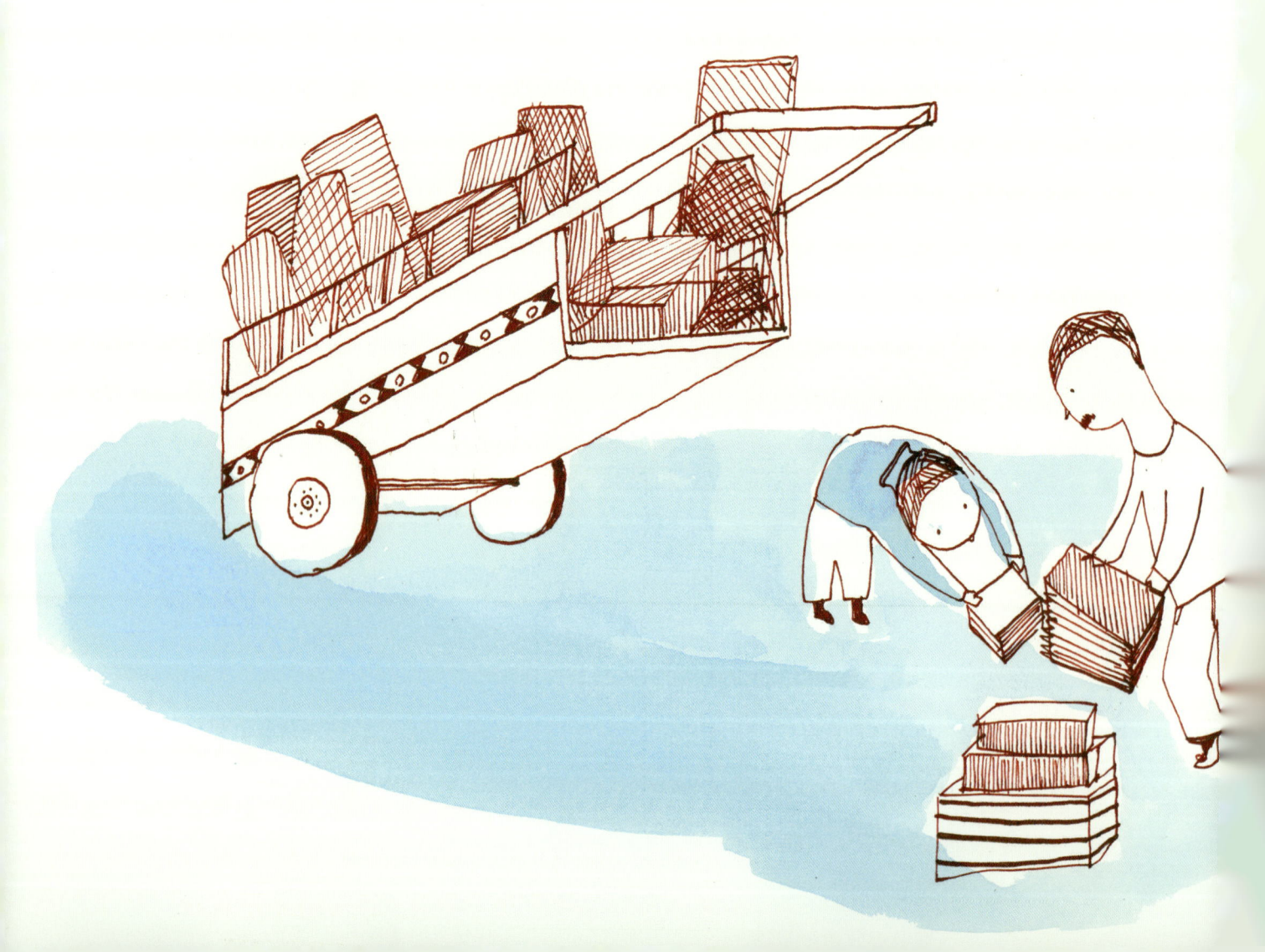

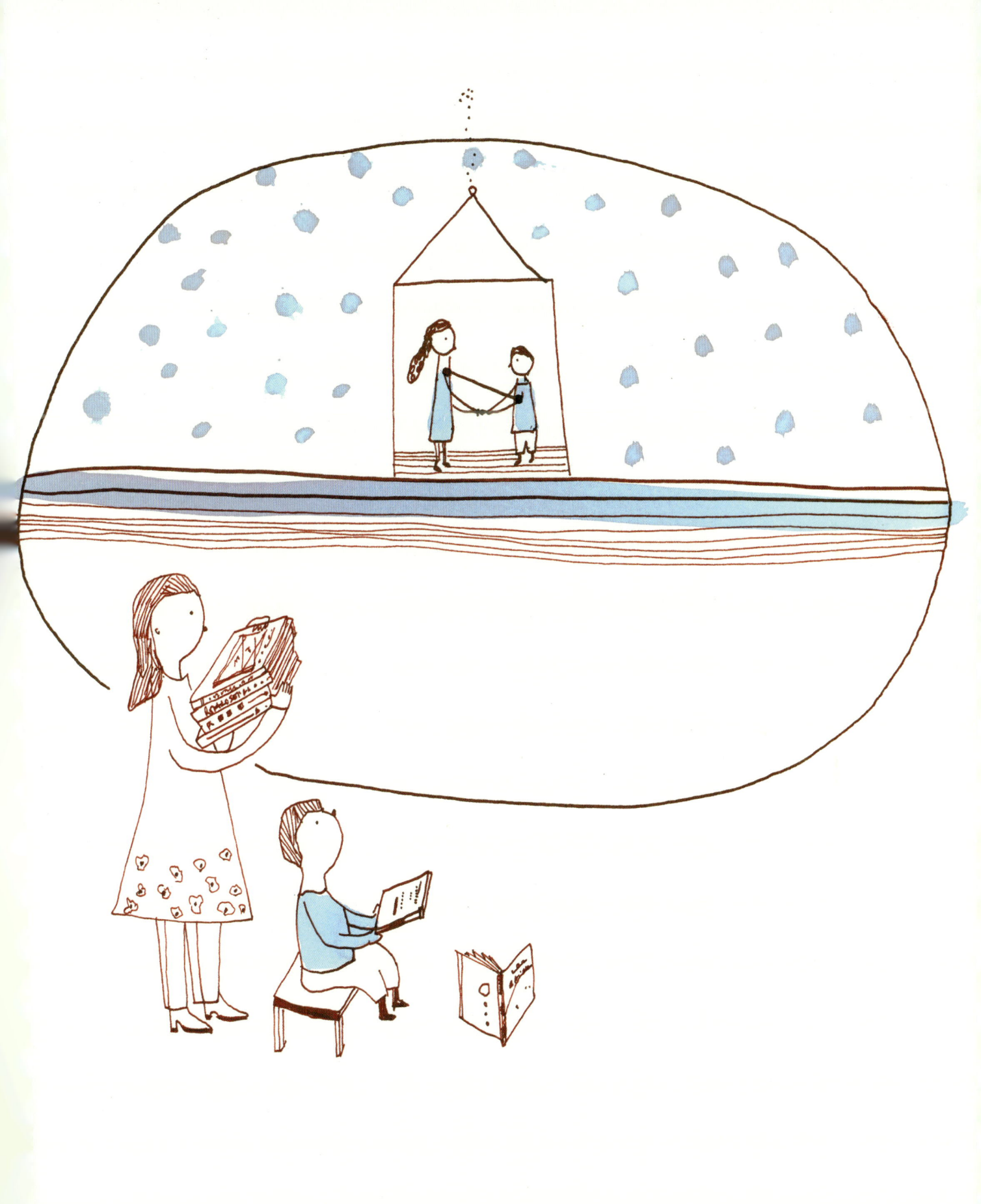

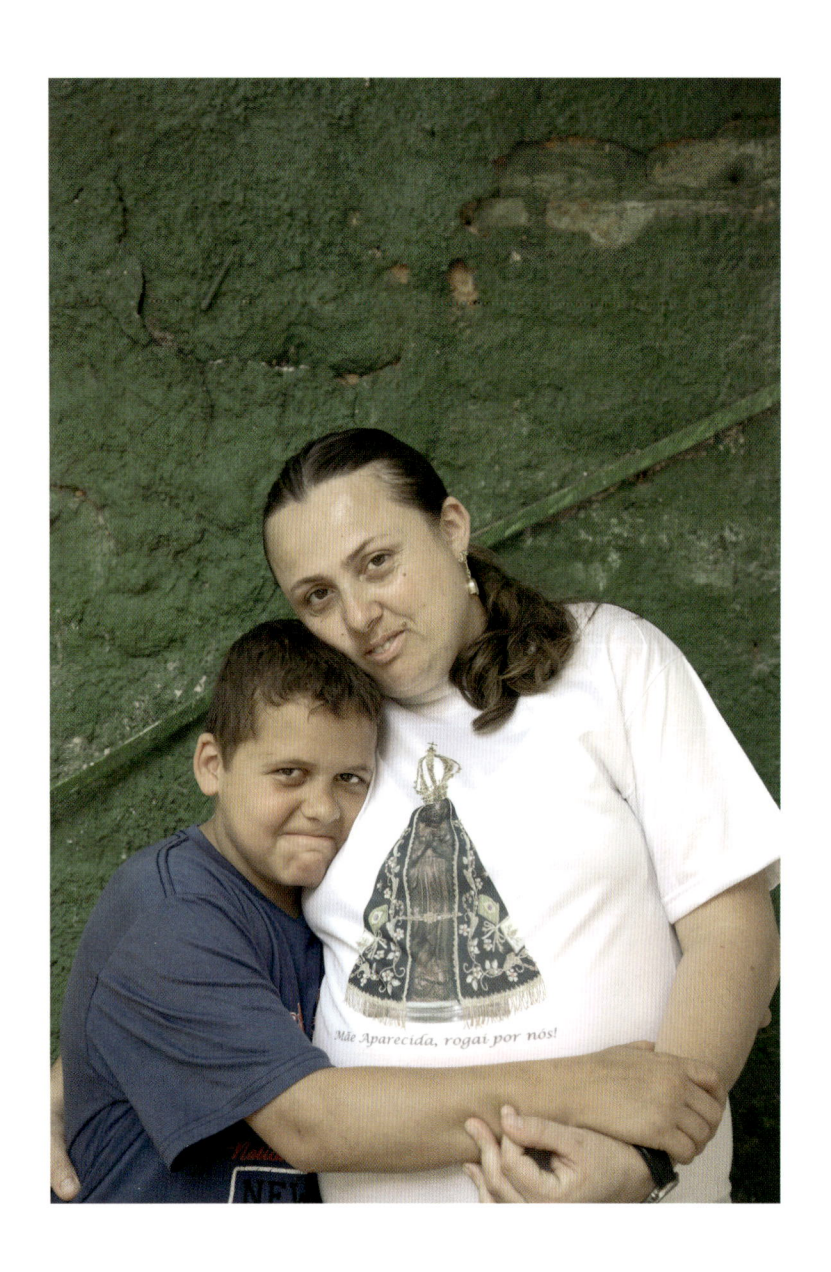

Gabriel tem catorze anos e está acolhido há dois. Nesse período, nunca deixou de demonstrar que seu maior sonho é estar com a mãe. Por outro lado, quando morava com ela, ficava muito tempo sozinho, andando pela rua e brincando com as outras crianças de seu bairro. Atualmente eles se preparam para construir uma nova vida juntos.

Sonho de voltar para casa

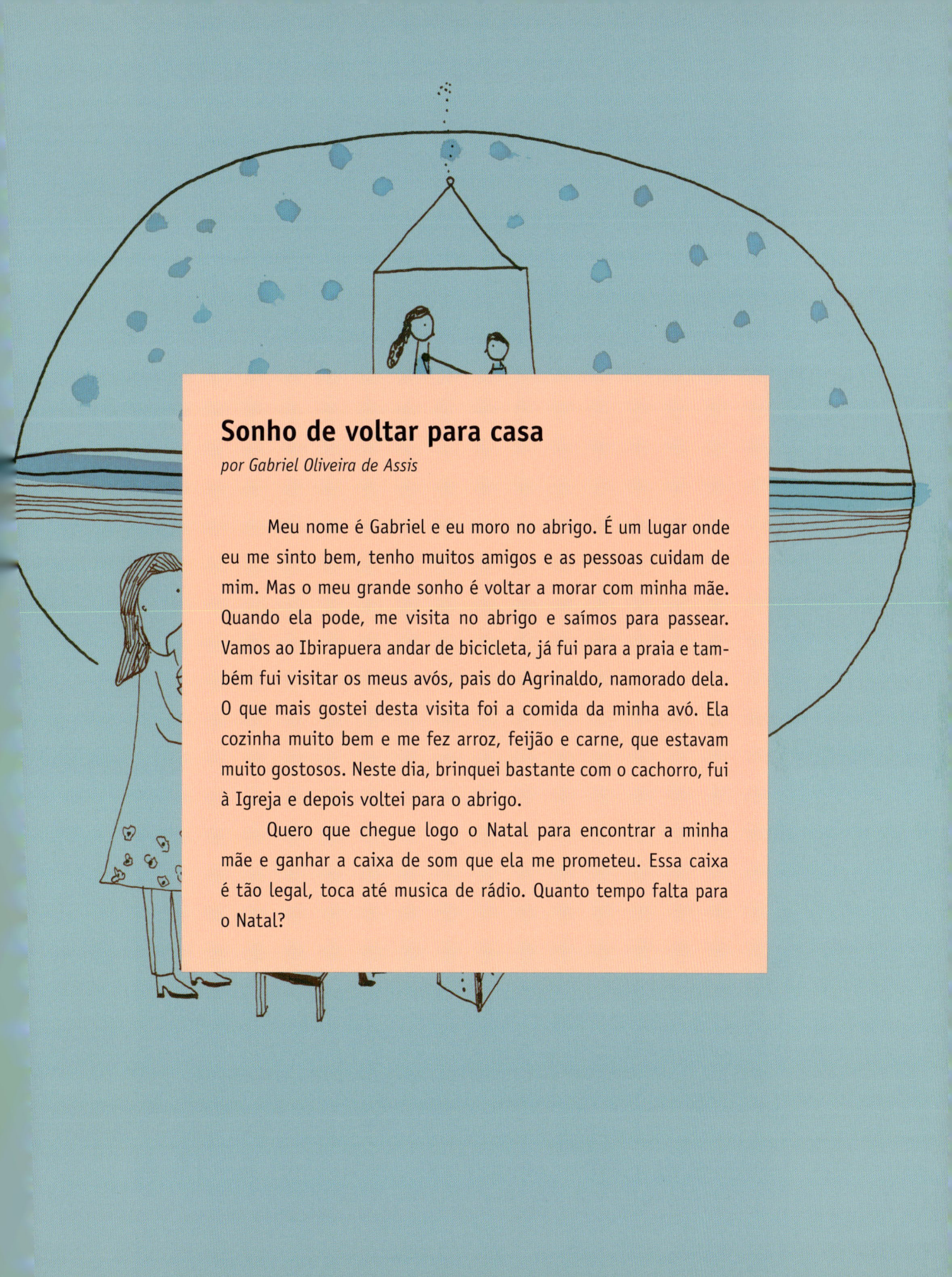

por Gabriel Oliveira de Assis

Meu nome é Gabriel e eu moro no abrigo. É um lugar onde eu me sinto bem, tenho muitos amigos e as pessoas cuidam de mim. Mas o meu grande sonho é voltar a morar com minha mãe. Quando ela pode, me visita no abrigo e saímos para passear. Vamos ao Ibirapuera andar de bicicleta, já fui para a praia e também fui visitar os meus avós, pais do Agrinaldo, namorado dela. O que mais gostei desta visita foi a comida da minha avó. Ela cozinha muito bem e me fez arroz, feijão e carne, que estavam muito gostosos. Neste dia, brinquei bastante com o cachorro, fui à Igreja e depois voltei para o abrigo.

Quero que chegue logo o Natal para encontrar a minha mãe e ganhar a caixa de som que ela me prometeu. Essa caixa é tão legal, toca até musica de rádio. Quanto tempo falta para o Natal?

O vazio que ele deixou

por Maria Aparecida Caetano de Oliveira, mãe de Gabriel

"A condição para eu reaver o Gabriel é me estabelecer na vida. Preciso sair da casa que moro com meus sogros e ter a minha própria casa."

Estou longe do Gabriel há dois anos. Hoje batalho para reaver a guarda do meu filho. Eu trabalhava o dia todo, e, quando voltava para casa, Gabriel nunca estava lá. Passava o dia todo na rua, subindo na favela para brincar com a molecada. Gabriel é muito ativo e sempre foi muito arteiro. Difícil segurar esse menino.

Certo dia, estávamos em casa quando o Conselho Tutelar chegou para pegar o meu filho. Acho que houve uma denúncia porque o Gabriel ficava muito na rua sozinho.

No dia que apareceram para buscar o Gabriel, ele tinha sido atropelado por uma moto e estava machucado no rosto. Como os ferimentos pareciam de surra, fiquei quase dois meses sem poder ver e falar com meu filho.

No começo me liberaram para falar com ele por telefone, depois visitá-lo no abrigo e hoje já tenho autorização para buscá-lo e sair sozinha com ele. Sempre que posso vou visitar, mas moro em Guarulhos e não é toda semana que tenho condições financeiras para ir até São Paulo. Mas peço para o Gabriel ser compreensivo, pois tem crianças em situação pior que a dele.

A condição para eu reaver o Gabriel é me estabelecer na vida. Preciso sair da casa que moro com meus sogros e ter a minha própria casa. O Gabriel também requer uma atenção especial. Ele é hiperativo e tem muita dificuldade na escola. Assim que ele vier para casa, eu terei que pedir demissão do meu emprego. Não posso deixar ele sozinho e sair para trabalhar novamente.

Mas tudo na vida a gente acerta, posso trabalhar meio período, enquanto ele vai para escola, e estar em casa com ele na outra parte do dia, para levar ele nos médicos que precisa. Tem sido uma fase difícil. Me sinto mal porque é difícil chegar em casa e não ver o seu filho. Acho que tudo isso que aconteceu com a gente fez com que aprendêssemos uma boa lição. Eu aprendi a amar mais o meu filho, e para o Gabriel acho que também tem sido um grande aprendizado para ele respeitar e obedecer aos mais velhos.

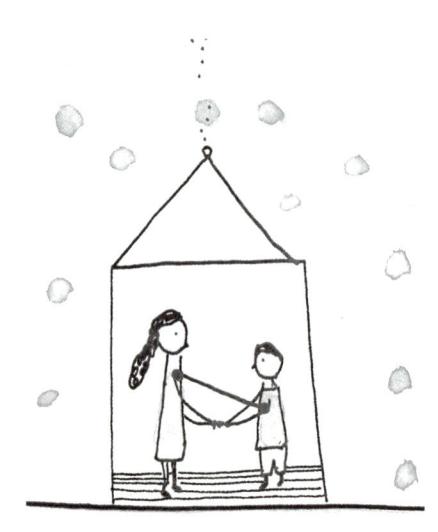

Amor, respeito e carinho

por Iara Pereira Aguiar, educadora do abrigo

Gabriel é um adolescente amoroso, nasceu em 27 de abril de 1998 e foi acolhido no abrigo em 20 de janeiro de 2011. Quando chegou no abrigo estava machucado, com hematomas no rosto, pois tinha sido atropelado por uma moto. No começo foi difícil a sua adaptação, mas logo interagiu com todos. O Fazendo Minha História ajudou bastante o Gabriel, pois a Marli foi muito importante para ele. O dr. Adriano, seu médico, também é uma pessoa que contribui bastante para a sua melhora.

Vejo Gabriel como um adolescente que sofreu muito: teve passagem por outro abrigo no Rio de Janeiro, fugiu com a mãe para São Paulo, perdeu contato com o pai. Apesar de todas as suas questões, Gabriel é carinhoso, gosta de agradar as pessoas, é carente e quando lhe damos alguma atenção e carinho ele consegue desenvolver suas atividades, como lições de casa e organizar suas roupas. Ele adora jogar bola e brincar muito com o Fabiano.

O que acho marcante na história do Gabriel é que ele é extremamente apegado à sua mãe. Sente muita falta, fica ansioso quando ela está com algum problema de saúde e tem um amor especial pelo tio Henrique, ex-companheiro dela. Esse senhor é carroceiro e o Gabriel o admira por isso. A experiência que teve com o tio saindo pelas ruas catando papelão o marcou muito.

Um dia, ele chegou até a pular o muro do abrigo dizendo que iria pegar papelão para vender e ajudar o tio. Fiz uma visita à casa do seu tio Henrique e percebemos que esse carinho tem reciprocidade. Henrique se emocionou bastante ao ver uma cartinha que Gabriel pediu para que lhe entregássemos, e nos convidou para dar um passeio no bairro do Belém enquanto nos apresentava às pessoas que conheciam o Gabriel.

O que vivo com Gabriel são momentos de alegria e o que observo nele é que, se for tratado com amor, respeito e carinho, é um adolescente que tem condições de ter uma vida tranquila e superar seus problemas. O CRIA*, local onde ele faz terapia e oficinas com o Terapeuta Ocupacional, também colabora muito para a sua melhora. Eu tenho um carinho especial por ele, o que me ajuda a compreendê-lo melhor e a contribuir para sua melhora de uma forma geral.

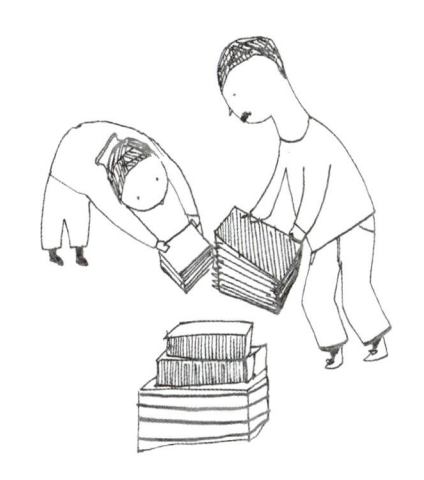

* Centro de Referência da Infância e da Adolescência da UNIFESP.

O olhar que queria dizer

por Marli Romanini, colaboradora do Fazendo Minha História

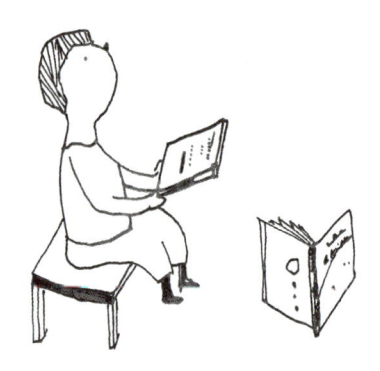

Quando conheci o Gabriel, ele havia acabado de chegar ao abrigo e ainda estava estranhando tudo e todos. Gostou da ideia de fazer o álbum logo de cara, já demonstrando que queria atenção, mas nosso primeiro encontro só "engatou" por causa da câmera fotográfica e da brincadeira de fazer bolinhas de sabão. Algo tão simples foi capaz de nos aproximar.

Claro que comecei os encontros muito insegura e por isso tive que aprender como lidar com essa situação nova em minha vida e encontrar uma forma de o projeto valer a pena para ele. Era minha estreia no Fazendo Minha História. Lembro-me que no primeiro dia em que fui ao abrigo chorei compulsivamente, pela alegria de estar começando uma atividade voluntária, que eu muito buscara, e talvez pelo receio do que fazer dali pra diante. Sempre foi difícil saber o que se passava no íntimo do Gabriel, por isso comecei a usar exemplos de minha infância humilde para que ele entendesse que também enfrentei dificuldades, mas me esforcei para obter conquistas que fizessem muita diferença em minha vida.

Como a maioria das crianças do abrigo, ele também pedia coisas (figurinhas, bola, boné etc.) e não gostava das leituras dos livros, que eu insistentemente fazia. Ele me deixava lendo sozinha, desviava a atenção, não parava quieto. Me sentia frustrada por não conseguir despertar nele o interesse pela leitura. Além de todos os benefícios para o projeto, ainda via a importância dos livros como um estímulo para sua vida escolar, já que, aos catorze anos, ele ainda não consegue escrever o próprio nome completo. Adotei a tática de pegar livros com animais – que ele adora – e aos poucos ele foi se identificando com personagens, gostando das figuras, e, finalmente, passou a pedir que eu lesse. A leitura se tornou um hábito e um elo entre nós.

Sentia que ele gostava de mim cada vez mais, pois fazia uma grande festa quando eu chegava ao abrigo. Queria saber notícias da minha filha e da minha gata; ficava triste quando eu ficava doente; sentia minha falta quando eu não podia ir ao abrigo. Do meu lado, eu sentia que me tornava muito importante para ele. Aprendi, nesse período, a respeitar as suas limitações de fala e de expressão, e tive de me esforçar para ler em seus olhos o que queria dizer. Acredito que ele tenha aprendido a valorizar os livros, ao ver que muitas histórias tratam de dilemas da vida com os quais ele se identifica.

Como diz Antoine de Saint-Exupéry, em *O Pequeno Príncipe*, "tu te tornas responsável por aquilo que cativas". E é assim que me sinto. Ainda hoje, mesmo após o término do período de confecção do álbum, continuo a dar atenção para o Gabriel. Espero que ele esteja cada dia mais próximo de realizar o sonho de voltar para a mãe. Enquanto isso, vou fazendo o que meu coração diz: todas as semanas, nos falamos, dispenso um tempinho para ler pra ele e saber das novidades. E todos os sábados, ele ainda faz aquela festa quando chego ao abrigo.

> *"Como diz Antoine de Saint-Exupéry, em* O Pequeno Príncipe, *'tu te tornas responsável por aquilo que cativas'. E é assim que me sinto."*

NOTA TÉCNICA

Uma mãe que sai para trabalhar para garantir mínimas condições de subsistência à família e deixa seus filhos sujeitos aos perigos da rua pode não ter encontrado amparo nas políticas públicas, na família e na comunidade para fazer diferente. Falta de vaga na creche, ausência de programas de contraturno escolar ou ausência de familiares ou de laços comunitários podem estar por trás de muitas situações diagnosticadas como negligência. Maria Aparecida, em seu relato, demonstra ter desejo de exercer sua maternidade e, por outro lado, Gabriel tem como maior projeto de vida voltar a morar com a mãe. Há muito afeto e carinho nessa relação, mas a mãe parece se sentir desamparada no que diz respeito a condições de ordem mais objetiva: falta-lhe uma casa, não pode contar com apoio de familiares, não vislumbra outra possibilidade que não seja a de deixar de trabalhar para poder cuidar de seu filho de forma adequada. Neste caso, fica clara a necessidade das políticas públicas preventivas ao acolhimento institucional serem implementadas, garantindo a famílias muito frágeis economicamente a chance e o direito de criarem seus filhos com dignidade.

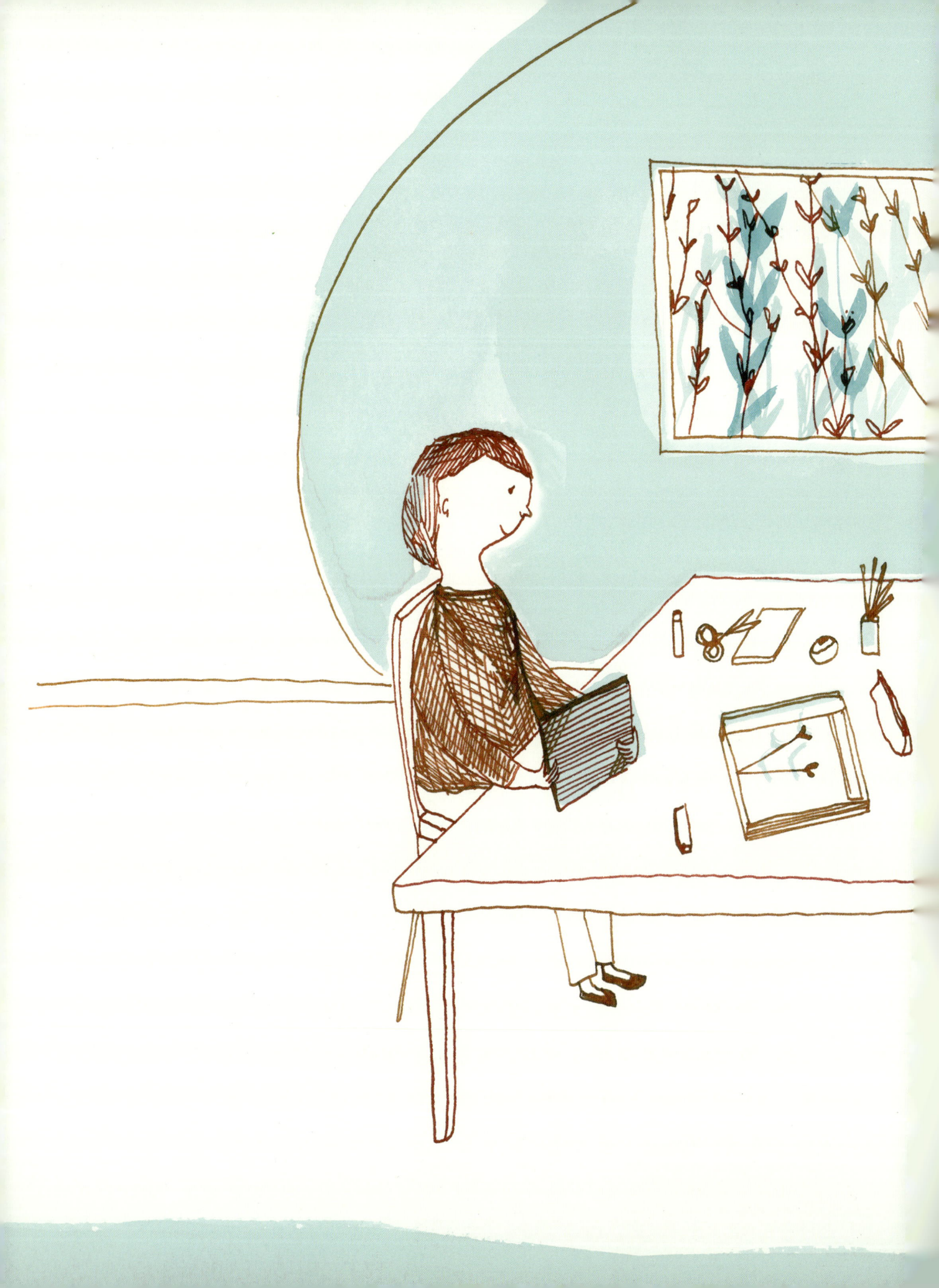

Patrícia

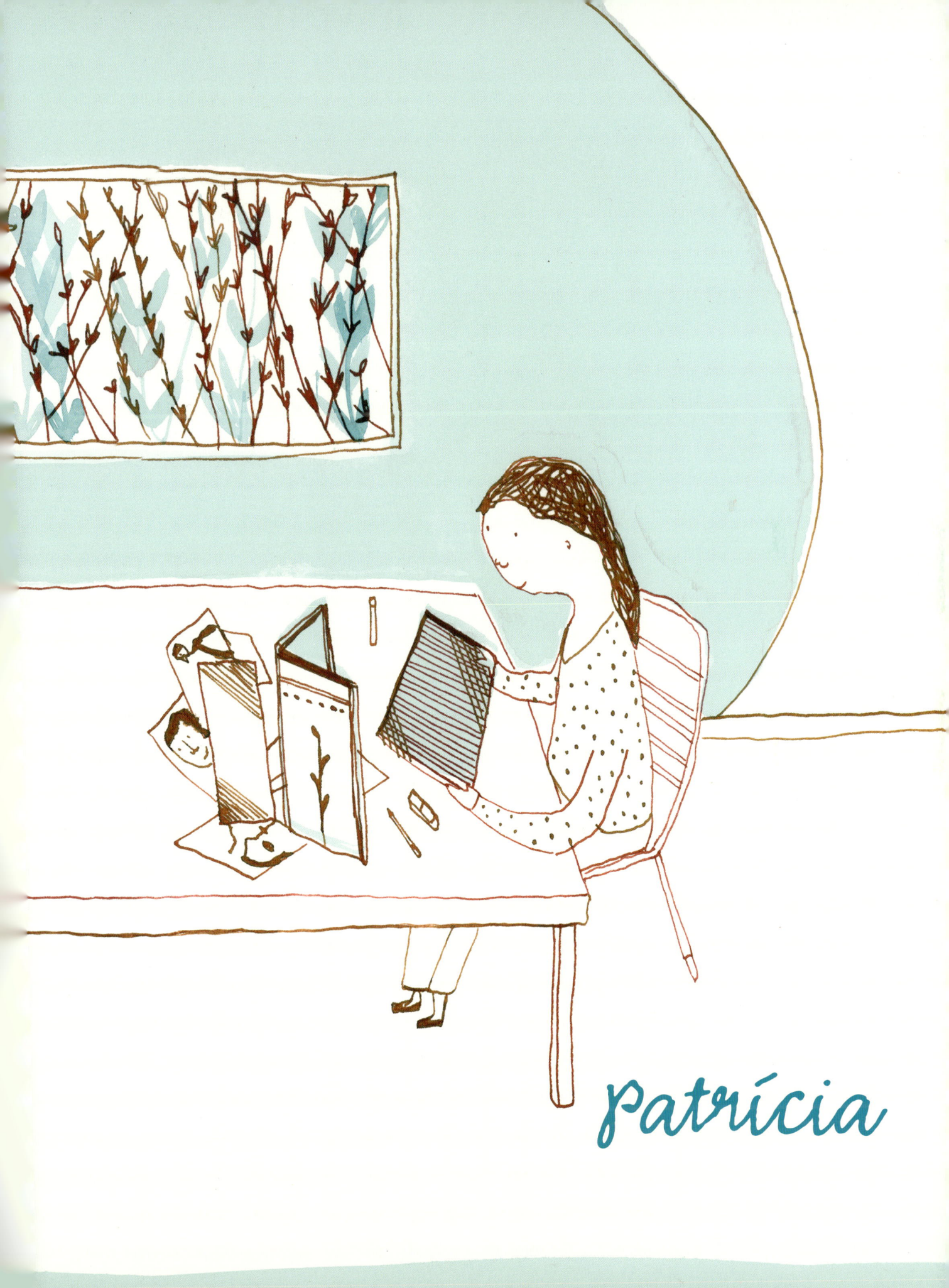

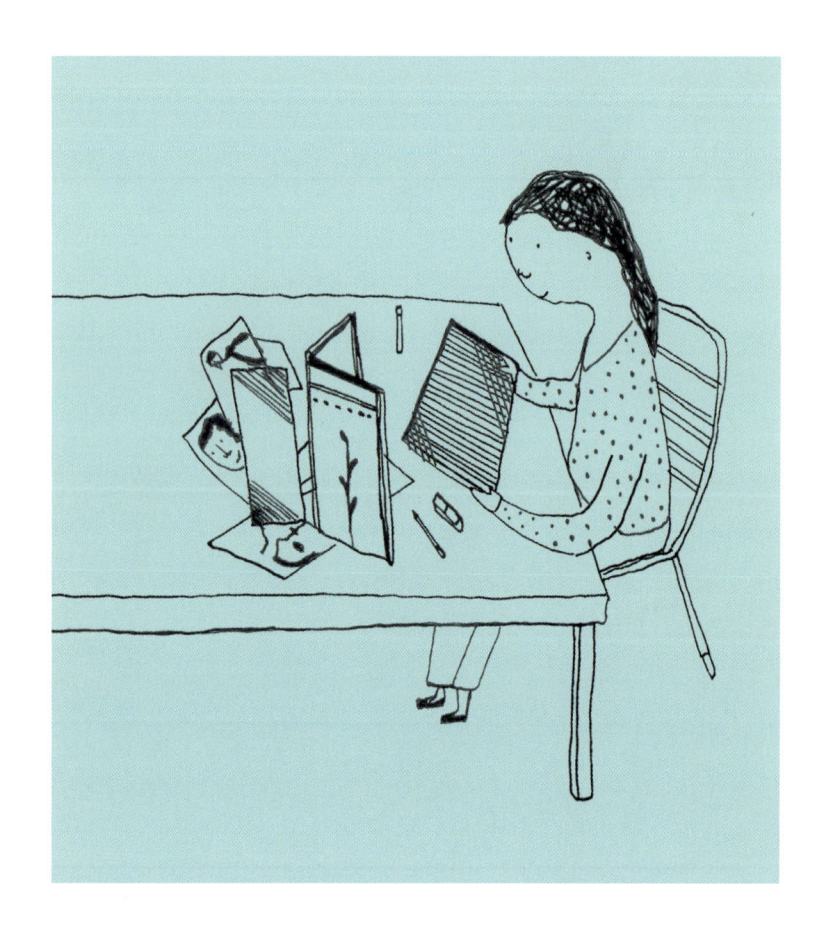

Patrícia é uma jovem desinibida, com uma história que foge um pouco aos padrões. Morou com seus familiares até os dezesseis anos, quando as dificuldades e incompatibilidades com a família mudaram o seu destino radicalmente. Sua permanência no abrigo a preparou melhor para enfrentar os limites que a vida impõe e abriu espaço para uma nova relação com a mãe.

Minha história é assim
por Patrícia Cristina S. Rodrigues

Eu sou Patrícia. Quando nasci, minha mãe tinha dezoito anos. Na época, ela morava com uma tia, que não tinha condições de manter essa jovem mãe e sua filha recém-nascida. Minha mãe, então, decidiu que eu iria morar com minha avó, que veio me buscar quando eu tinha um ano e sete meses para morar com ela na Bahia.

Minhas primeiras lembranças são dessa época, quando vivia numa cidade no interior da Bahia. Lembro-me dos mimos do meu avô, Saturnino. Ele me dava doces e me levava para sair de bicicleta. Lembro-me das broncas da minha avó quando eu não fazia as lições de casa ou quando eu não queria acordar cedo, das brincadeiras com os primos, do primeiro dia de aula, do primeiro beijo...

E, com o primeiro beijo, veio o primeiro namorado e, somando às novas questões que surgiam no início da minha adolescência, os primeiros desentendimentos com minha avó. Meu primeiro namorado era de uma família que ela não gostava e isso causou muitos problemas. Foi aí que ela começou a pensar na ideia de eu voltar a morar com minha mãe. No início, eu batia o pé no chão e dizia que não voltaria, mas depois eu pensei melhor e aceitei (ou quase). Morei doze anos da minha vida na Bahia com meus avós, praticamente sem ter nenhum contato com a minha mãe. Para mim, era estranha a ideia de ir morar com ela numa cidade que eu não conhecia. Ao mesmo tempo, sabia que ela estava grávida de uma menina e que precisava da minha ajuda.

Quando cheguei a São Paulo, faltava um mês pra minha irmã Rafaela nascer. Esse mês foi muito bom! Eu e minha mãe nos demos muito bem, saíamos sempre para passear. Mas o tempo passou rápido e a Rafaela nasceu. A partir desse momento, começaram os problemas de relacionamento entre minha mãe e eu. Ela tinha muitas coisas que eu nunca vira antes, como maquiagens e roupas lindas, e eu ficava com muita vontade de ter aquilo também. Ela não gostava que eu usasse as coisas dela, e a gente brigava muito por isso.

Minha mãe também ficava muito brava quando eu deixava de arrumar as coisas da casa: lavar a louça, o banheiro, organizar meu quarto. Nossas brigas começaram a ficar cada vez mais frequentes e nossa relação

"Minhas primeiras lembranças são dessa época, quando vivia numa cidade no interior da Bahia. Lembro-me dos mimos do meu avô, Saturnino. Ele me dava doces e me levava para sair de bicicleta."

> *"Em uma dessas vezes, eu não voltei mais. Fui para a casa de uma amiga que morava com seu pai e, de lá, fui encaminhada para o Conselho Tutelar, que entrou em contato com a minha mãe."*

ficou muito desgastada. Chegou ao ponto de ela me expulsar de casa algumas vezes. Em uma dessas vezes, eu não voltei mais. Fui para a casa de uma amiga que morava com seu pai e, de lá, fui encaminhada para o Conselho Tutelar, que entrou em contato com a minha mãe. Ela não me aceitou de volta e, por isso, fui morar em um abrigo.

Cheguei ao abrigo dois dias depois do meu aniversário de dezesseis anos. Era um lugar vazio e com muitas garotas que me olhavam de um jeito estranho. No início, tive muitos problemas com elas, porque não gostavam de mim e brigávamos constantemente. As educadoras eram legais e foram superacolhedoras.

Eu não suportava aquele lugar, mas aos poucos foi melhorando. Uma coisa que me chamava bastante atenção eram os álbuns do Fazendo Minha História que todas as crianças e adolescentes faziam. Foi quando eu disse pra assistente social do abrigo que também queria fazer o meu. No dia 26 de junho, iniciei com a colaboradora Ana a confecção do álbum, e aos poucos tudo foi se colocando no lugar: arrumei o meu primeiro emprego, depois o segundo, melhorei minha relação com as garotas, fiz cursos e comecei a sentir carinho por todos que lá moravam.

A relação com minha mãe mudou, mas não muito. Nós continuamos brigando bastante, só que também passamos a conversar mais. Eu sempre a visito, porque sinto muita falta da minha irmã e dela também. Eu divido com minha mãe algumas coisas importantes sobre a minha vida e aproveito o tempo com a Rafaela.

Minha mãe veio me visitar uma vez no abrigo, mas como tinha que trabalhar, ela ficou apenas dez minutos. Esse dia foi bom, senti que algo estava melhorando. Alguns dias se passaram e, em seguida, brigamos feio, mas depois já fizemos as pazes. Por isso, o que eu mais quero não é voltar a morar com ela, mas sim que, quando eu estiver morando sozinha, eu tenha mais que uma mãe, tenha uma grande amiga, uma base com que eu possa contar.

Tenho grandes sonhos, porém, ainda não fiz a escolha de uma profissão. Atualmente, faço produção de teatro e estou encantada com a ideia de dirigir uma peça, de subir no palco, porque sempre gostei de mostrar coisas interessantes para as pessoas. Poder participar desse livro também me deixa muito feliz, porque escrever nunca foi difícil para mim!

Recentemente, veio o Grupo nÓs, um projeto do Instituto Fazendo História que trabalha autonomia e projeto de vida com um grupo de jovens que estão ou que estiveram em situação de acolhimento. Foi a Ana quem sempre apostou nesta ideia e me ajudou a entrar neste grupo. Quando eu conheci a galera, foi uma surpresa, porque eles são superlegais e têm uma visão de futuro. É incrível ver jovens que sabem o que querem! Não tive nenhuma dificuldade de falar com eles, estamos no terceiro encontro e estou gostando bastante.

Bom, é isso... Agora o tempo vai passando e eu continuo escrevendo a minha história na vida. Tenho consciência de que sempre haverá dificuldades, mas também haverá sorrisos e momentos bons, que me marcarão pra sempre! Eu acredito no futuro, porque ele sempre traz coisas boas! Mesmo que venham coisas ruins junto, tudo é passageiro!

"Aos poucos tudo foi se colocando no lugar: arrumei o meu primeiro emprego, depois o segundo, melhorei minha relação com as garotas, fiz cursos e comecei a sentir carinho por todos que lá moravam."

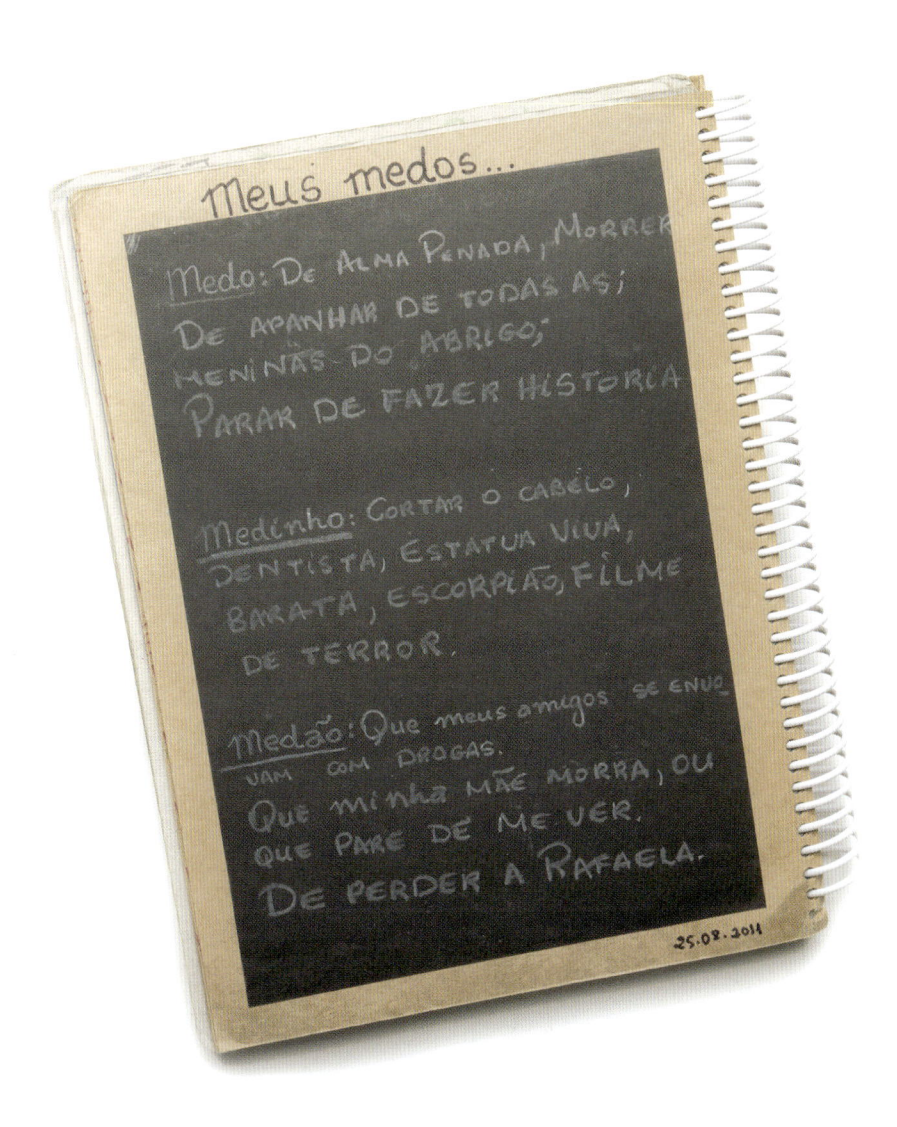

Ana e eu!
por Patrícia Cristina S. Rodrigues

Como forma de depoimento, Patrícia e Ana escolheram deixar um recado uma para a outra.

Quando fui acolhida, uma das coisas que me chamava atenção eram os álbuns das meninas. Então, disse à coordenadora: "Eu também quero fazer!"

Havia chegado no dia 9 de junho, e comecei a participar do projeto no dia 26. Quando vi a Ana, fiquei um tanto quanto surpresa. Tinha imaginado uma aparência diferente, porque não conhecia nenhuma voluntária, e, como qualquer ser humano, fiz meu pré-julgamento.

Pode ser antiético falar o que eu achava dela nos primeiros encontros, mas acho importante contar para que vocês concluam quanto ela é importante para mim. Eu achava que ela era uma mera "perua", que não tinha nada a fazer e que tentava gastar seu tempo com uma acolhida. Eu me sentia um objeto, mas mesmo assim, quanto mais tempo ficava com ela, mais eu gostava. Fazíamos recortes, víamos as fotos, conversávamos...

Com o tempo, tudo foi mudando e finalmente percebi que eu estava totalmente errada! Mudei minha percepção e consegui me abrir totalmente pra Ana. Contava meus medos, meus erros, minhas paixões, enfim, tudo! E assim foi... Sentia sua falta e durante a semana o tempo parecia não passar.

Eu fui mudando e comecei a passar por coisas ruins e dolorosas, e quando isso aconteceu tive certeza que aquele meu julgamento estava errado. Era terça-feira, dia do nosso encontro, e, quando cheguei da escola, a Ana estava lá! Almocei e a convidei pra descer para a sala do Fazendo Minha História. Ela disse: "Pati, hoje a gente não vai pode fazer o encontro, porque vou viajar com meu marido pra Miami às 15h, mas tive que vir pra ver se estava tudo certo contigo". Nossa! Nenhum dos presentes maravilhosos que ela me deu me fez tão feliz! Ouvir aquilo foi muito bom.

Agora falta um pouco menos de um mês* pra gente encerrar os nossos encontros e, quando paro pra pensar nas terças-feiras sem ela, é muito ruim! E sem contar o medo apavorante que eu tenho de que ela venha a me esquecer...

É... Eu a AMO!

* O desenvolvimento do Fazendo Minha História costuma se completar com cada criança e adolescente em um período, em média, de doze meses. Esse tempo pode ser alterado de acordo com cada caso, mas como todas as experiências da vida, esta também tem um começo, meio e um fim. Tão significativo quanto iniciar o trabalho é marcar o encerramento do ciclo.

Novidades 18/08

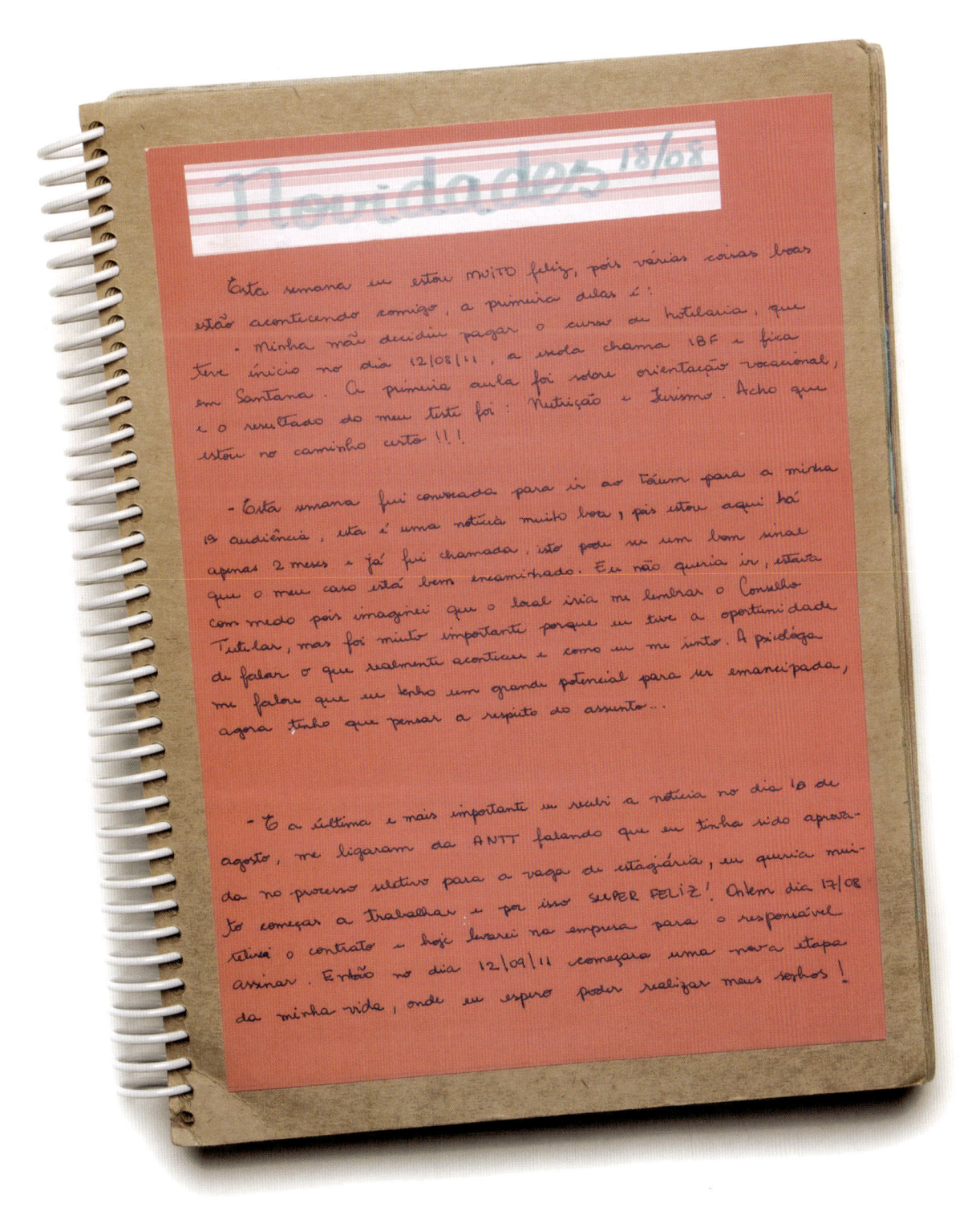

Esta semana eu estou MUITO feliz, pois várias coisas boas estão acontecendo comigo, a primeira delas é:

- Minha mãe decidiu pagar o curso de hotelaria, que teve início no dia 12/08/11, a escola chama IBF e fica em Santana. A primeira aula foi sobre orientação vocacional, e o resultado do meu teste foi: Nutrição e Turismo. Acho que estou no caminho certo!!!

- Esta semana fui convocada para ir ao fórum para a minha 1ª audiência, esta é uma notícia muito boa, pois estou aqui há apenas 2 meses e já fui chamada, isto pode ser um bom sinal que o meu caso está bem encaminhado. Eu não queria ir, estava com medo pois imaginei que o local iria me lembrar o Conselho Tutelar, mas foi muito importante porque eu tive a oportunidade de falar o que realmente aconteceu e como eu me sinto. A psicóloga me falou que eu tenho um grande potencial para ser emancipada, agora tenho que pensar a respeito do assunto...

- E a última e mais importante eu recebi a notícia no dia 10 de agosto, me ligaram da ANTT falando que eu tinha sido aprovada no processo seletivo para a vaga de estagiária, eu queria muito começar a trabalhar e por isso SUPER FELIZ! Ontem dia 17/08 retirei o contrato e hoje levarei na empresa para o responsável assinar. Então no dia 12/09/11 começara uma nova etapa da minha vida, onde eu espero poder realizar meus sonhos!

Paty e eu
por Ana Crystina Basile Perez, colaboradora do Fazendo Minha História

Interessei-me pelo projeto, fiz a formação de colaboradores e fui conhecer o abrigo. Confesso que estranhei muito, achei que a casa tinha pouco calor humano. Na primeira vez que estive lá, havia poucas crianças e a Patrícia estava na escola, por isso não a conheci. Quando a técnica do abrigo e a técnica do Fazendo Minha História me disseram que havia uma adolescente de dezesseis anos, que tinha chegado há pouco tempo e que queria fazer o álbum, eu me assustei... Pensei: "Adolescente em um abrigo... Hum... Deve ser um problema!" Imaginei encontrar, no mínimo, uma menina revoltada, mas topei o desafio.

Quando a conheci foi uma surpresa. Deparei-me com uma menina linda, meiga e supercarinhosa, além de boa aluna. Nos primeiros encontros, não tínhamos tanto assunto. Estávamos nos conhecendo e eu também não sabia muito da história de vida dela. Mas logo começamos a construir o álbum da Patrícia.

Assim como a Paty comenta sobre os seus pré-julgamentos, eu também tinha os meus. Eu pensava que crianças acolhidas estariam em um abrigo porque não tinham pais ou porque estes, de alguma maneira, não tinham condições de cuidar de seus filhos. Aí veio a grande surpresa: a Paty têm mãe e pai, morava em uma casa com conforto e, como ela mesma diz, era a própria "patricinha".

A adaptação da Paty no abrigo não foi fácil. As adolescentes não foram nada receptivas com ela e houve várias brigas. Nós conversávamos bastante sobre o que acontecia lá dentro. O tempo foi passando e ela foi mudando. As meninas fizeram amizade com ela, o que não quer dizer que não brigavam de vez em quando, mas eu sinto que elas torcem uma pela outra. A Paty foi amadurecendo, começou a trabalhar, a ficar mais exigente com as pessoas e também mais questionadora com as regras do abrigo. Juntaram-se a este momento decepções e a falta de perspectiva de voltar para a casa da mãe. Foi uma fase difícil, mas ficamos mais unidas.

Agora estamos de novo em um momento de mudanças, nos preparando para encerrar este trabalho de um ano e, por isso, estou com um aperto no coração, um medo de não estar tão perto quando ela for desligada do abrigo e começar uma nova fase da vida. Mas a Paty sabe que estarei sempre torcendo por ela!

Ah! Esqueci de falar da característica mais marcante da Paty: ela é muito ciumenta! Não quer que eu seja colaboradora de outras crianças e adolescentes no abrigo e nunca convidou ninguém para participar do nosso encontro, pois ela adora atenção exclusiva!

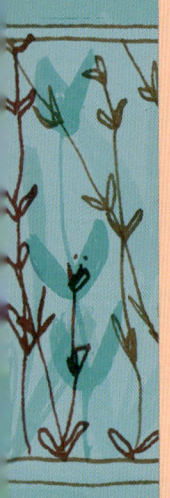

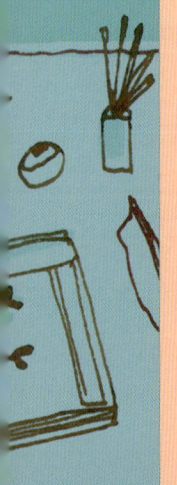

NOTA TÉCNICA

A história de Patrícia nos faz pensar a respeito dos motivos que justificam o encaminhamento de uma criança ou adolescente para um serviço de acolhimento. Neste caso, a dificuldade no relacionamento entre mãe e filha foi a razão para o acolhimento de Patrícia, o que, de acordo com a lei, não é justificável, mas sim o fato de ela não ter onde morar no momento em que deixou de viver com a mãe. Uma vez no abrigo, quanto antes o trabalho de reaproximação com a família for iniciado, maiores as chances de sucesso. Esta situação levanta ainda a questão da importância de outras políticas que pudessem cuidar e tratar a intensidade dos conflitos familiares sem necessariamente levar à ruptura.

Outra questão importante trazida por este relato refere-se ao tema das despedidas no abrigo. Encerrar uma experiência, uma fase da vida ou uma relação pode ser vivido como algo ameaçador e angustiante. Por vezes, crianças e adolescentes acolhidos viveram separações abruptas de suas famílias e não tiveram a oportunidade de se despedir e de elaborar essa situação. Por isso, é fundamental que os vínculos criados no abrigo sejam valorizados, dando a oportunidade de a criança ou o adolescente viver a despedida como um encerramento de um ciclo, e não como mais um rompimento do laço afetivo. No caso da Patrícia e da Ana, elas poderão realizar um fechamento do Fazendo Minha História de maneira cuidadosa e se despedir desta relação de mais de um ano. É fundamental que a mesma atenção seja dada por parte da equipe do abrigo no caso de um desligamento, por exemplo. A criança ou o adolescente, e seus amigos e educadores, precisam ter a oportunidade de viver esse processo de maneira cuidada.

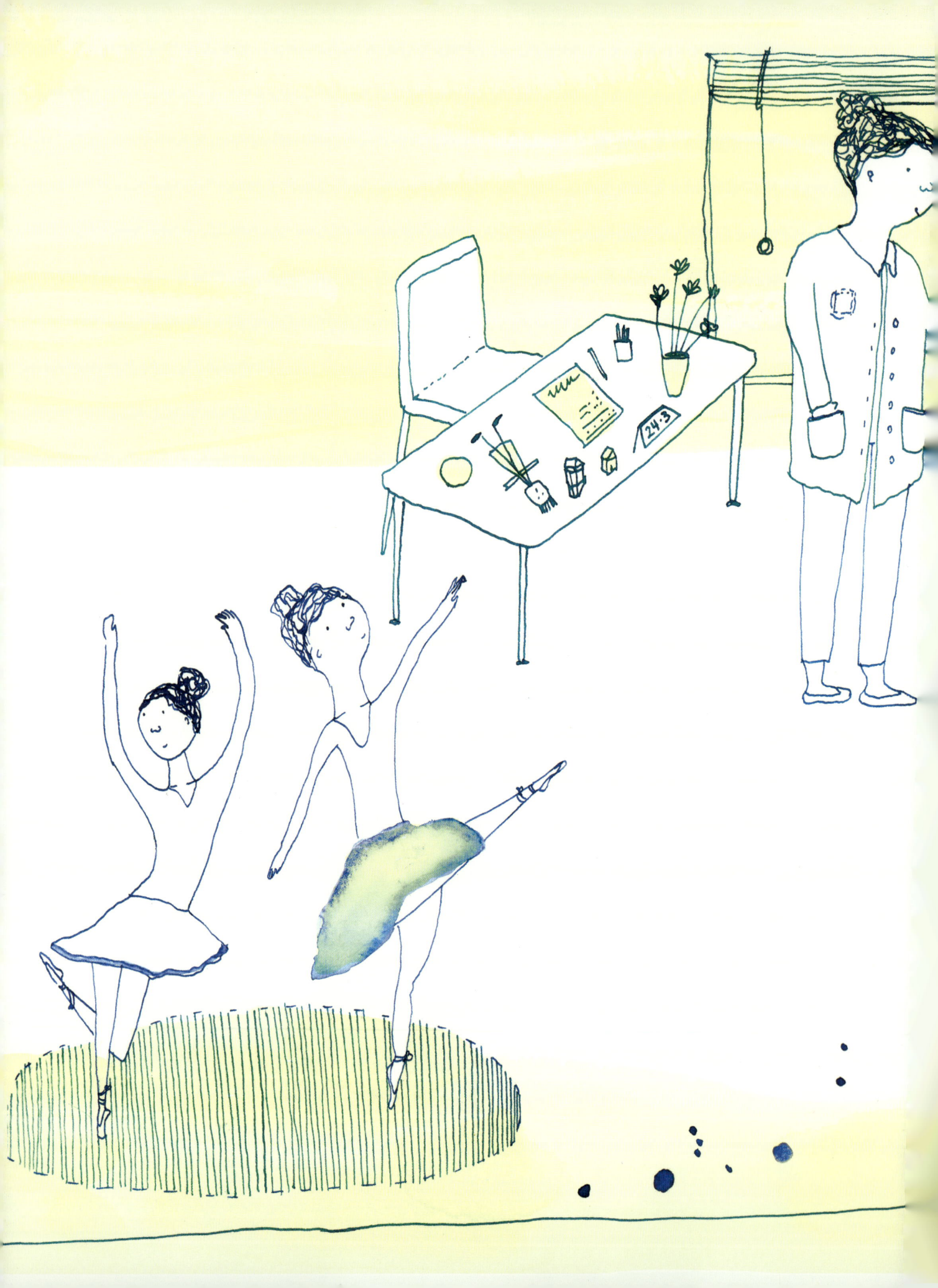

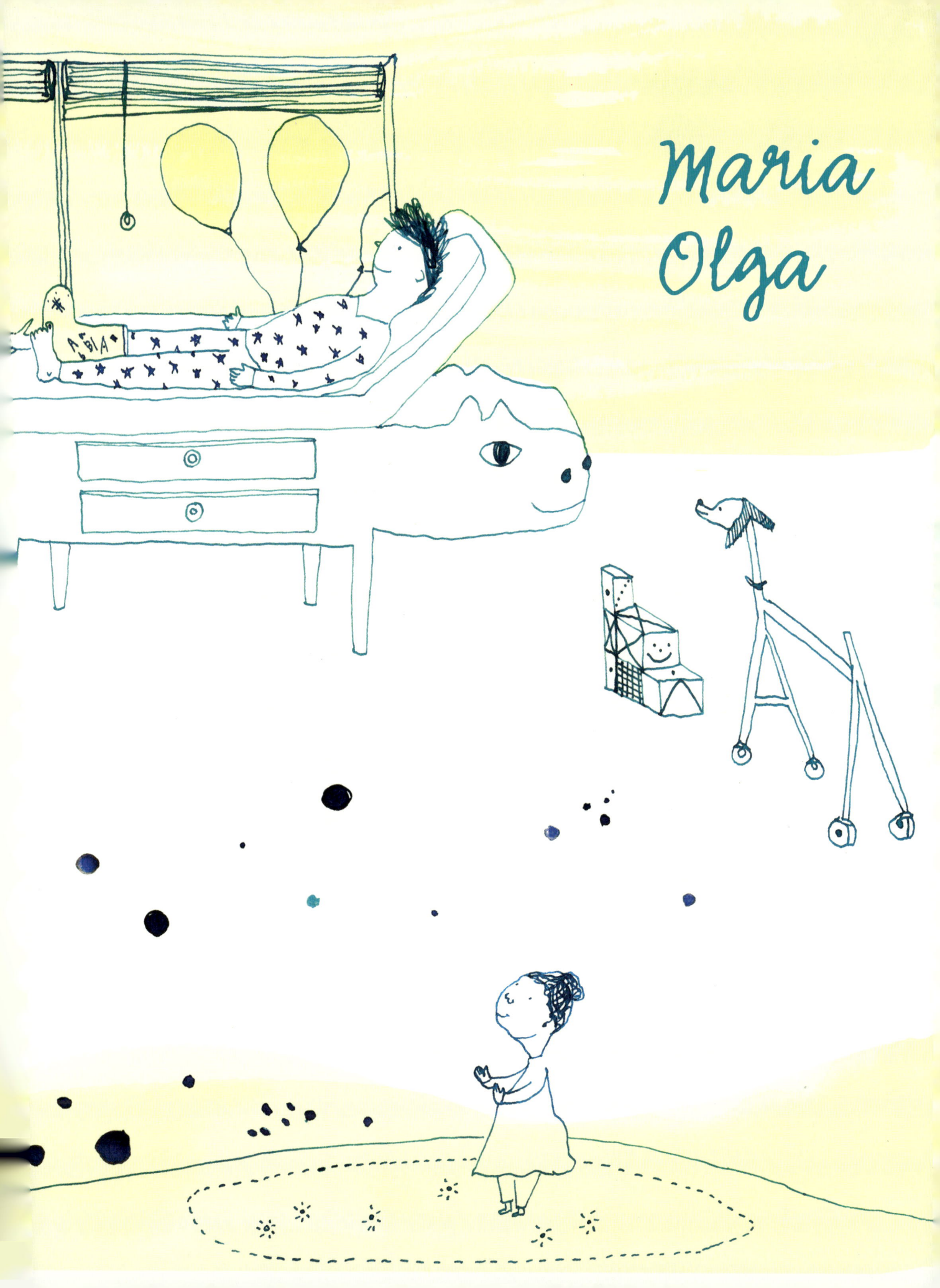

Maria Olga

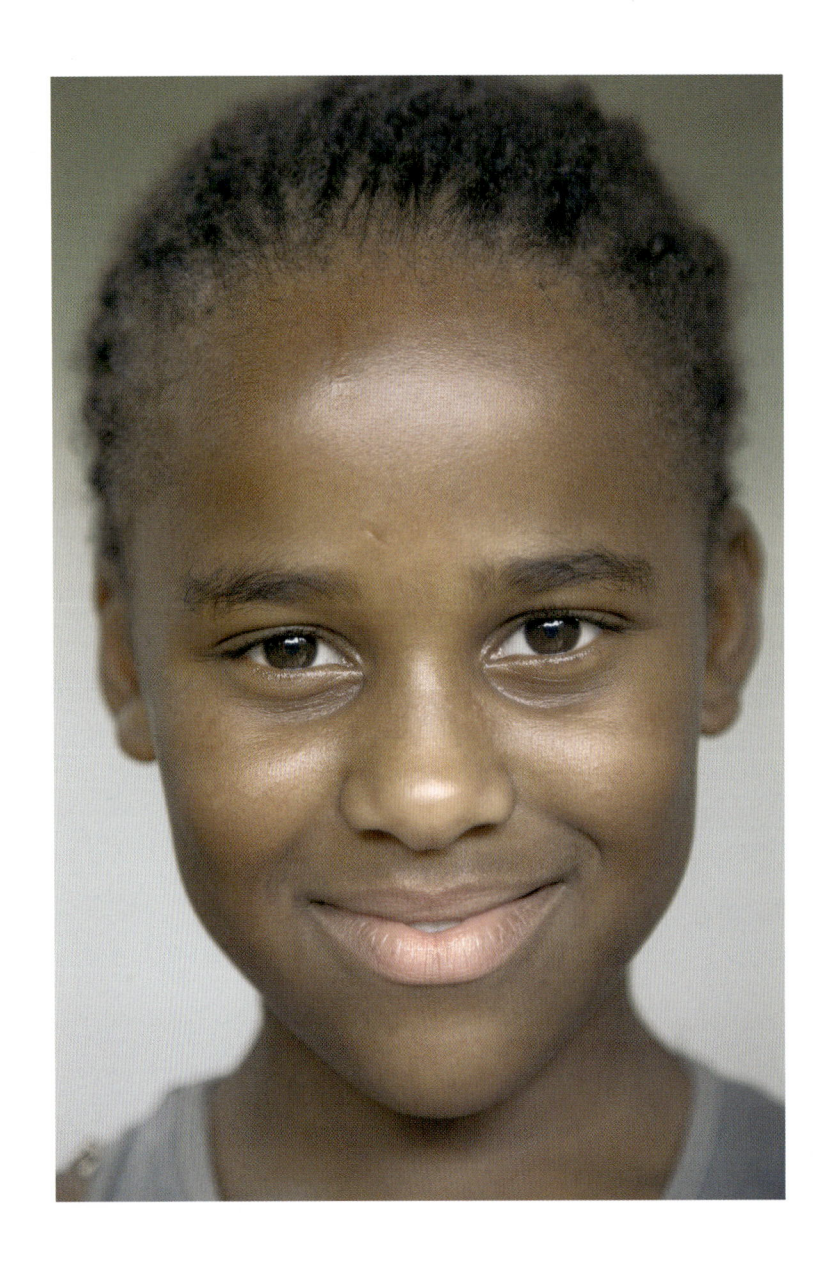

Maria Olga tem onze anos e um brilho e energia únicos. Conta sua história com um sorriso nervoso, mas sua força não a deixa abater-se. Sabe o que quer e o que não quer. Sonha em encontrar uma família que queira adotá-la e a ajude a superar a perda da mãe.

Saudades da minha mãe

por Maria Olga da Silva Cramano

Meu nome é Maria Olga da Silva Cramano. Tenho onze anos e vou contar um pouco da minha história. Meu pai biológico morreu no dia 28 de agosto de 2008, quando eu tinha apenas oito anos de idade. Ele nunca quis me registrar, mas me ajudava sempre que eu pedia. Eu o amava muito.

Quando eu era bebê minha mãe namorava um chileno, e como meu pai não queria me registrar, ele me registrou, mas logo depois foi embora para o Chile. Um tempo depois minha mãe casou com o Ivan, que cuidou de mim até meus onze anos. Ele bebia muito e minha mãe brigava com ele. Ela não aguentou e se separou dele. Passamos muita dificuldade. Teve um dia em que não tínhamos nada para comer, e só não passamos fome porque uma vizinha deu uma cesta para a gente. Minha mãe não podia trabalhar porque era muito doente. Ela tinha leucemia e morreu quando eu tinha dez anos.

Sofri muito e sofro até hoje. Depois que ela morreu, fui morar com o Ivan. Fiquei lá mais ou menos um ano. Depois fiquei na casa de um e de outro. Tenho cinco irmãos e sou a mais nova. Minha irmã mais velha é casada e mora na Pretoria, mas não quis ficar comigo. Pois é, naquele tempo eu era teimosa e debochada. Minha avó também não quis ficar comigo pelo mesmo motivo. Minha outra irmã foi adotada e meus três irmãos ficaram na casa que era da minha mãe. Não quero morar com eles porque não tenho uma boa relação com meu irmão Jonathan, de dezessete anos. A gente briga muito.

Enquanto isso, eu vou vivendo meus sonhos e fazendo o que gosto. Gosto de música, sei dançar e faço aula toda semana. Mas não quero trabalhar com dança. Eu quero estudar para ser médica. Ser médica pediatra. E também casar e ter dois filhos.

Forte, guerreira, luta pelo que quer
por Luciana da Silva Freitas, colaboradora do Fazendo Minha História

"No início do acolhimento, não aceitava limites. Causou muita confusão e até liderou motim de fuga. Passados oito meses, Olga é outra menina, carinhosa e prestativa."

Olga tem onze anos, inteligência e esperteza não lhe faltam, chegou cheia de charme, é exigente e mandona... Depois da morte da sua mãe, quando tinha dez anos, caiu no mundo... Era tanto sofrimento que ficar no local onde acompanhou e cuidou da mãe era muito doloroso.

Olga passou a ficar pelas ruas de uma cidade na Grande São Paulo, perambulando e fazendo amizades do amanhecer ao pôr do sol, e cada dia dormia na casa de pessoas diferentes. Conhece o prefeito, um delegado, ambulantes, motoristas, cobradores, moradores da rua e comerciantes que lhe davam comida, roupas e até dinheiro. Frequentava muitas igrejas; lê a Bíblia com frequência.

Em outubro de 2011, Ana, uma comerciante da cidade, conheceu Olga e ela lhe contou toda sua história. Já passava das oito horas da noite e Ana pediu que ela fosse para casa dormir. Só que Olga lhe disse que naquele dia não tinha para onde ir. Ana foi para casa e ficou incomodada com a história daquela menina negra, linda, alta, estilosa e muito falante. Ao chegar em casa, ligou para seu funcionário e perguntou se Olga ainda estava lá na rua. Ana resolveu sair para ir buscá-la e a levou para sua casa. Perguntou se ela queria ir para um abrigo. No outro dia foram para um Conselho Tutelar. Ana prometeu que a visitaria sempre, e assim faz até hoje.

Olga é precoce para sua idade. A única coisa que a faz chorar é quando bate saudade da mãe, que a mimava muito. Ela tem dez irmãos mais velhos que ela, cinco por parte de mãe e cinco por parte do pai, já falecido.

Procuramos a família extensa, mas todos se negaram a ficar com ela, não sabem e não demonstraram interesse em tentar lidar com o seu modo independente de ser. Não tenho nenhuma dúvida de que irá vencer na vida. É forte, guerreira, embora seja apenas uma menina de onze anos.

No início do acolhimento, não aceitava limites. Causou muita confusão e até liderou motim de fuga. Passados oito meses, Olga é outra menina, carinhosa e prestativa. É claro que a personalidade pertence a espíritos fortes e determinados. Seus sonhos? Ser médica pediatra, casar e ter dois filhos. Olga faz dança e judô, e estamos buscando alguém que a adote. É o que ela mais quer no momento e nós também. Nossa esperança é de um final feliz.

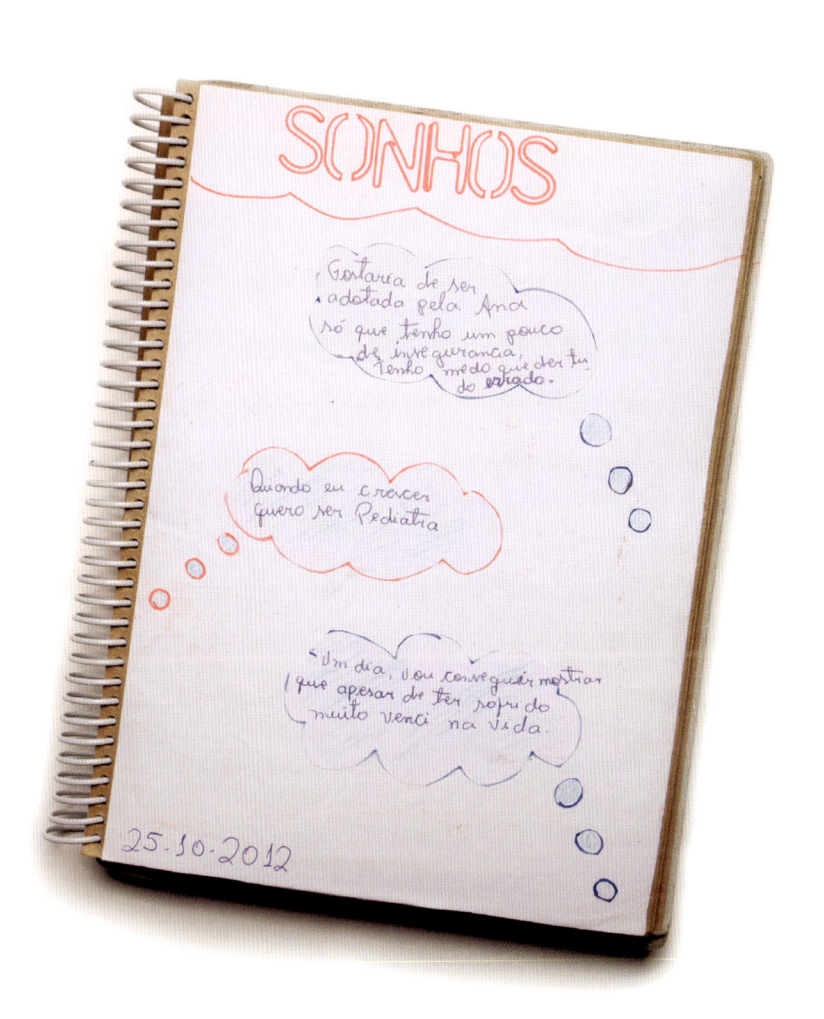

SONHOS

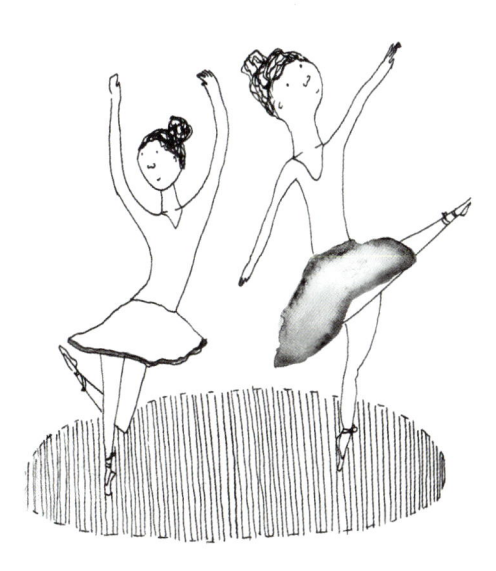

Gostaria de ser adotada pela Ana, só que tenho um pouco de insegurança, tenho medo que der errado.

Quando eu crescer quero ser Pediatra.

Um dia, vou conseguir mostrar que apesar de ter sofrido muito venci na vida.

25-10-2012

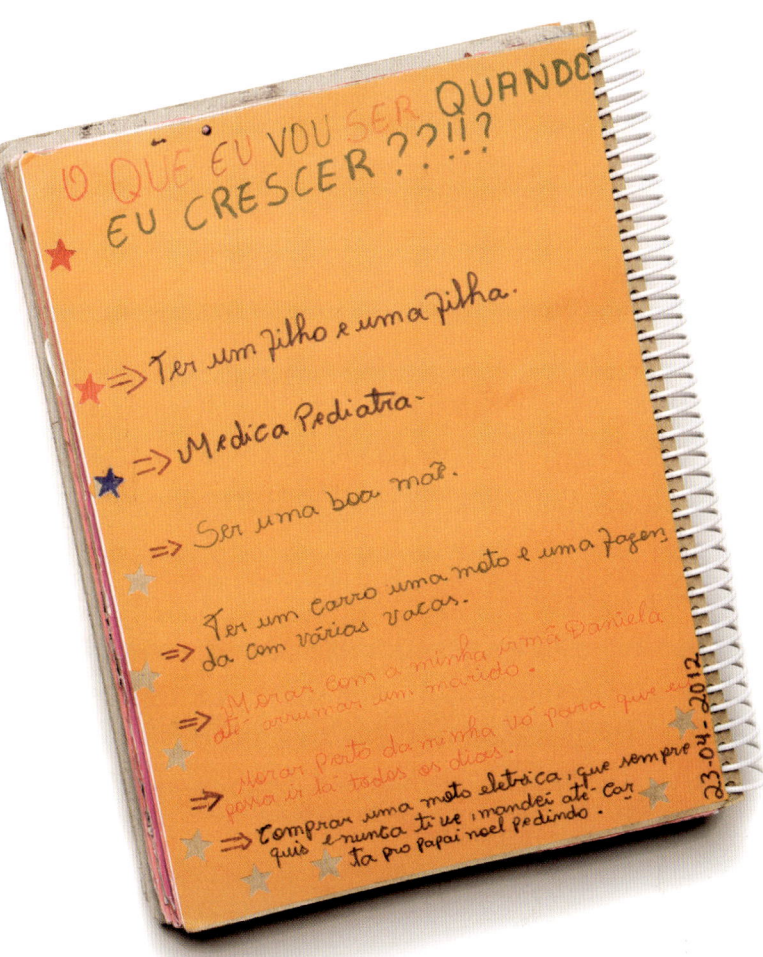

O QUE EU VOU SER QUANDO EU CRESCER??!!?

⇒ Ter um filho e uma filha.
⇒ Médica Pediatra.
⇒ Ser uma boa mãe.
⇒ Ter um carro uma moto e uma fazenda com várias vacas.
⇒ Morar com a minha irmã Daniela até arrumar um marido.
⇒ Morar perto da minha vó para que eu possa ir lá todos os dias.
⇒ Comprar uma moto elétrica, que sempre quis e nunca ti ve, mandei até carta pro papai noel pedindo.

23-04-2012

Ela pode dominar o mundo

por Livia Peretti Duarte, psicóloga do abrigo de Olga

"Olga nunca baixou a cabeça, é autêntica e muito sincera. Muitas vezes entrou em conflito com os adultos e com as demais crianças por isso."

Olga nunca havia sido acolhida. Chegou ao abrigo, que fica na zona rural de Franco da Rocha, acompanhada por uma conselheira tutelar. Estava falante, olhando todos nos olhos e cheia de si. Com o passar dos dias, Olga foi caindo em si, se deu conta de que estava morando num lugar que não era sua casa e que estava longe de seu espaço, das pessoas conhecidas, das ruas da cidade.

Na época, eu era psicóloga do abrigo e pude observar seus incômodos de perto. Tivemos desentendimentos, tive até que arrombar a porta do banheiro numa dessas situações para tirá-la de lá; ela estava descontrolada, batendo objetos nas paredes e gritando. Olga nunca baixou a cabeça, é autêntica e muito sincera. Muitas vezes entrou em conflito com os adultos e com as demais crianças por isso.

Eu achava incrível o modo como ela lidava com os meninos que a xingavam de feia, entre outros insultos. Ela os olhava por cima do ombro e virava a cabeça, parecendo se achar ainda mais bonita.

Tive o prazer de acompanhá-la em visitas de alguns parentes e pessoas queridas, inclusive no cemitério onde estava sua mãe. Admiro Maria Olga e costumo dizer que, se não tomar cuidado, ela domina o mundo. Dominar no melhor sentido que esse verbo pode ter.

Olga repetiu de ano porque teve muitas faltas. Ela faltava para cuidar de sua mãe, muito doente. Quando chegou ao abrigo, estava disposta a voltar para a escola. No primeiro dia de aula, um professor disse que "o mal se paga com o mal e o bem se paga com o bem", e assim agiria com os alunos. Ela foi a única a interrompê-lo para dizer que aprendeu diferente no abrigo: o "tio Zé" ensinou que o mal se paga com o bem, e que o professor estava errado.

Hoje não trabalho mais em abrigo, mas continuo visitando Olga e ainda nos falamos por telefone. Essa história continua entre a gente.

NOTA TÉCNICA

Há muitas crianças e adolescentes que estão nos abrigos e não têm a possibilidade de retorno familiar, esperando assim pela possibilidade de uma adoção para garantir o seu direito à convivência familiar. Segundo a lei, na impossibilidade de permanência na família natural, a criança e o adolescente serão colocados sob adoção, tutela ou guarda. Através dos relatos, é possível perceber o sonho de Olga, órfã de pai e mãe e com dificuldades de relacionamento com sua família extensa: ser adotada e viver junto a uma nova família. No caso dela, no entanto, que já tem onze anos de idade, há maior dificuldade em conseguir uma família disposta a adotar. Segundo o Levantamento Nacional das Crianças e Adolescentes em Serviços de Acolhimento, realizado em 2011 pelo Ministério do Desenvolvimento Social e Combate à Fome, entre as crianças e os adolescentes em situação de serem adotadas no Brasil, 80,9 por cento têm entre seis e onze anos. Apesar de haver no Brasil uma lista de espera grande de casais que desejam adotar filhos (aproximadamente 27 mil pretendentes), a maioria restringe seu desejo a bebês e crianças pequenas.

Outro caminho possível, no caso de Olga, seria o trabalho intenso com sua família, na tentativa de resgate deste vínculo, já que é possível perceber uma situação de conflito e dificuldade de relacionamento, ou ainda o preparo para um desligamento pela maioridade, trabalhando sua autonomia e rede de relacionamentos na comunidade.

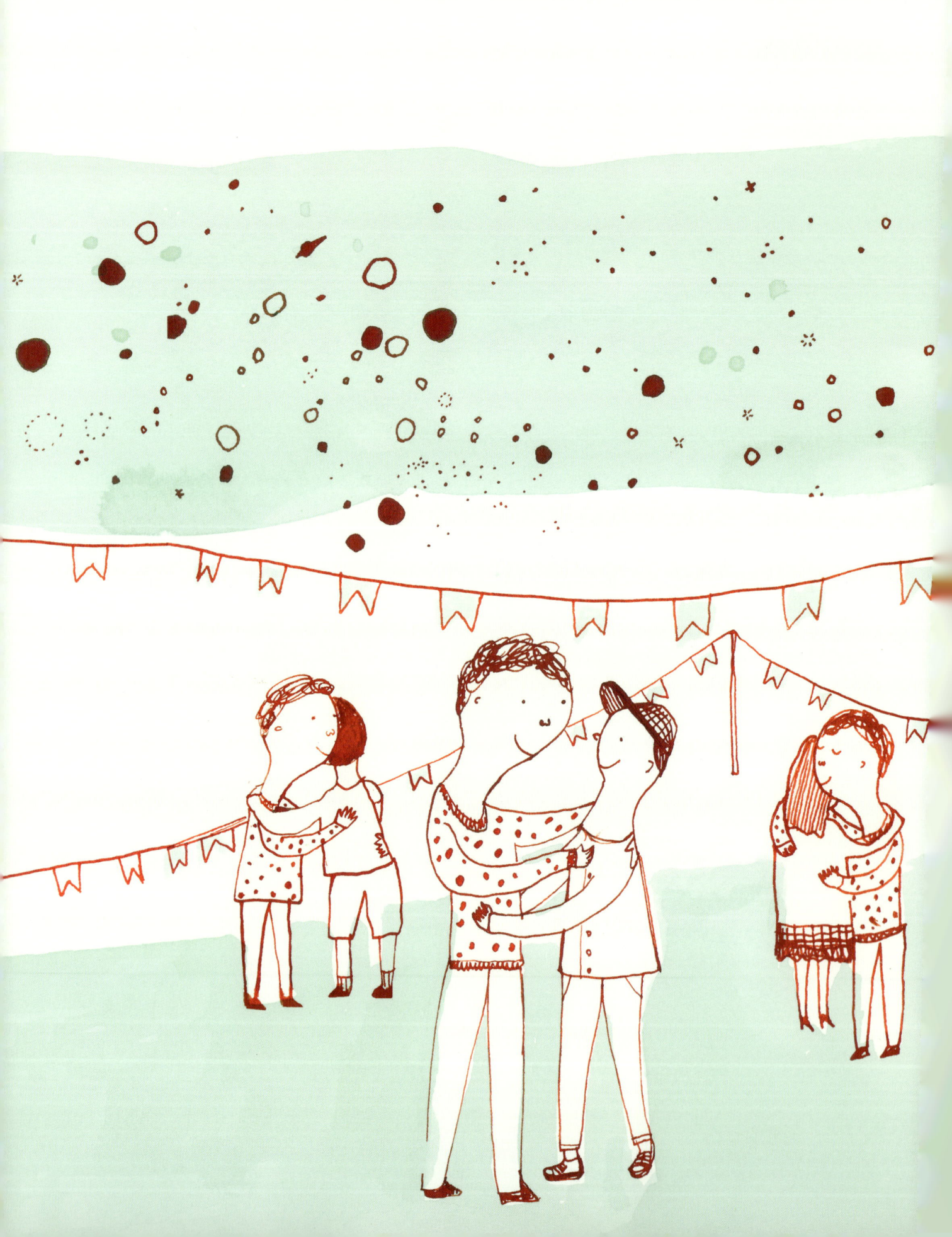

Fabiano

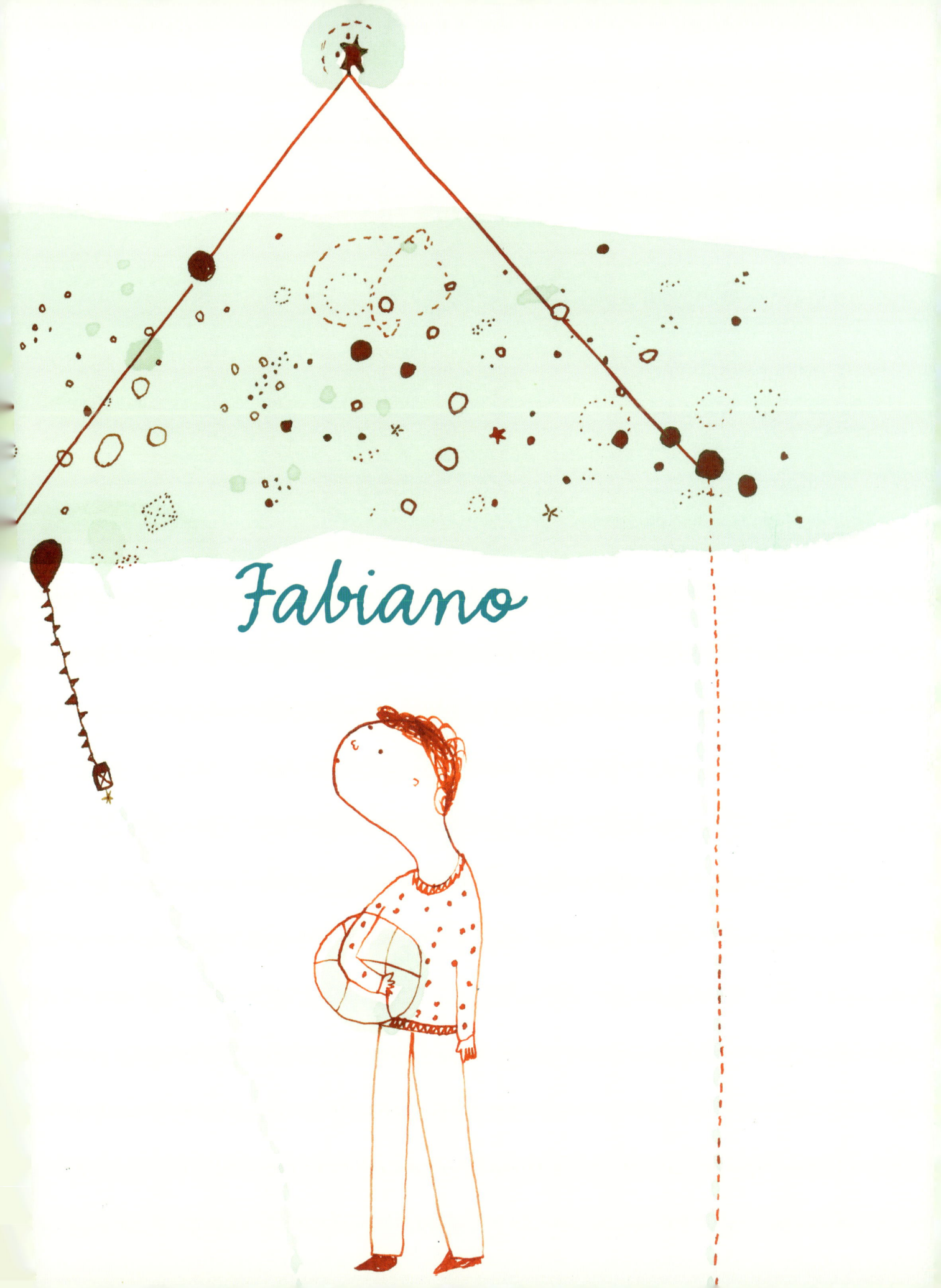

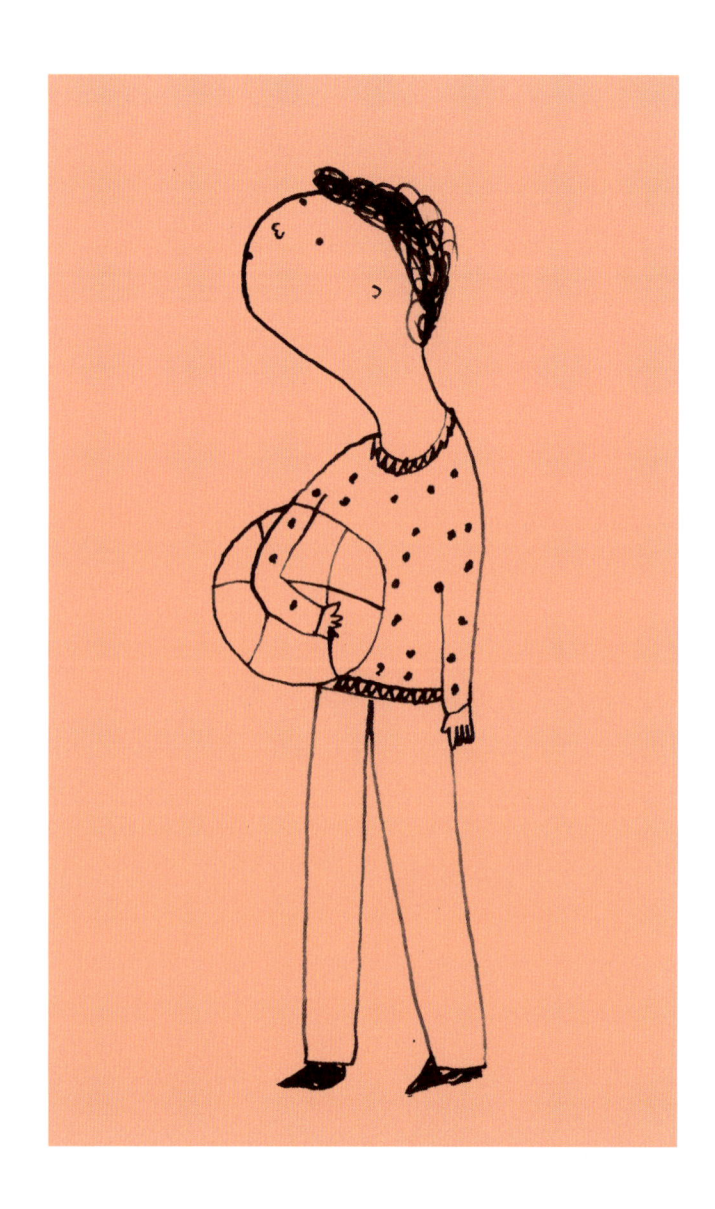

Alegre, brincalhão e puro: este é Fabiano. Tem dezesseis anos e dificuldades no processo de desenvolvimento integral. Acolhido após a morte da mãe, Fabiano é um exemplo de dicotomia de vida. Sua condição o protege de perceber a exclusão e o preconceito; sua pureza e espontaneidade cativam e inspiram o bem, mas não o libertam da dor e da saudade.

O medo que aproximou

por Adriano, colaborador do Fazendo Minha História

A chegada naquele abrigo foi de euforia. Seria o meu primeiro contato com esse tipo de instituição e seu rico universo. Especialmente naquele primeiro dia de visita, as crianças estavam bastante agitadas por causa de uma festa junina que a casa promovia.

Minha primeira impressão foi positiva. As crianças aparentavam estar bem-cuidadas e contentes. Muito diferente do que costumamos ouvir a respeito dos pequenos em condição de acolhimento. Procurei avidamente por rostos que eu supunha poderem causar em mim o desejo de acompanhá-los no projeto Fazendo Minha História. Mas o contrário aconteceu. Avistei justamente um garoto que, apesar de alegre e um tanto desengonçado, torci para que não fosse quem eu acompanharia com o álbum. Sim, sinceramente tive esse sentimento: avistei aquele que eu sabia não querer.

Visível estava que Fabiano* era bastante comprometido cognitivamente, e isso me assustou. Também me causou forte receio sua imensa expansividade, expressa também por abraços "exagerados" (segundo a minha percepção naquele momento), quando ia desgovernadamente em direção a todos que encontrava pela frente, fossem conhecidos ou não. Ele queria e precisava de contato, e eu pedia internamente para que esse contato não fosse comigo.

Pois bem, discutidas as demandas de várias crianças que ainda não estavam com um voluntário do Fazendo Minha História, descobri que Fabiano era uma delas. Por impulso, acabei me oferecendo para "ficar" com ele. E me surpreendi com essa decisão: eu tinha a opção de vários bebês ou ele. Escolhi Fabiano.

A ignorância, confesso, foi o primeiro passo para o meu preconceito, o qual gradativamente foi se desfazendo em relação à condição desse menino grande, pois tive a chance de conhecê-lo mais de perto. E também de conhecer sua história, marcada por uma vida nada fácil. Estar diante de um garoto de quinze anos, estatura e porte dessa idade, porém com o comportamento mental de menino de um ano e poucos meses, me causou um forte impacto, marcado ainda pela sua falta de comunicação verbal organizada e também pela fralda, quase sempre limpa, presente em todos os nossos encontros e no cotidiano de Fabiano.

"Por impulso, acabei me oferecendo para 'ficar' com ele. E me surpreendi com essa decisão: eu tinha a opção de vários bebês ou ele. Escolhi Fabiano."

* Os nomes desta história são fictícios.

Estar aberto para perceber a sua especificidade foi o grande desafio para mim. Percebê-lo era redobrar a minha observação e redobrar o meu empenho em compreender as suas linguagem verbal e comportamental singulares. Tamanha singularidade enriqueceu meu olhar, e ainda enriquece as minhas percepções em relação a ele, em todo encontro.

Me surpreendi com as grandes descobertas desveladas no nosso cruzamento de experiências. Há inteligência em Fabiano, mas a sua inteligência. Há afeto em Fabiano, mas o seu modo de gostar. Há carência e revolta em Fabiano. E há histórias de abandono, voluntárias e involuntárias.

Mais um abandono Fabiano sofreria, de minha parte, quando quase me deixei levar pelo sentimento de querer não me aproximar. Ele seria abandonado por um desconhecido; mas felizmente tive a chance de superar tal atitude e consegui me achegar a Fabiano, e ele se aconchegou em mim. E foi me ensinando, com seu jeito Fabiano de ser, a superar os desafios em relação à sua figura enigmática e a querê-lo cada vez melhor, a cada dia.

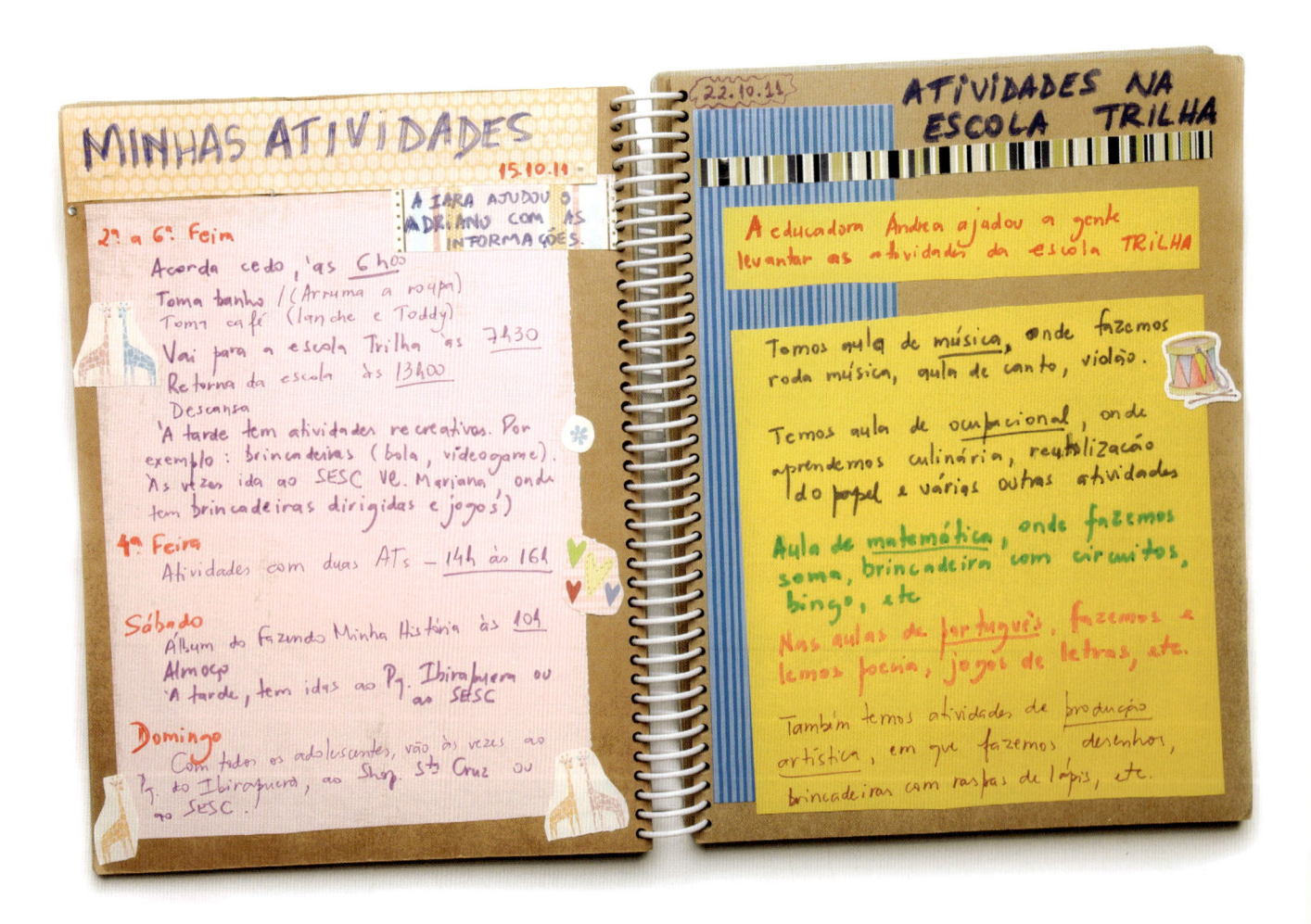

O valor dos pequenos prazeres

Por Gabriele, educadora do abrigo

Vejo o Fabiano como um adolescente carinhoso, capaz de fazer suas escolhas, dentro do seu quadro, que é de transtorno global do desenvolvimento. Consegue ter certa independência, toma banho sozinho, veste sua roupa, sabe pedir quando quer algo.

Desde o período em que foi acolhido até hoje, percebo melhoras significativas em seu comportamento e desenvolvimento. A perda da mãe com a qual vivia junto, inclusive na rua, foi algo que percebo marcar a vida de Fabiano.

Ele consegue demonstrar sentimentos de amor e de tristeza. De vez em quando pergunta pela mãe, chora, e explico a ele que sua mãe virou uma estrelinha e está no céu. Sinto que ele compreende e logo vai brincar ou interagir com outras crianças e adolescentes. O que me sensibiliza no Fabiano é o fato de não ter nenhum familiar que venha visitá-lo, e mesmo assim conseguir viver em harmonia com todos, sendo carinhoso, feliz e muito risonho.

O Fabiano tem interesse em fazer suas lições de casa, pontilhamos seu nome, as vogais e ele faz com capricho, cobrindo os pontinhos. A escola especial é muito importante para ele, que gosta de participar das atividades propostas. Relaciona-se bem com as crianças e os adolescentes do abrigo, principalmente com o Gabriel, de catorze anos, e com o Ademir, de nove. Ele também gosta muito de jogar bola.

Um fato que foi marcante no meu relacionamento com ele foi o passeio que fizemos pelo bairro Vila Mariana, no batalhão do Corpo de Bombeiros que fica na rua Domingos de Moraes. Vimos uma exposição de peças e artigos usados pelos bombeiros. Assistimos a um vídeo sobre o seu trabalho e fomos muito bem tratados. Os bombeiros nos ofereceram um lanche e o Fabiano subiu no caminhão. Foi muito gostoso. De lá fomos à igreja Nossa Senhora da Saúde, onde ele aprendeu a rezar. Ele ficou muito feliz e a partir daquele dia tanto Fabiano quanto seu amigo Gabriel sempre pedem para sair. Vamos ao Sesc Vila Mariana, ao Ibirapuera, e esses passeios são muito prazerosos. O Fabiano interage bem com as pessoas e essas saídas contribuem para a melhoria de seu comportamento, do seu desenvolvimento, e o ajuda a conhecer melhor o mundo em que vive e do qual faz parte.

Das experiências que vivo com Fabiano, a que acho mais importante é o amor, pois quando temos esse sentimento pelo outro percebemos que as mudanças vêm sempre para melhor.

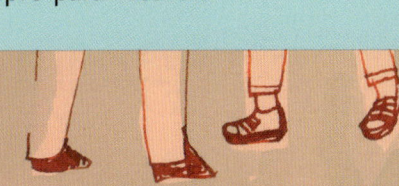

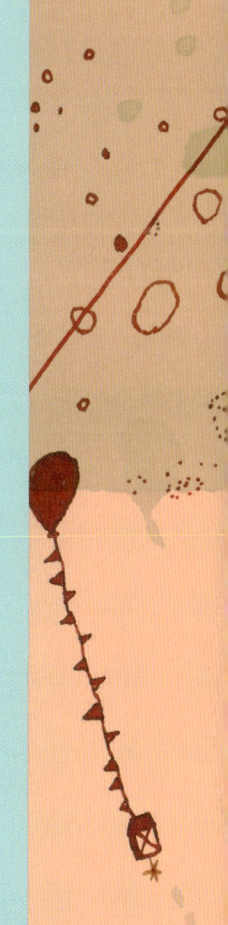

Um capítulo de nossas histórias

por Janice, professora da escola de educação especial

"Com seu jeito inocente e dócil, foi conquistando espaço e afeto das pessoas que estavam ao seu redor. O garoto que antes era tímido agora era falador..."

O que falar de Fabiano? Bem, não é difícil falar de Fabiano...

Um garoto que chegou à escola bastante tímido e, digamos, um tanto receoso: falava pouco e de um modo bastante infantilizado... Tinha certa resistência quando nos aproximávamos dele, ficava calado, se afastava. Mas não demorou muito tempo para que esse receio fosse diminuindo, e chegou um momento em que acabou! Fabiano nos mostrou quanto era carinhoso e permitiu que nós fizéssemos parte da sua história.

Foi confiando na equipe, se aproximando dos colegas de classe e, logo, da escola toda. Abraçava os colegas e cumprimentava os profissionais, chamando todos de "tios e tias". Com o passar do tempo, foi nomeando um a um.

Com seu jeito inocente e dócil, foi conquistando espaço e afeto das pessoas que estavam ao seu redor. O garoto que antes era tímido agora era falador... Adorava entrar nos assuntos, falar dos seus desejos, fazer pedidos, e ao falar conseguia tomar conta da classe!

Tinha um desejo enorme de possuir coisas, queria celular, um boné, óculos de sol, um tênis, um "carro da hora" e uma série de coisas... Um clássico adolescente: cheio de sonhos e desejos! Todos os dias, na hora do intervalo, jogava basquete, e essa era sua marca aqui na escola. Os intervalos tinham mais vivacidade com sua presença, pois era impossível negar uma partidinha de basquete com Fabiano.

Enfim, Fabiano levou um pouco de nós e deixou sua marca também. Acredito que tudo que pôde aprender por aqui só foi possível porque ele permitiu que entrássemos em sua história e escrevêssemos um capítulo juntos.

Um irmão a descobrir

por Lenilton, irmão mais velho de Fabiano

Quando conheci o Fabiano, eu já morava em abrigo. Fui para lá assim que nasci. Minha irmã também morou comigo neste mesmo abrigo, desde pequena. Com o Fabiano foi um pouco diferente, soube que ele viveu com minha mãe até ela falecer, em 2009. Aos domingos recebíamos as visitas e durante um tempo minha mãe vinha nos visitar com o Fabiano. Depois ela desapareceu e só voltou alguns anos depois.

Nunca fomos próximos, a única coisa que me lembro é dele no pátio jogando bola, mas eu nunca quis ir brincar com ele, ficava parado lá no pátio e não queria saber de nada.

Só em 2010 soube, pela minha irmã, que o Fabiano estava morando em abrigo. Eu nunca tive interesse em ter um reencontro e saber sobre ele, pois nunca tive muito vínculo com minha família. Para mim eles eram pessoas normais, iguais a qualquer outra pessoa.

Até que comecei a conversar com a Manu, que me acompanha no Grupo nÓs*, e soube que ela era amiga de uma antiga professora do Fabiano. Conhecendo um pouco mais da história dele, comecei a mudar de ideia sobre o meu irmão. Ao ver a dificuldade dele e saber que ele está sozinho e que não tem para onde ir, fiquei com vontade de tentar dar um apoio e ajudar no que for possível, porque ele é meu irmão, né?!

O pessoal do abrigo disse que às vezes ele lembra da gente, fala algumas coisas, então acho que eu estando lá já é uma força a mais para ele. Estamos combinando de marcar nosso encontro para este mês. O pessoal do abrigo está organizando isso. Depois disso pretendo visitá-lo a cada mês, ficar mais perto e, quem sabe, conseguir trazer minha irmã, que também nunca teve interesse em vê-lo. Não sei como vai ser esse encontro, se ele vai lembrar de mim ou não, mas não tenho medo!

* O Grupo nÓs é um programa do Instituto Fazendo História que acompanha adolescentes no processo de desligamento do serviço de acolhimento, oferecendo o apoio para que eles enfrentem os desafios desta etapa da vida.

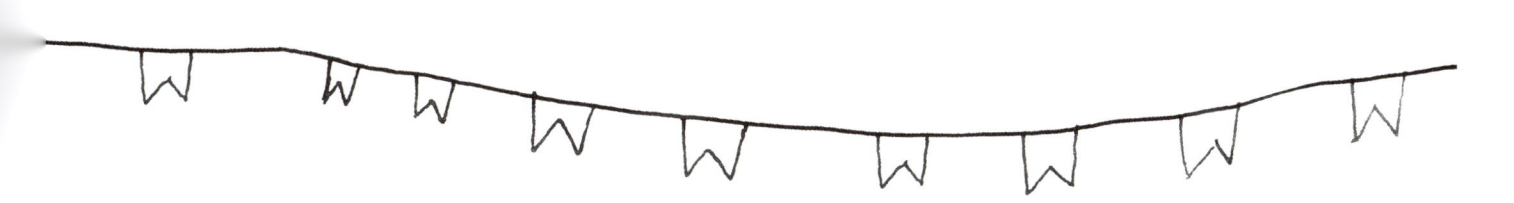

De mãos dadas e passos de pernas longas
por Renato, psicólogo do abrigo

Falar sobre uma experiência de encontro, sobretudo do encontro entre irmãos que estavam distantes em seus percursos e possibilidades, é selar um elo que foi formado durante um ano repleto de trocas afetivas. Trocas que em muitos momentos subverteram a minha forma de me articular com o outro.

Fabiano sempre me surpreendeu, não só por sua construção de mundo, mas também por seu carinho fácil, sua generosidade, inclusive quando dizia que meu cabelo estava duro e precisava ser cortado!!!! "Ô, tio Renato, o cabelo tá duro né, vai cortar fazendo por favor."

Quando fiquei sabendo que a vida do Fabiano seria brindada com a volta de seu irmão, Lenilton, fiquei extremamente ansioso. O meu desejo era pegar o Fabiano e levá-lo até o irmão, mas essa não seria a melhor opção, já que sobrepor o meu desejo ao dele seria um equívoco; cheio de carinho, mas um equívoco.

Pensei muito sobre como seria esse momento, tentei encontrar meios de afastar a angústia de todos os envolvidos, inclusive a minha, mas logo percebi que não tinha esse direito. Afastar da relação qualquer meio de dar-lhe um significado poderia impedir uma oferta genuína de afeto, mesmo que o produto dessa relação fosse a distância. Na véspera da visita de Lenilton, chamei Fabiano para dizer a ele quem viria vê-lo no dia seguinte. Durante toda a conversa, Fabiano se portou como se não estivesse entendendo nada; não reagiu à notícia, ao menos não apresentou nenhuma reação que fosse acessível ao olhar. No dia seguinte, muito cedo, Fabiano acordou e, como se tivesse guardado dentro de si a noite toda e pensado como seria seu dia, nos presenteou com muita euforia, regada a risadas, pulos, abraços e um "Tio, o irmão, o irmão".

Enfim Lenilton chegou. E de mãos dadas e passos de pernas longas os irmãos se (re)conheceram.

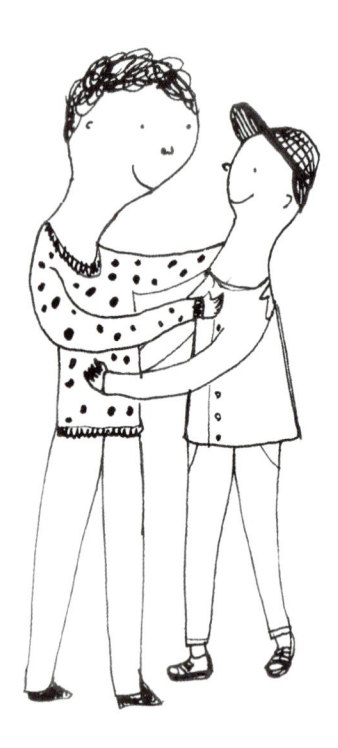

CONTANDO HISTÓRIA

Era uma vez a história de Gegê e Pêpe, um casal que tinha três filhos: Joãozinho, Paulinho e Priscila.

Porém, formavam um casal diferente, pois eles brigavam muito, e Gegê um dia resolveu se separar de Pêpe. Contudo, Gegê não tinha condições de manter os seus três filhos com ela, e decidiu ficar apenas com Joãozinho, deixando os outros dois com outras pessoas que iriam poder cuidar deles.

Assim, cuidou muito bem de Joãozinho, e viveram os dois juntos por um bom tempo.

Depois de uns anos, aconteceu que Gegê ficou bastante doente e teve de ir ao hospital para cuidar de sua saúde, onde infelizmente a doença piorou e ela veio a falecer.

Joãozinho, que era um garoto sensível, foi levado para uma casa cheia de outras crianças. No começo estranhou bastante, mas começou a ser muito bem cuidado por todos dessa nova casa. Fez diversas amizades e percebeu como era bom ter amigos e morar com várias crianças que gostam de brincar, passear e se divertir juntas.

Joãozinho às vezes lembra com saudades de seus outros dois irmãos, Priscila e Paulinho, mas descobriu que eles vivem em outras casas, bem distante de onde ele mora agora.

Então, pôde perceber que cada um é feliz do seu jeito, pois mesmo vivendo longe um do outro, descobriram novos amigos e companheiros divertidos.

30/07/11

RAIVA!!!

HOJE CONTEI PARA O ADRIANO QUE FOI UMA SEMANA MUITO BRAVA. OS MENINOS ME PROVOCARAM E EU BATI EM TODO MUNDO!!!

PROMETO EVITAR BATER NOS MEUS COLEGAS.

AMIZADE SEM BRIGAS!!!

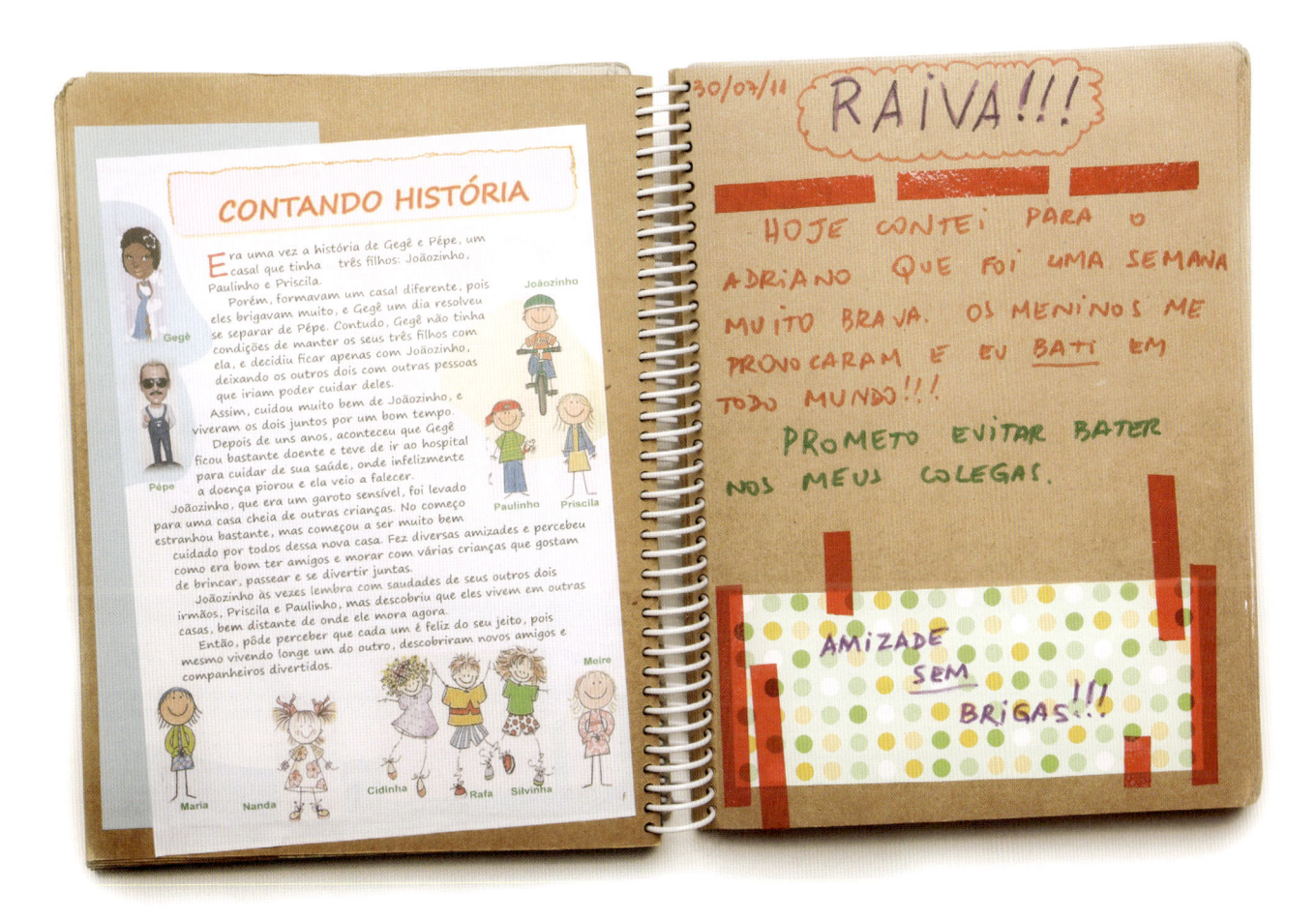

NOTA TÉCNICA

Estamos diante de um caso em que o acolhimento institucional separou o grupo de três irmãos, que por conta disso não constituíram vínculo entre si. O fortalecimento do vínculo entre irmãos está previsto na lei porque contribui para a formação da identidade, para a preservação da história de vida e da referência familiar. É importante que os serviços de acolhimento se organizem e desenvolvam estratégias para a preservação desses vínculos.

Quando atingiu a maioridade, Lenilton mobilizou-se em direção ao estabelecimento desse vínculo. Nesse momento, veio à tona a desarticulação e a falta de iniciativa de toda a rede para o planejamento de estratégias tão necessárias para o fortalecimento desse grupo, trabalho que não depende apenas do desejo de um dos serviços isoladamente. Felizmente ainda há tempo de trabalhar com Fabiano a aproximação com seus irmãos! Com certeza os resultados desse trabalho trarão para sua vida novas possibilidades para o futuro.

Fabiano é um menino com questões graves de desenvolvimento e que por isso tem necessidades específicas de cuidado. O abrigo em que vive lhe garante esses cuidados, ofertando-lhe um atendimento inclusivo e de qualidade. Para casos como o de Fabiano, é muito importante que os serviços possam se articular com outros serviços da rede pública (educação, saúde, lazer e cultura) de forma a promover um atendimento integrado e de fato inclusivo.

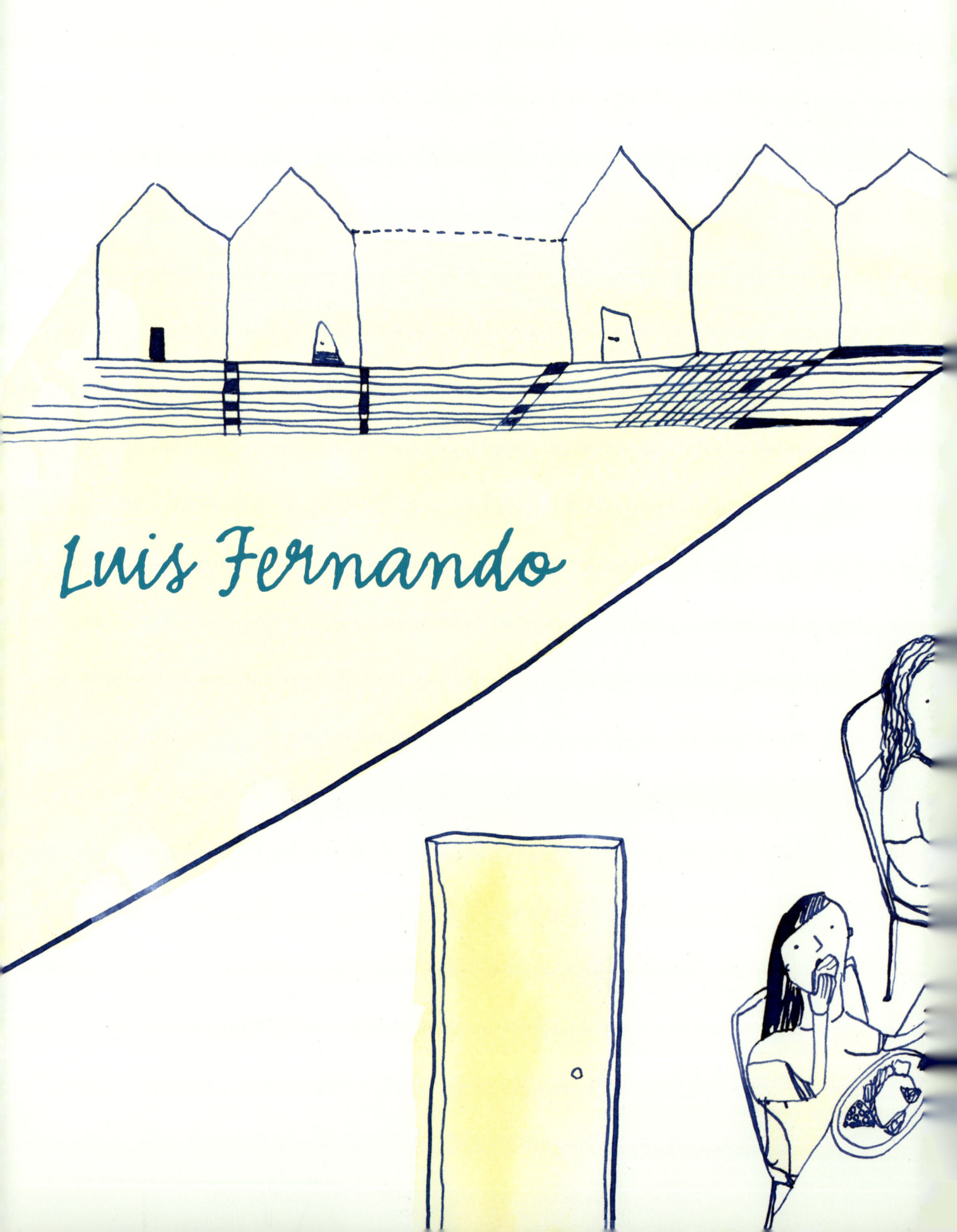

Luis Fernando

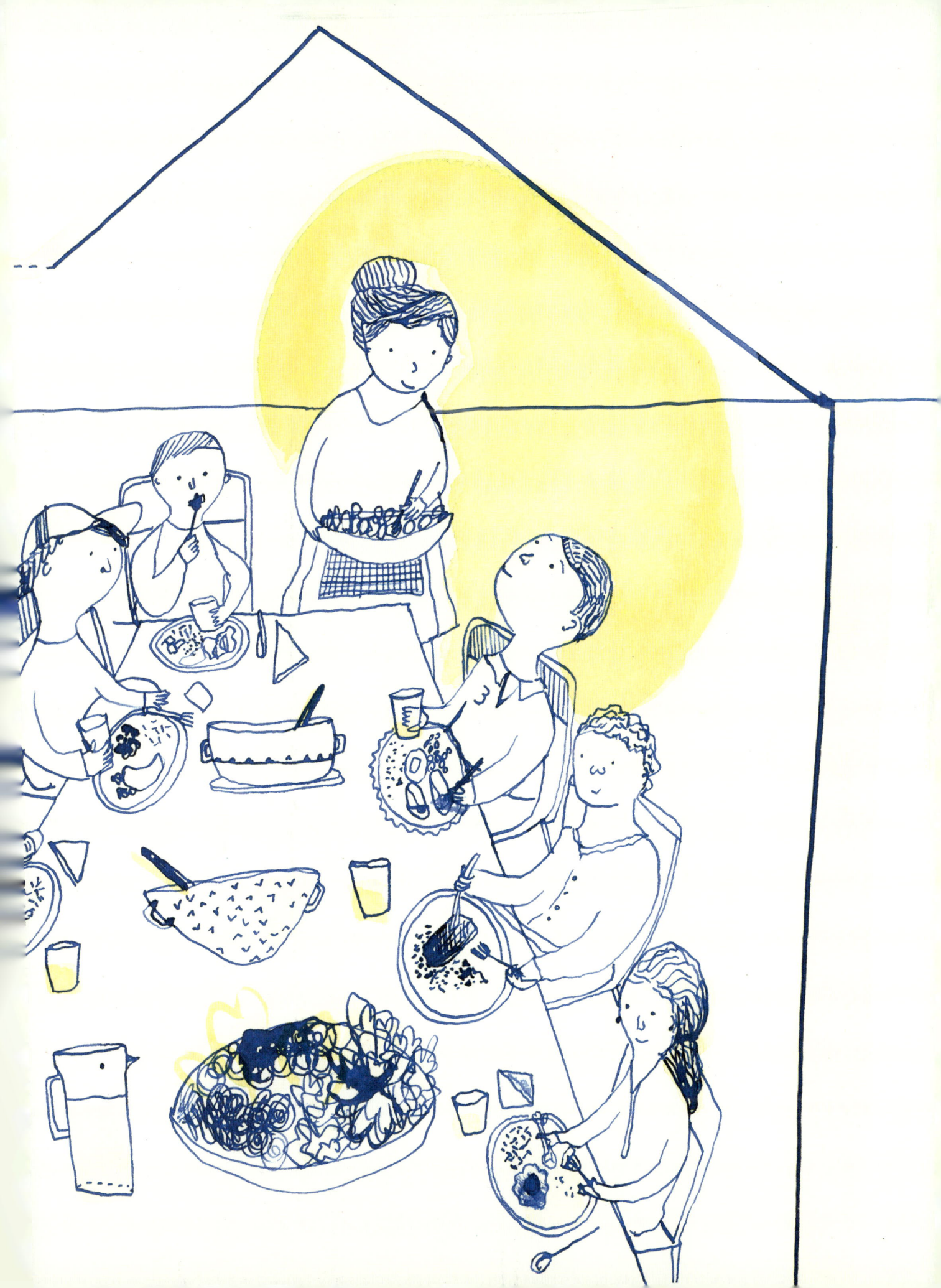

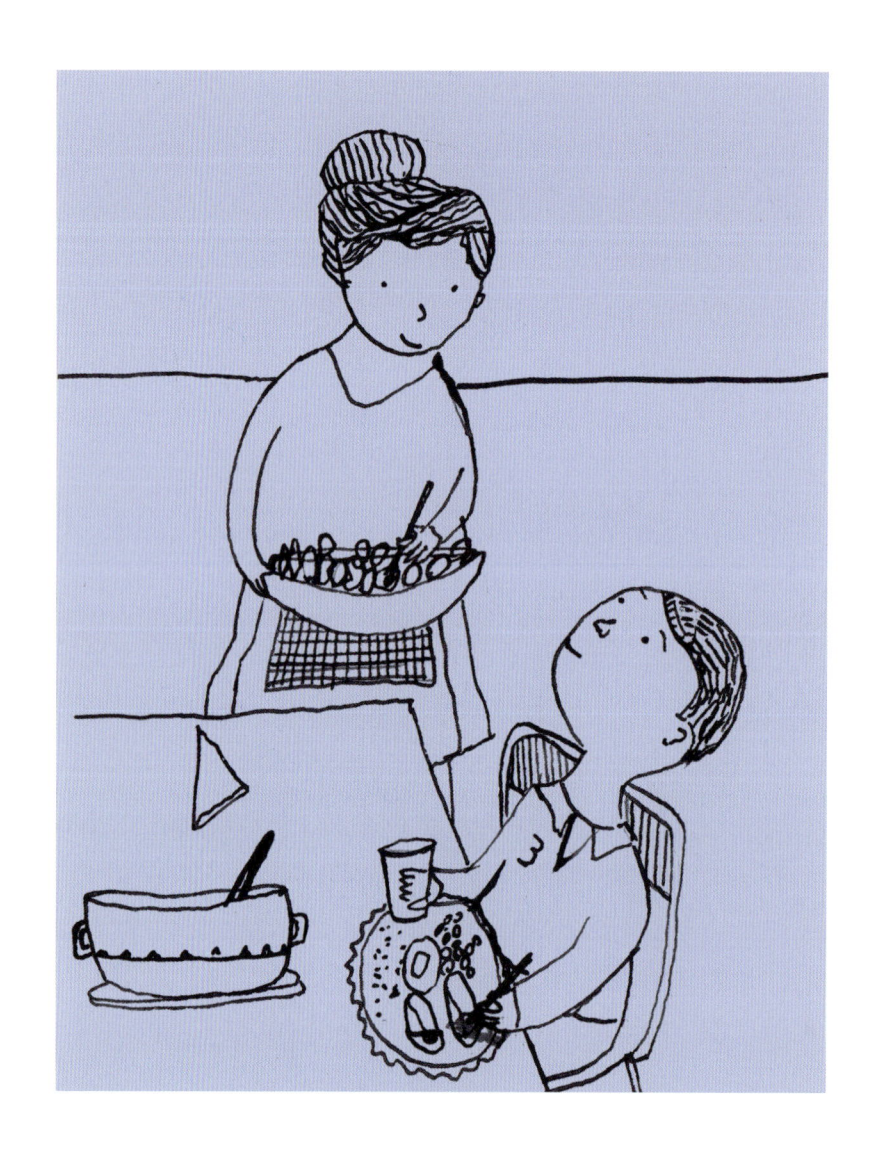

Luis Fernando é vivaz, alegre e agitado. Conta a sua história, aos onze anos, como quem quer entender e se acostumar com a realidade dos caminhos que sua vida tomou. Curiosamente, viveu em abrigo, mas já na condição de filho. Feliz, vive ao lado de quem escolheu ser sua mãe.

Gostava da bagunça do abrigo
por Luis Fernando

Luis Fernando* é o meu nome. E tenho sobrenome espanhol, meus parentes são de lá. Legal, né? Só me lembro da minha história a partir dos cinco anos de idade. Quase não conheci minha mãe, mas sei que ela se chama Maria; quando eu era muito pequeno fui morar na casa da minha avó, mãe do meu pai. Mas, quando eu tinha quase seis anos de idade, minha avó morreu. Depois que ela morreu, eu passei por muitos lugares: primeiro fui morar na casa do meu tio, depois da minha tia. Aí ela me passou para o meu pai, que acabou me deixando com outra mulher. Essa mulher me fez de escravo, até que resolveu me entregar para um abrigo.

Quando minha tia soube que eu iria para um abrigo, ela fez de tudo para impedir. Achava melhor eu ir para a casa de alguém do que ir para um abrigo. Até que ela encontrou a Sonia, que resolveu me adotar. Sou muito feliz com ela, minha mãe adotiva. Não fui para ser acolhido, mas de outra forma acabei conhecendo bem como um abrigo funciona. Todo mundo me perguntava: "Como você é adotado, se fica lá no abrigo?" E a resposta era fácil. A Sonia achou um trabalho nesse abrigo e lá os funcionários podiam trazer os filhos para ficar com eles e com as outras crianças. Então, ela sempre me levava pra lá. Mas, de noite, a gente voltava para a nossa casa.

Agora ela mudou de emprego, não vou mais para o abrigo. A gente fica em casa e eu vou pra escola. Faço muitas coisas com a Sonia: ficamos assistindo à novela, vamos passear, conversamos. E também brinco no computador, de campo minado e de paciência. Eu vou a pé para a escola, é rápido chegar lá, e eu gosto de estudar. E de ler. Agora estou lendo um livro importante, que fala de filosofia. Ele se chama *O Mundo de Sofia*. Mas, às vezes, eu sinto falta de todas aquelas pessoas do abrigo, aquela gente toda e eu no meio.

* Os nomes desta história são fictícios.

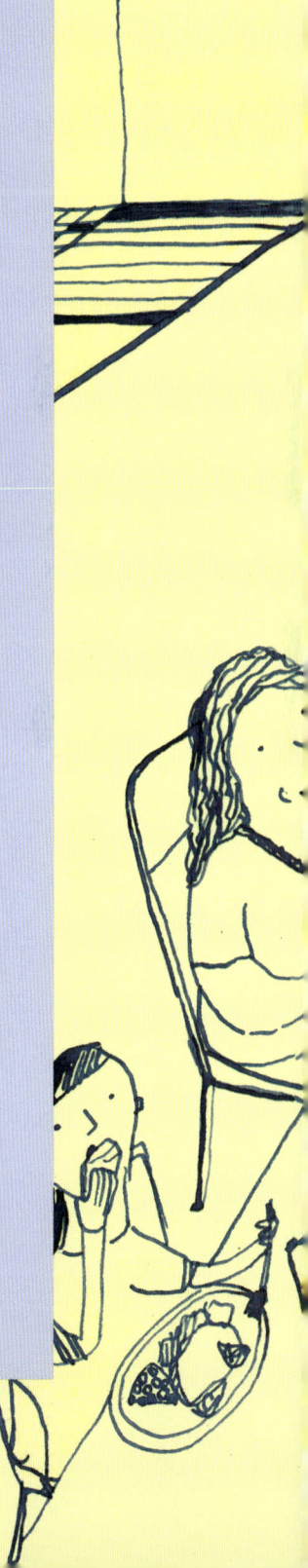

A adoção como uma feliz surpresa da vida

por Sonia, mãe adotiva de Luis Fernando

*O termo "mãe social" refere-se à função da cuidadora residente de uma casa-lar, serviço de acolhimento provisório oferecido em unidades residenciais. Na casa-lar, o número máximo de crianças e adolescentes é menor (dez, contra vinte no abrigo institucional) e há uma cuidadora que reside na casa juntamente com as crianças e os adolescentes. Há mais informações sobre a tipificação dos serviços de acolhimento na introdução deste livro.

Nunca imaginei que um dia eu fosse adotar uma criança. O Luis Fernando está há seis anos comigo. Já fui casada duas vezes, tenho quatro filhos e alguns netinhos. Passei boa parte da minha vida profissional cuidando de crianças. Fui mãe social* duas vezes e hoje trabalho numa creche. Apesar de eu ter bastante facilidade em cativar a atenção das crianças, a adoção nunca foi um sonho. O curioso é que fui adotada aos seis anos de idade, e hoje eu repito a minha história.

Conheci o Luis Fernando logo que ele nasceu. Morávamos todos no mesmo bairro e eu sempre encontrava sua avó fazendo de tudo para cuidar dele e da irmã. Eles passavam por uma situação financeira difícil e ajudávamos aquela senhora como podíamos. Certo dia, passeando pela rua, encontrei o Luis Fernando e a avó. Brinquei com eles, e perguntei: será que ela me daria o menino para criar? E a avó, firme, me disse que cuidaria daquelas crianças até o dia de sua morte. E foi o que aconteceu.

Perdemos um pouco o contato com as crianças quando ela faleceu. Nesta época eu já trabalhava como mãe social num abrigo. Deixei meu filho com dezesseis anos em casa, aos cuidados da minha filha maior, na época com vinte e dois anos, para virar mãe social. Entrei no abrigo para ser auxiliar de cozinheira, mas logo o Juiz me disse que minha vocação era maior, era cuidar daquelas dezesseis crianças que moravam no abrigo.

Num certo domingo, resolvi mudar o caminho de volta para minha casa e, pela primeira vez, passei por uma rua diferente. Eis que me deparo com a tia de Luis Fernando. Ela estava muito preocupada em resolver o destino daquele sobrinho. O menino estava prestes a ser entregue para um abrigo e ela queria evitar a todo custo que ele fosse acolhido. Sua irmã já havia encontrado uma família.

Neste dia, nossos destinos voltaram a se cruzar. Luis Fernando passou a morar comigo e estamos juntos há seis anos. Sua irmã não teve a mesma sorte. Essa primeira família que a recebeu lhe devolveu algum tempo depois para uma tia. E há pouco soubemos que a tia também abriu mão de sua guarda. Luis Fernando ficou muito triste ao saber que sua irmã está morando em um abrigo.

Quando Luis Fernando veio ficar comigo, eu ainda era mãe social e morávamos ambos no abrigo. Naquela época, eu achava que não era muito bom para ele enfrentar a concorrência com todas as outras crianças do abrigo, sentia que ele ficava enciumado em não ter toda a minha atenção. Resolvi, então, sair do abrigo e dar toda atenção para ele. Hoje acho que ele sente falta das outras crianças. Se sente sozinho apenas comigo em casa. Diz que seu grande sonho é eu voltar a ser mãe social e irmos todos para o abrigo em que sua irmã está...

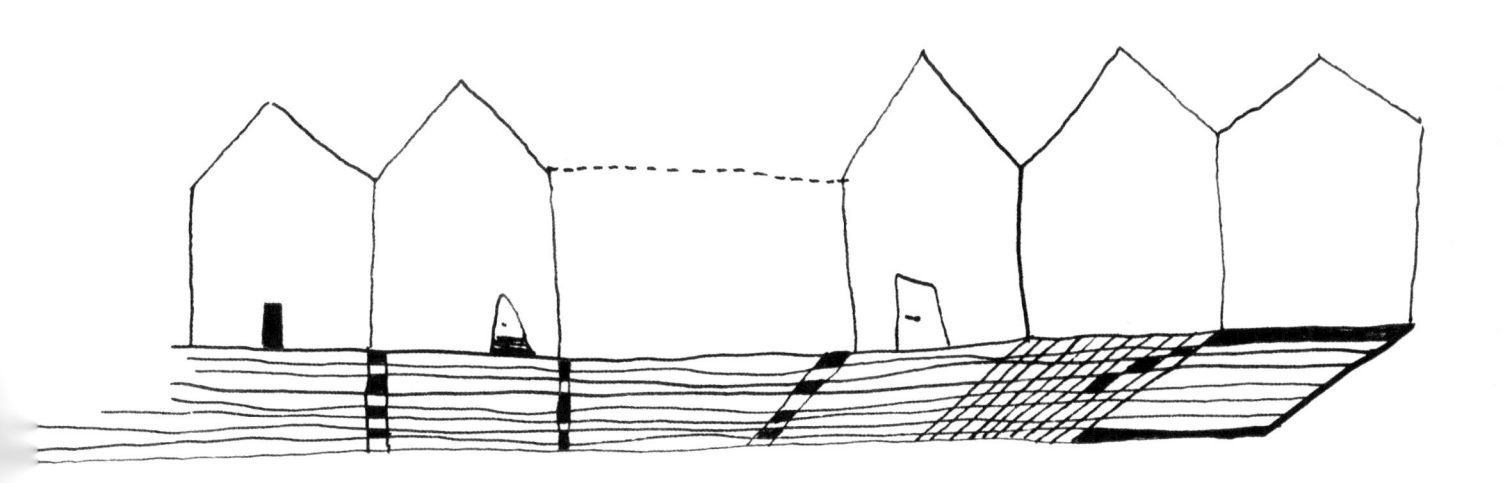

As dificuldades como um desafio

por Laís, colaboradora do Fazendo História

"Luis Fernando é um rapazinho forte. Ele conhece a sua história e vive suas dificuldades, problemas e desafios, encarando-os de frente, transformando-os em experiências positivas."

Quinta-feira, perto das duas da tarde, paro em frente à casa e, de lá de dentro, correndo, surge Luis Fernando. Minha tarde começa assim... Que experiência incrível! Encontrá-lo e viver com ele essa hora de pura troca e compartilhamento.

Hoje ele está entusiasmado! Me ajuda a tirar as coisas do carro e já quer saber das novidades: "O que você trouxe hoje, tia? O que nós vamos fazer?"

Luis Fernando escolhe um livro e tem início nossa leitura partilhada: ele lê uma página, ou um parágrafo; e eu, outro. Desse livro ele já conhece toda a história, tintim por tintim, mas é sempre um prazer relê-la e relê-la e relê-la... Depois, fazemos uma página do álbum. Ele sempre tem muitas ideias e muitas perguntas. Luis Fernando quer saber, mais uma vez, para que serve o álbum e se vale a pena fazê-lo. Quando não está inspirado ele diz: "Não quero fazer isso, tia" ou "Não quero que meus amigos leiam isso".

Luis Fernando é um rapazinho forte. Ele conhece a sua história e vive suas dificuldades, problemas e desafios, encarando-os de frente, transformando-os em experiências positivas. Parece que Luis Fernando aprende com eles. Ele diz: "As pessoas ajudam a gente", "Sempre tem alguém para nos ajudar". Ele confia nas pessoas.

Luis Fernando sabe conquistar e se fazer amar. A gente só precisa ter um pouquinho de disponibilidade interna e ele entra com seu carisma. Sua tia, quando encontrou alguém que queria adotá-lo (depois de algumas experiências mal-sucedidas), lhe disse: "Luis Fernando, cuida bem dessa mulher. Daqui para a frente será ela quem cuidará de você". Acho que ele entendeu isso, e segue à risca a sugestão da avó. Ele diz: "Ela fica brava comigo, mas é para o meu bem". Não consigo enxergar em Luis Fernando o pobre menino acolhido, com pai na casa de detenção e abandonado pela mãe, segundo ele uma mulher da vida. Ele é forte, corajoso, está traçando um caminho a percorrer e construindo uma nova história.

Acredito muito que a nossa convivência ajudou-nos mutuamente. A mim, ensinou muito: ensinou-me a viver cada momento, a compartilhar vivências, a estar atenta ao gesto do outro; ao Luis Fernando ajudei a acreditar mais em si mesmo, a saber que é uma criança amorosa capaz de despertar afeto, capaz de amar e de se fazer amar.

No nosso último encontro, antes da finalização do álbum, fomos ao cinema assistir a *A Invenção de Hugo Cabret*. Um dos cenários do filme era uma estação de trem, vigiada por um inspetor, um homem rígido, que lembrava um soldadinho de chumbo, obcecado por encaminhar toda criança encontrada sozinha para o orfanato. Em determinado momento esse homem diz: "Ninguém precisa de pai nem de mãe nessa vida". Nessa hora, Luis Fernando, pálido, emocionado e principalmente indignado, vira-se para mim e comenta: "As crianças precisam, sim, não é tia? As crianças precisam! Esse homem não sabe de nada!"

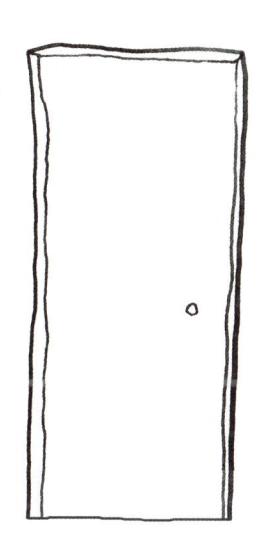

NOTA TÉCNICA

A história de Luis Fernando nos remete à importante discussão da configuração da casa-lar, que visa estimular o desenvolvimento de relações mais próximas do ambiente familiar, proporcionando vínculos estáveis entre os cuidadores residentes e as crianças e os adolescentes atendidos. O fato de receber um menor número de crianças e adolescentes e de ter uma referência de educação e cuidado central, a cuidadora residente ou mãe social, facilita tais objetivos. No entanto, é preciso ter cuidado para que esses vínculos não dificultem ou impeçam a reaproximação e a reinserção familiar.

Por vezes, vive-se uma falsa crença de que a mãe social é uma mãe de fato, e de que a família de origem não tem seu valor. A presença de Luis Fernando na mesma casa-lar em que sua mãe, Sonia, trabalhava apresentaria este risco, agravando a confusão de papéis entre mãe social e crianças e adolescentes acolhidos. Situações como esta devem ser consideradas com atenção e cuidado. As educadoras residentes precisam de espaços de apoio, reflexão e orientações técnicas frequentes e bem fortalecidas para não confundirem seu papel com o de mãe e, também, para conseguirem lidar com a complexidade de seus desafios cotidianos.

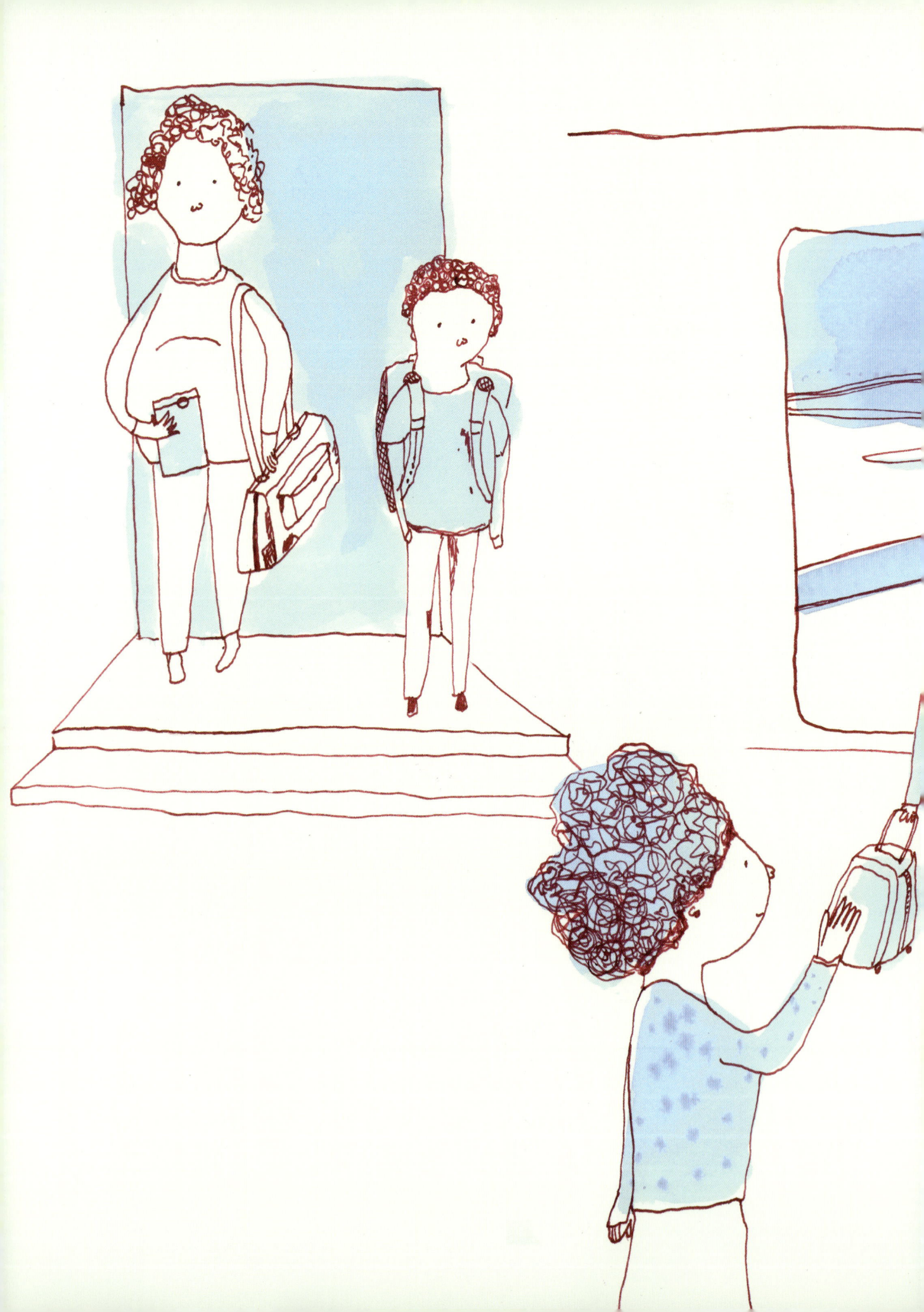

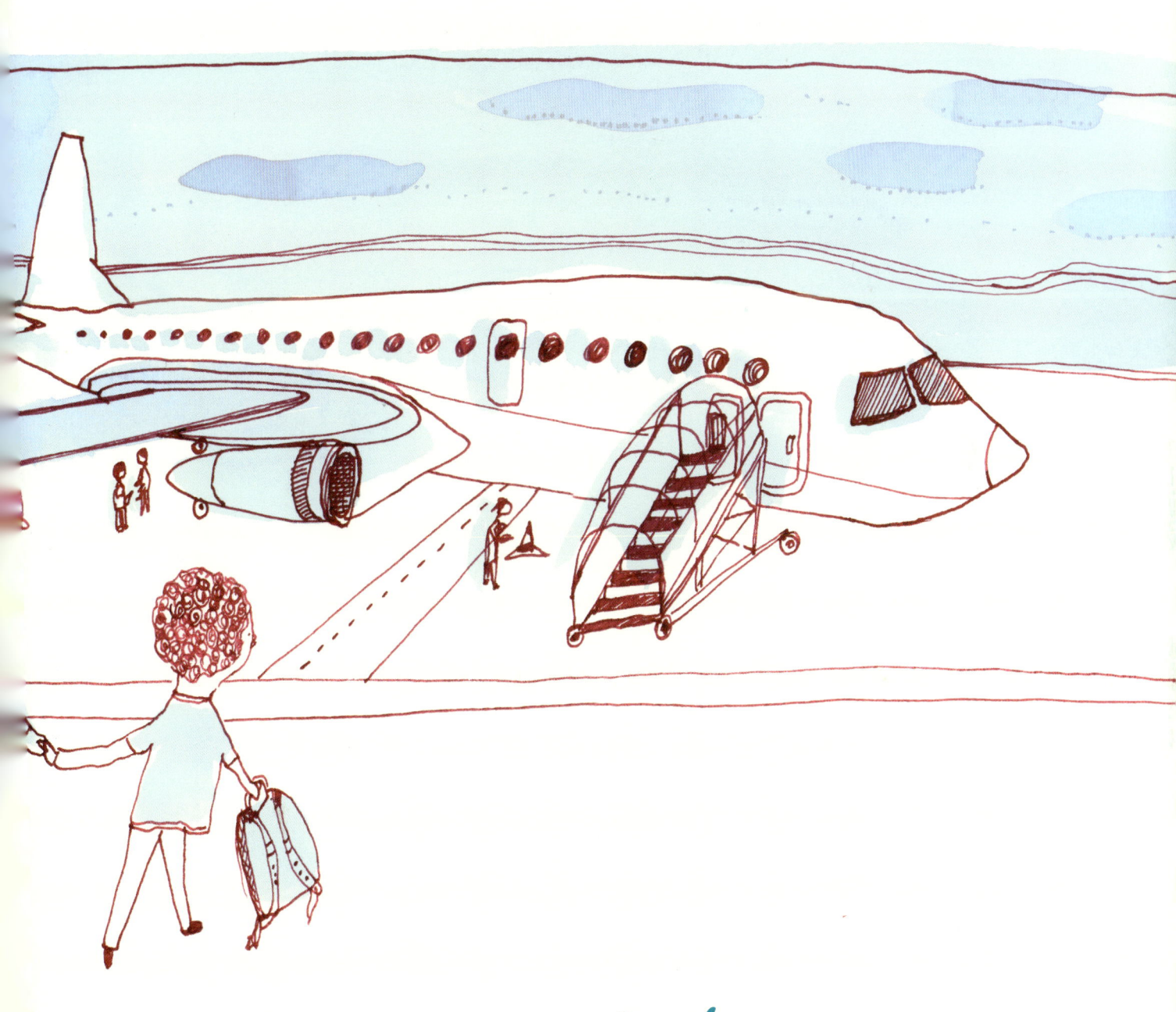

Pedro

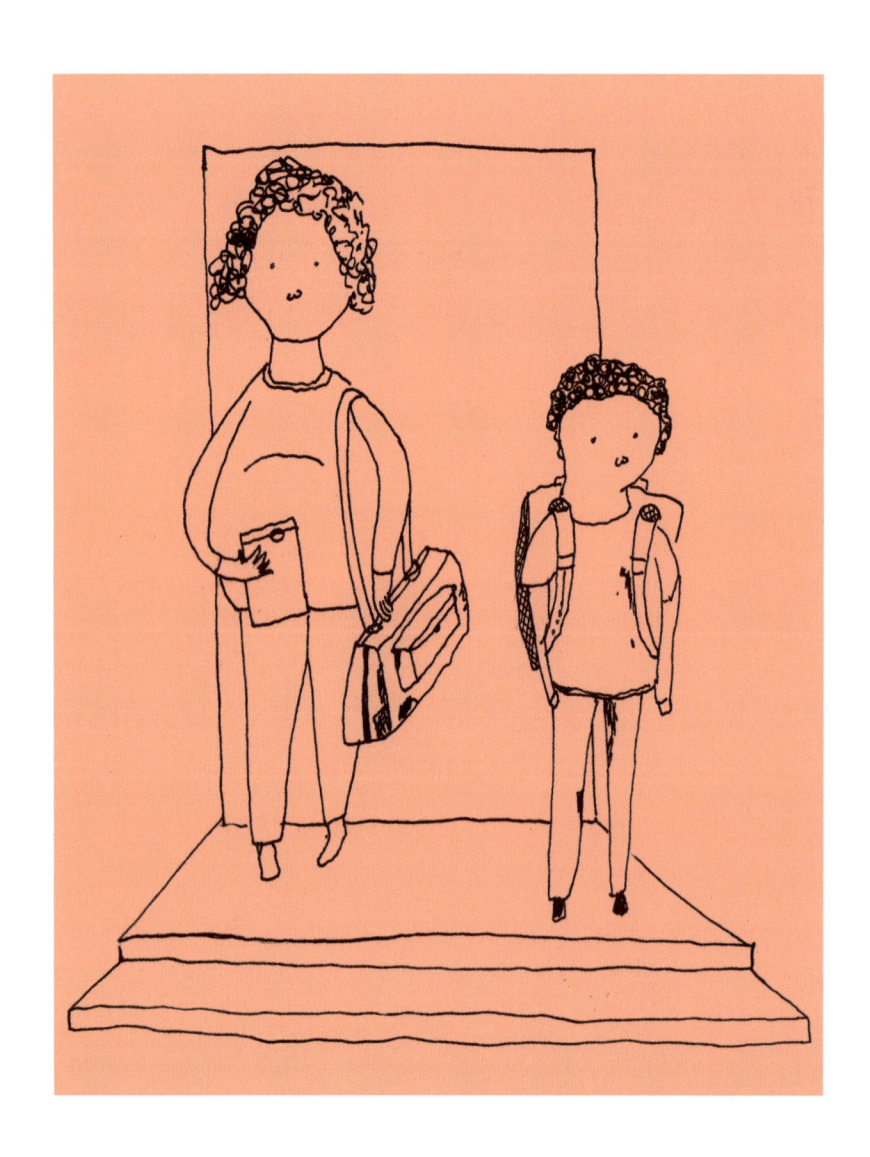

Pedro deu seus primeiros passos com os pés descalços em solo baiano. Seguiu a mãe no sonho de conquistar o futuro em São Paulo, mas após um período de acolhimento retornou à sua terra de origem, onde vive com o tio. Sua história pode ser vista por diferentes ângulos.

Um processo que marcou

por Ana Paula, psicóloga do serviço de acolhimento temporário em que Pedro morou em São Paulo

Conheci o Pedro* em julho de 2008. Lembro perfeitamente do dia em que ele chegou ao abrigo, com sete anos de idade, mochila nas costas, mãos dadas com a mãe e ambos com um olhar triste. Sua mãe se apresentou para a assistente social dizendo que precisava de ajuda para olhar o filho. Disse que estava grávida de gêmeos, mas que precisaria passar por uma cirurgia, pois um dos fetos havia falecido. Como ela era de Salvador e estava há pouco tempo em São Paulo, não tinha com quem deixar o menino. Gabriela tinha um companheiro, mas disse que ele não podia cuidar da criança. Nos mostrou vários exames médicos para comprovar que dizia a verdade. Pedro acompanhava toda a cena sem nada falar, acho que sem entender direito o que estava acontecendo, aparentava estar confuso.

A assistente social ouviu todo o relato e orientou-a a procurar o Conselho Tutelar mais próximo para formalizar o acolhimento temporário de Pedro. Em menos de uma hora eles voltaram com o encaminhamento e Pedro foi acolhido. A mãe nos entregou uma cópia dos documentos pessoais de Pedro, materiais escolares e algumas peças de roupa infantil e se despediu do filho sem lhe dar um beijo ou um abraço. Apenas nos disse: "Não deixa ninguém bulir com ele, viu?" Enquanto ela era encaminhada ao portão, eu comecei a conversar com ele, que aparentava estar meio apático e não respondia às minhas perguntas.

Tentei acolhê-lo da melhor forma que pude, mas ele respondia vagamente, sem estabelecer contato visual. Nesse momento, percebi que a angústia maior era a minha. Minha cabeça fervilhava de pensamentos. E se fosse eu? Pensava em como seria ficar num local totalmente desconhecido, com pessoas que eu nunca tinha visto na vida e sem saber o que aconteceria comigo dali pra frente.

Pedro era uma criança linda, com cabelos castanhos escuros e encaracolados. Lembro que ele tinha muita dificuldade em se alimentar corretamente. Não gostava de comida e alimentos salgados. Adorava comer doces e guloseimas, pedindo por isso o tempo inteiro. Seu doce preferido era de banana. Tinha um problema de dicção e trocava as palavras "s" e "c" por "t", então vivia nos pedindo "doti", "tuco", e reconhecemos sua dificuldade como um certo charme especial de Pedro.

"Pensava em como seria ficar num local totalmente desconhecido, com pessoas que eu nunca tinha visto na vida e sem saber o que aconteceria comigo dali pra frente."

* Os nomes desta história são fictícios.

> *"Meu medo era mandá-lo para um abrigo e ele perder o contato com a família. Temia que, por vários fatores, sua família fosse destituída do poder familiar e ele fosse adotado."*

Passado o período de adaptação, percebemos a importância de olharmos mais atentamente à sua história com a mãe e o forte vínculo com a família que estava na Bahia.

Fui com a assistente social fazer uma visita na escola em que ele estudava e pedimos para falar com a coordenadora pedagógica. Nos contaram que Pedro, quando estava com a mãe, ia pra escola com sinais de falta de higiene e tinha momentos de bastante agressividade, de forma que outras crianças evitavam fazer atividade em dupla com ele. Às vezes, Gabriela vinha visitá-lo, mas parecia que o vínculo afetivo entre eles estava enfraquecido. Em alguns momentos ela era hostil e dava informações confusas ou erradas sobre seu tratamento, seu endereço e sobre a família da Bahia.

Com o tempo, Pedro passou a não perguntar mais da mãe, mas continuava sentindo falta da família na Bahia. Tentava explicar onde morava, falava o nome da avó, da irmã, da praia, do supermercado que ficava próximo da casa e de sua vontade em retornar para lá.

A mãe fazia poucos movimentos para desacolher Pedro, e nós também não sabíamos se essa era a melhor opção. Por isso, tentávamos a todo custo obter algum contato de seus parentes na Bahia. Nessa época, Pedro já estava conosco há cinco meses, sendo que o tempo previsto de acolhimento neste serviço era de apenas dois meses. O Conselho Tutelar da Bahia foi, então, acionado junto com o Ministério Público, mas não teve sucesso em localizar a família com as poucas informações que tínhamos.

Meu medo era mandá-lo para um abrigo e ele perder o contato com a família. Temia que, por vários fatores, sua família fosse destituída do poder familiar e ele fosse adotado. Como ele não pertencia a um grupo de irmãos e tinha menos de doze anos, esse era o caminho mais indicado. Porém, algo me dizia para insistir na busca pela família que estava na Bahia e da qual ele falava tanto.

Até que, após incansáveis ligações e envio de ofícios ao Conselho Tutelar, finalmente a família apareceu. Quando demos a notícia para Pedro, ele ficou eufórico com a possibilidade de rever seus familiares. Fizemos alguns contatos telefônicos com o Fabio, irmão da Gabriela, que ficou muito bravo em saber que o sobrinho estava num abrigo e não em companhia e cuidados da mãe, que segundo ele era muito "desajuizada".

Pedro agora tinha um olhar mais brilhante e esperançoso, porque sabia que voltaria a morar com pessoas queridas. Todo dia ele perguntava quando iria. Já estava tudo acertado, quando a mãe apareceu para visitá-lo. A equipe ficou dividida entre contar ou não que o filho retornaria à Bahia. Na época eu fazia supervisão particular e levei o caso para reflexão. Fui orientada a observar como Pedro lidava com essa questão e percebi que, nos poucos encontros com a mãe, ele não contou nada a ela. Então, nós também não o fizemos.

No dia da viagem, eu não queria levá-lo ao aeroporto, pois estava muito emocionada com todo o desenrolar dessa história que durou oito meses. Meu coordenador na época disse que eu teria que levá-lo, pois era muito perceptível o vínculo que se estabeleceu entre nós. Meio reticente, concordei e fui com ele para o aeroporto.

No caminho, ele pouco falou, mas percebi que estava feliz. Eu me despedi dele com um abraço muito apertado, sem saber ao certo o que falar. Disse apenas: "Seja feliz". Ele nada disse, logo pegou na mão da funcionária do aeroporto e saiu todo eufórico sem olhar pra trás. Pedro retornou à sua cidade de origem no dia 25 de março de 2009.

A mãe demorou mais de um mês para ir visitá-lo novamente e, quando soube que o filho tinha voltado pra Bahia, surpreendentemente nos beijou e agradeceu por todo o trabalho que fizemos. Até hoje ela vem em nosso atendimento buscar ajuda e orientação. Conta que nunca mais viu o filho, mas que fala com ele por telefone. Gabriela parece ter mudado muito, pela forma de vestir-se, pelo jeito amistoso como trata a equipe e pela preocupação que tem com o filho. Pedro hoje tem doze anos e continua morando com o tio.

Quando resolvi escrever essa história, tentei entrar em contato com a mãe de Pedro através de um celular que ela havia deixado, mas não consegui. Então, entrei em contato com seu tio para falar sobre o livro, saber do Pedro e pedir sua autorização para escrever essa história.

Fazia muito tempo que não falava com eles. Seu tio foi receptivo e autorizou a escrever a história do sobrinho. Contou que Pedro tem dificuldade na escrita e leitura, mas é muito inteligente e mexe com informática. Disse que no início foi difícil cuidar de Pedro, que ficou rebelde e tinha dificuldades com regras e normas impostas. Aos poucos, ambos foram se adaptando e agora a situação está mais tranquila.

Nesse momento, Pedro chegou da escola e pedi para falar com ele ao telefone.

"Pedro agora tinha um olhar mais brilhante e esperançoso, porque sabia que voltaria a morar com pessoas queridas. Todo dia ele perguntava quando iria."

Algumas palavras do Pedro,
que falou com a Ana Paula pelo telefone

"Finalizou nossa conversa pedindo pra não nos esquecermos de contar no livro que ele sabe consertar computador!"

Pedro se lembrou de mim e disse que sou a tia do "cabelão", pois uso um black power. Contei sobre a ideia do livro e ele demonstrou felicidade, pedindo para eu acrescentar no livro uma lista das coisas que ele lembra. Contou que não se esquece do dia em que foi embora de São Paulo e da mochila dele, que estava cheia de doces que comeu antes de chegar à Bahia. Afirmou que gostava de quando ia comprar bala sozinho (na verdade, sempre tinha alguém olhando-o da esquina...). Ele gostava de ficar sozinho.

Pedro se lembrou dos brinquedos que tinha na casa e contou de um ursinho que ganhou e que tem até hoje. Eu lembro que ele dormia com esse ursinho. Falou de quando tentava fugir e não conseguia (alguém sempre ia atrás e o impedia). Da moça brava que punha ele pra estudar à noite e de uma pipa grande que o tio Vicente sempre prometia pra ele. Lembra-se do doce de banana e que gostava muito de quando a mãe lhe dava cem reais pra ele comprar doce pra todo mundo. Na realidade, eram cinco reais, ou até menos! Não se esquece do tio Cleiton e da tia Janice, educadores da casa.

Hoje ele não fala mais com "t" e tem um delicioso sotaque soteropolitano.

Finalizou nossa conversa pedindo pra não nos esquecermos de contar no livro que ele sabe consertar computador! Foi muito gostoso ouvi-lo e ver quais foram os fatos que marcaram sua passagem pelo nosso serviço de acolhimento. Prometi que um dia vou visitá-lo e ele sabe muito bem que estou falando a verdade...

Ele parece estar feliz ao lado das pessoas que ama.

O Pepeu
por Janice, educadora no serviço de acolhimento temporário

O Pedro foi um menino que me marcou muito! Quando chegou, ele era todo arisco, pois foi criado solto; foi difícil começar a aceitar regras. Ele gostava de andar de chinelo e sem camisa. Dizia que "quando era pequeno" andava assim, e eu sentia que a identidade dele tinha ficado na Bahia.

Histórias a gente vive muitas, mas o que mais me marcou no Pedro foi o jeitinho e a evolução dele. Quando chegou ele tinha poucas regras internalizadas e aprendeu muitas coisas com a gente. Saiu um menino mais calmo, com certa rotina, com mais disciplina. Isso porque teve carinho e sentiu que estava sendo cuidado.

Não tinha uma pessoa que não gostasse do Pepeu, apelido que demos a ele. Ele era um menino cativante, ligeiro, e o problema que ele tinha na fala deixava-o ainda mais encantador: "eu quero um dote", ele sempre falava! Até a professora da escola começou a vir ao abrigo para ver como ele estava, trazia coisas para ele e começou a vir pegá-lo no portão para levá-lo até a escola. Apesar do jeito mais rebelde, ele começou a evoluir nos estudos. Na volta da escola, sempre pedia pra comprar bala e gostava de levar algumas para seus amigos do abrigo.

Às vezes o Pedro me falava: porque você não me leva pra sua casa? Eu explicava pra ele que não podia levá-lo porque ele tinha uma mãe que gostava muito dele. Dava pra ver que a "neguinha", como o Pepeu a chamava, tinha um carinho imenso pelo filho. Só que ela tinha outro meio de demonstrar e outro jeito de levar a vida. Infelizmente, ele ficou meio de lado nesta vida dela. No abrigo, ele se sentiu protegido e achou seu espaço por um tempo. Teve até uma vez que a mãe dele começou a chorar no portão e ele falou: "Não chora, mãe, eu estou bem aqui!"

Apesar disso, ele tinha seus momentos. Às vezes ficava muito nervoso! Descobrimos que tomando banho ele se acalmava. Quando começava a ficar nervoso, ele mesmo falava: "Estou com calor!", tomava um banho e já saía mais calmo. Outra coisa que ele aprontava às vezes era pular o portão e fugir do abrigo. Eu sempre disse que se ele fizesse aquilo no meu plantão, não o deixaria entrar de volta. É claro que era só um jeito de fazer ele me obedecer. Teve uma vez que ele pulou o portão e fiquei muito brava. Ele me olhou e, em vez de sair correndo como sempre fazia, sentou-se ao lado do portão e ficou com a cabeça baixa. Passei um tempinho depois e ele continuava lá; aquilo me marcou muito, cortou o meu coração. Eu sentei e conversei com ele: falei que ele não podia fazer aquelas coisas, que se quisesse crescer um menino forte e bacana ele precisava aprender as regras e respeitar as pessoas. Ele nunca mais fugiu! Nunca vou me esquecer disto.

A mudança dele para a Bahia foi bem tensa pra mim. No dia em que ele foi embora, não era o meu plantão. Nós nos despedimos no dia anterior e tiramos uma foto juntos. Foi muito estranho chegar ao abrigo nas semanas seguintes e não encontrar o Pepeu lá. Todo mundo tinha se apegado a ele.

Eu ajudo, mas quem me ajuda?

por Fabio, o irmão da mãe de Pedro, com quem ele vive atualmente em Salvador

"Por mais que eu seja uma pessoa carinhosa e decente para cuidar dele, ele precisa de outros apoios. E eu preciso de suporte para ficar com ele."

O Pedro viveu aqui na Bahia com a mãe, perto da gente, até os três ou quatro anos de idade. Aí aconteceu como acontece com muita gente da nossa região: minha irmã se iludiu com a possibilidade de ter uma vida melhor em São Paulo, mas as coisas acabaram dando errado, porque o custo de vida lá é muito alto.

Não sei muito bem o que aconteceu com eles em São Paulo, mas alguns anos depois da partida deles recebi um telefonema de um juiz daqui de Salvador dizendo que meu sobrinho estava em um abrigo e que eu precisava dar um jeito de cuidar dele. Eu estava no meio de uma separação, com três filhos e com a minha atual mulher. Mas como o juiz foi muito duro comigo, dizendo que eu poderia até ser preso se não pegasse o Pedro, aceitei. Dois dias depois desse telefonema bateram na porta da minha casa: lá estava o Pedro.

Cuidar de um menino de doze anos que passou por tudo que ele passou não é fácil. Pedro está em uma fase em que os garotos já dão trabalho independentemente de suas histórias e, por tudo o que viveu, desenvolveu alguns costumes difíceis de se lidar. Entendo que a situação dele não é fácil. Ele tem contato por telefone com a mãe, que liga de vez em quando e demonstra preocupação com ele. Eu faço tudo que posso para dar as condições que ele precisa: escola, comida, compreensão e carinho. E, mesmo assim, essa é uma situação muito desafiadora para nós dois. Estamos tentando nos entender.

Agora pergunte se alguém me ajudou em algo. Fui obrigado a receber meu sobrinho e só me ligam para cobrar minha atuação junto a ele. Orientação ou ajuda em algo não existe. Falaram que iriam dar curso, bolsa-família e fizeram mais um monte de promessas. Mas nem o documento dele me permitem tirar. Ele continua sem RG, e, na Bahia, menino que anda sem documento por aí corre muitos riscos. Eles falam que eu tenho a guarda definitiva, que eu sou responsável pelo Pedro, mas cadê, que nem tirar o documento dele eu consigo?

Minha maior indignação é com esse juiz, que hoje em dia é desembargador. Ele não resolveu nada, não me deu assistência nenhuma. Por mais que eu seja uma pessoa carinhosa e decente para cuidar dele, ele precisa de outros apoios. E eu preciso de suporte para ficar com ele.

Converso muito com o Pedro. Tento dar todo o apoio que posso e que dou a meus filhos também. Onde meus filhos estudam ele estuda. Onde meus filhos comem ele come. Onde meus filhos dormem ele dorme. Desde que ele chegou sinto que já mudou bastante, mas a luta é diária. Fazer o quê, a vida é assim. Não podemos dar as costas para um parente. Nunca iria deixá-lo na situação em que ele estava!

Hoje levo o Pedro comigo para todos os lugares, pois acho que é a melhor forma de estar próximo dele e ajudá-lo. Porém, recebi dois telefonemas do juiz me repreendendo por levá-lo para o meu trabalho. Sou técnico de informática numa delegacia e meu chefe me deu o maior apoio, deixando que eu o levasse comigo. Também acho que a delegacia não é lugar para criança ou adolescente, mas nessa hora me revoltei com o juiz e perguntei a ele onde eu poderia deixar o Pedro enquanto trabalho. Disse que é fácil forçar e ditar as regras, mas na hora de ajudar, estou sempre sozinho. Advinha o que aconteceu? O juiz nunca mais me ligou.

Hoje Pedro fala que ninguém quer ficar com ele, que ninguém gosta dele. Eu digo: "Meu filho, quando tinha sua idade também me sentia assim. Olhe para sua vida, para sua família, para a situação que vivemos hoje. Força, vai dar tudo certo!" E assim vamos levando nossa vida.

"Desde que ele chegou sinto que já mudou bastante, mas a luta é diária. Fazer o quê, a vida é assim. Não podemos dar as costas para um parente. Nunca iria deixá-lo na situação em que ele estava!"

NOTA TÉCNICA

A história do Pedro é uma boa oportunidade para pensarmos sobre as formas como algumas reintegrações familiares vêm sendo realizadas, por vezes às pressas e sem o cuidado necessário para que, de fato, sejam o melhor caminho para a criança ou o adolescente. Para a realização de um retorno familiar qualificado, que respeite os interesses e as necessidades da criança ou adolescente, o serviço de acolhimento e os demais atores da rede precisam apoiar a família, preparando-a para essa nova etapa da vida, e acompanhá-la nos primeiros meses ou anos desta nova realidade.

Em seu relato, Fabio solicita com propriedade apoio para atravessar essa fase e se adaptar a cuidar de Pedro. Em nenhum momento ele foi (e ainda não é) escutado em suas necessidades e desafios. A decisão de trazer Pedro não foi trabalhada com ele para que pudesse encontrar soluções adequadas ao contexto vivido.

Imposições desse tipo podem resultar em casos de novas negligências, violências, rupturas e até novos acolhimentos – tudo o que temos o dever de evitar para garantir os direitos das crianças e dos adolescentes. É preciso cuidado e atenção redobrada em casos como esses.

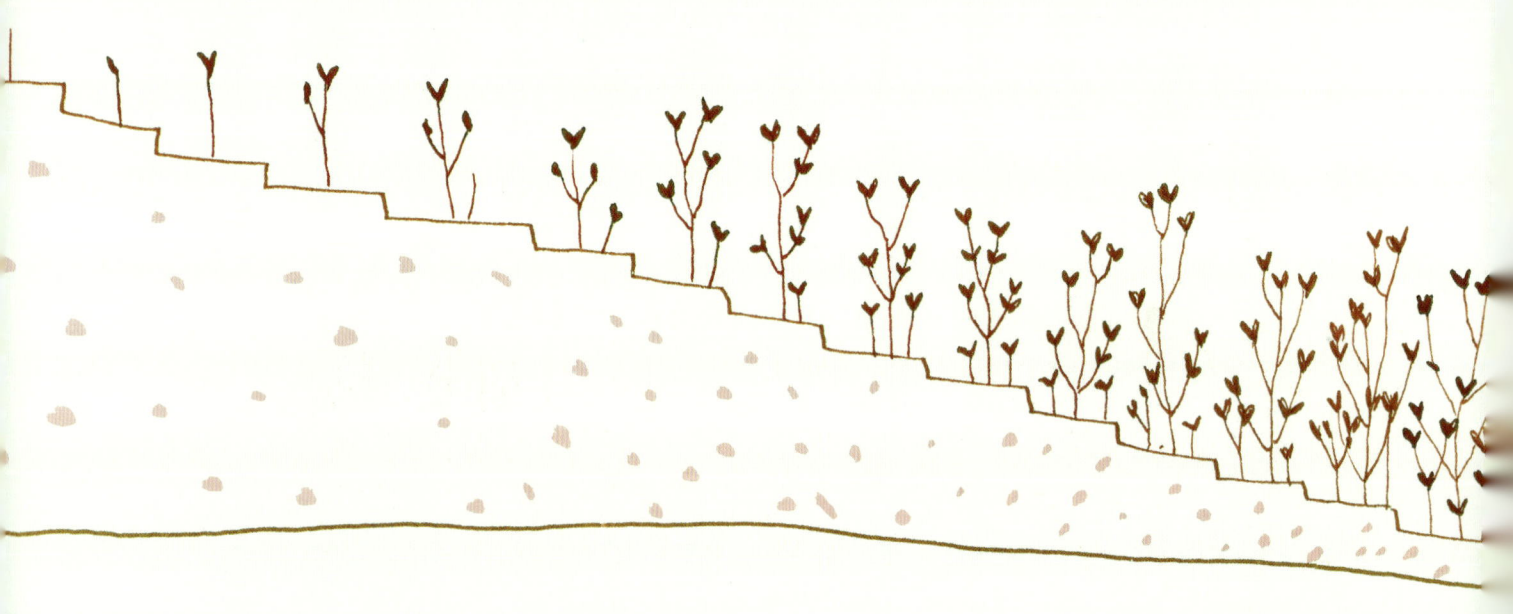

Tamara

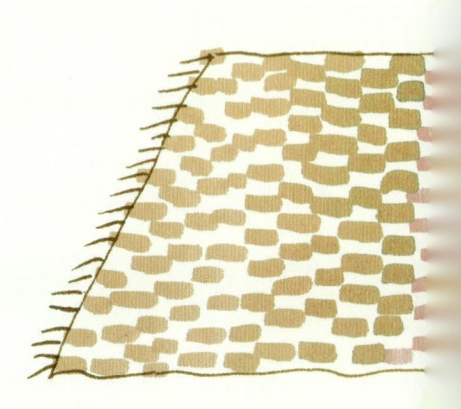

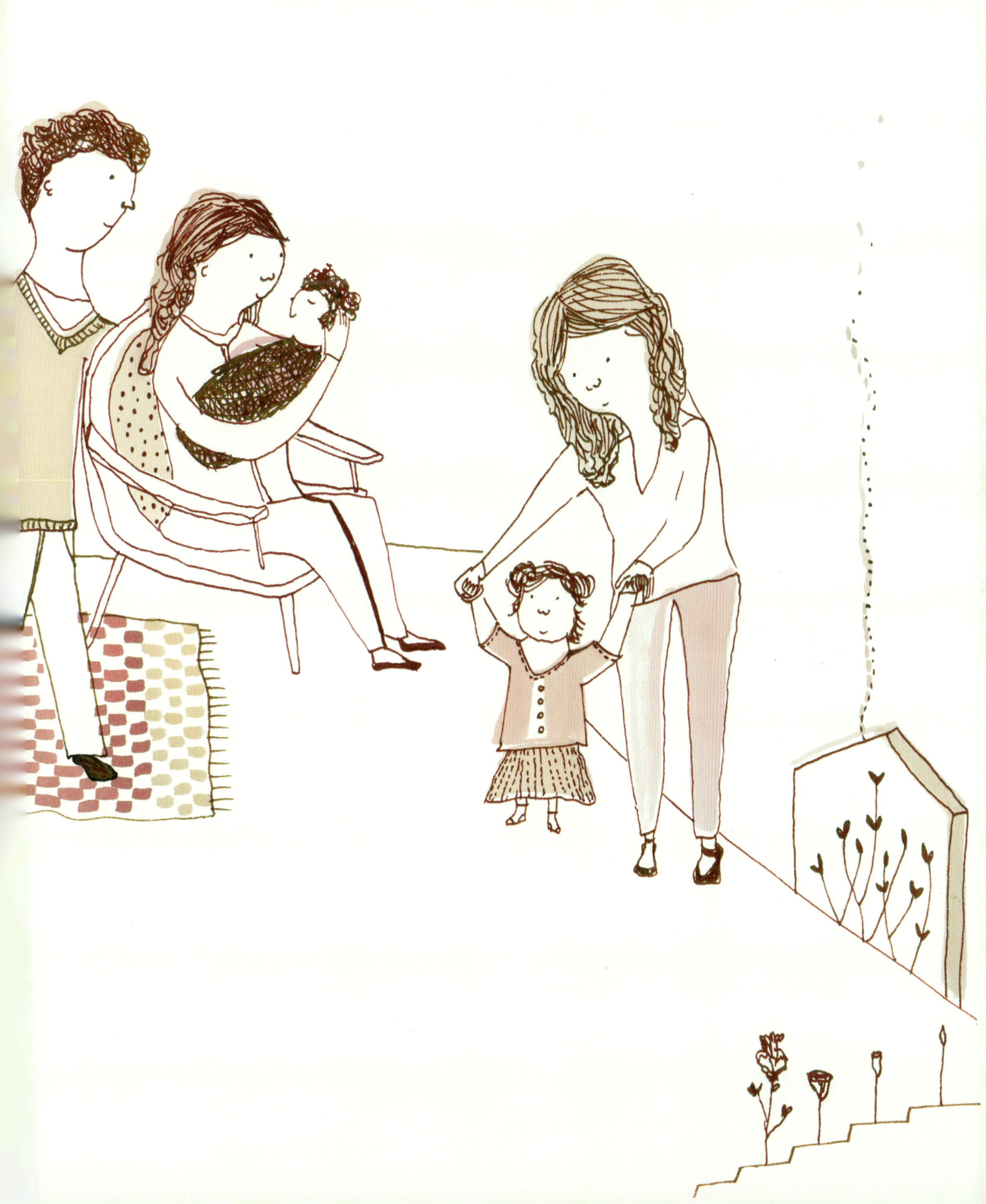

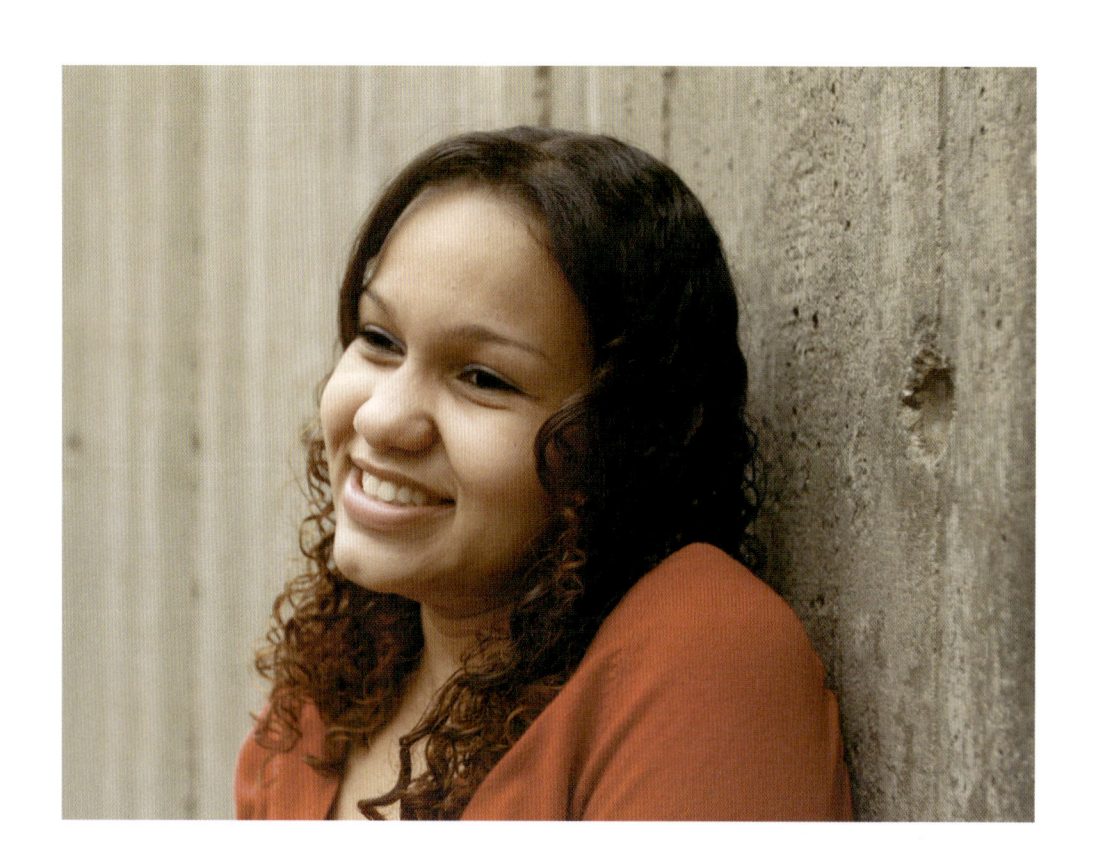

Tamara teve uma infância de muitas mudanças. Passou pelos cuidados de diversos adultos, experimentando-se como Cinderela ou Gata Borralheira. A fase em que foi acolhida a ensinou a valorizar o que tinha e a cultivar verdadeiras amizades. Hoje, junto ao seu parceiro, sonha um futuro diferente para sua filha.

Desejo de não repetir a mesma história de vida
por Tamara de Souza

Meu nome é Tamara, tenho dezoito anos e sou mãe de uma linda bebê de dois meses. Estou construindo a minha vida para não repetir a história da minha mãe.

Morei em abrigo dos quinze, quase dezesseis, até completar dezoito anos. Antes disso, tive uma infância de muitas mudanças. Digo que não repetirei a história da minha mãe porque quando eu nasci minha mãe não tinha condições de cuidar de mim e me deu para a irmã dela, minha tia Regina.

Até os meus dez anos, eu levava uma vida de princesa, tinha de tudo, desde o sapatinho de cristal até o vestido de cinderela. Mas, um dia, o "lobo mau" tirou a pessoa mais importante da minha vida, minha "mãe Regina". Depois que ela morreu, minha vida de Cinderela passou a ser de Gata Borralheira.

Fui levada para a casa do meu avô paterno, mas eu já não era mais tão feliz. Não pelo meu avô, que gostava muito de mim, mas pela mulher dele, que sentia muito ciúme do carinho dele por mim. Depois de muito sofrimento e para minha surpresa, minha mãe biológica, Sheila, apareceu, me levou para passear e comprar muitas coisas, tentando me conquistar novamente. Ela me proporcionava tudo que eu queria, então acabei aceitando o seu convite de ir morar com ela. Na época ela já tinha três filhos (duas meninas e um menino).

Logo que cheguei na casa, meus irmãos começaram a me perguntar muitas coisas: como eu era, as coisas que eu tinha, sobre o meu passado... coisas de criança! No começo tudo parecia às mil maravilhas: aprendi a cozinhar, fiz meu primeiro arroz (saiu soltinho) e meu primeiro feijão (que não ficou dos melhores). Mas com o passar do tempo as coisas não foram ficando tão boas como eu imaginava. Como eu era a irmã mais velha, tinha que cuidar dos meus irmãos mais novos, mas como eu não sabia cuidar nem de mim mesma, ficou tudo muito difícil. Minha mãe exigia muito de mim: cuidar dos meus irmãos e deixar a casa limpa.

Foi aí que apareceu uma amiga da minha mãe, a Lú, que se ofereceu para cuidar de mim e me prometeu uma vida cheia de coisas. Eu tinha doze anos, estava descontente com minha vida e chegou uma pessoa me oferecendo tudo; me deslumbrei. Hoje vejo que ela praticamente me comprou!

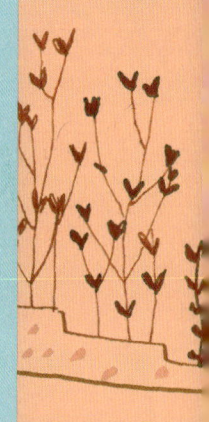

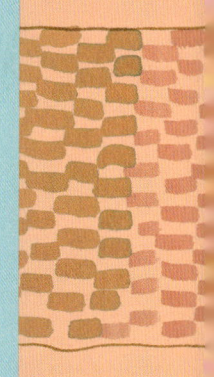

Quando eu já morava há um ano com ela, minha mãe faleceu e minha vida mudou completamente. Após a morte da minha mãe, meus irmãos foram morar com os avós paternos e a Lú começou a levantar todos os papéis para oficializar minha guarda. Sendo responsável por mim, ela sentiu-se no direito de me tratar como bem quisesse. Foi a partir daí que minha vida mudou completamente. Eu estava crescendo e ela não entendeu isso. Um dia a criança tem que crescer!

Dos doze aos catorze anos deixei de brincar de boneca e comecei a me tornar adolescente. Percebia as mudanças e alterações no meu corpo. A morte da minha mãe também fez com que eu amadurecesse ainda mais rápido.

Mas nem tudo era ruim, porque nessa época conheci o meu "anjo guardador", o Jonas, hoje meu parceiro e pai da minha filha. Ele me pediu em namoro e eu, na intenção de fazer tudo certo, resolvi apresentá-lo à Lú. Ela não deixou, disse que eu não tinha idade para namorar e que meu dever era escola e casa.

Começaram, então, as cobranças, agressões e xingamentos, até que um dia eu não aguentei e liguei para o Conselho Tutelar contando tudo o que estava acontecendo. Eles viram minha situação e resolveram que eu não iria mais morar com ela. Eu não sabia se chorava de felicidade ou de tristeza, com medo por não saber o que iria acontecer. Acabei indo para o serviço de acolhimento temporário, pois não tinha vaga no abrigo. Quando cheguei lá foi uma bagunça, muitas crianças gritando e dizendo: "É menina, é menina!" Entrei morrendo de medo, mas fui forte, principalmente quando bateram no meu braço esquerdo dizendo: "Boa sorte aí dentro!" Foram exatamente essas palavras que me deram força para seguir em frente.

Entrei arrasada porque tinha terminado com o Jonas, pois não sabia para onde iria, mas posso dizer que o serviço de acolhimento temporário foi uma das maiores lições da minha vida. Vi tantas coisas: garotas que chegavam ao local completamente sujas e depois de um banho e corte de cabelo se transformavam em pessoas que eu nem imaginava. E também meninas bonitas usando drogas, se acabando no mundo da prostituição, fugindo por abstinência. Isso foi me fortalecendo mais e mais. Fiquei lá por seis meses, até me transferirem definitivamente para um abrigo.

Um dia uma amiga do abrigo me chamou para ir com ela na Brasilândia. Não tinha a menor ideia de onde era, mas fui. Chegando lá, vi que estava na rua do Jonas. Nós nos reencontramos e voltamos a namorar.

Quando fiz dezoito anos e tive que sair do abrigo, fomos morar juntos. Hoje temos a nossa casa, nossa filha, e não tenho do que reclamar. Tenho um companheiro que é muito bom para mim.

Sempre tentei ter bastante contato com meus irmãos, mas hoje estamos mais afastados, pois a família deles não aceita eu ter tido filho tão cedo. Dizem que vou repetir a história da minha mãe. Mas eu não vou, não! Quero terminar meus estudos e fazer uma faculdade.

Meu maior sonho é ver minha filha crescer bem.

5 MESES

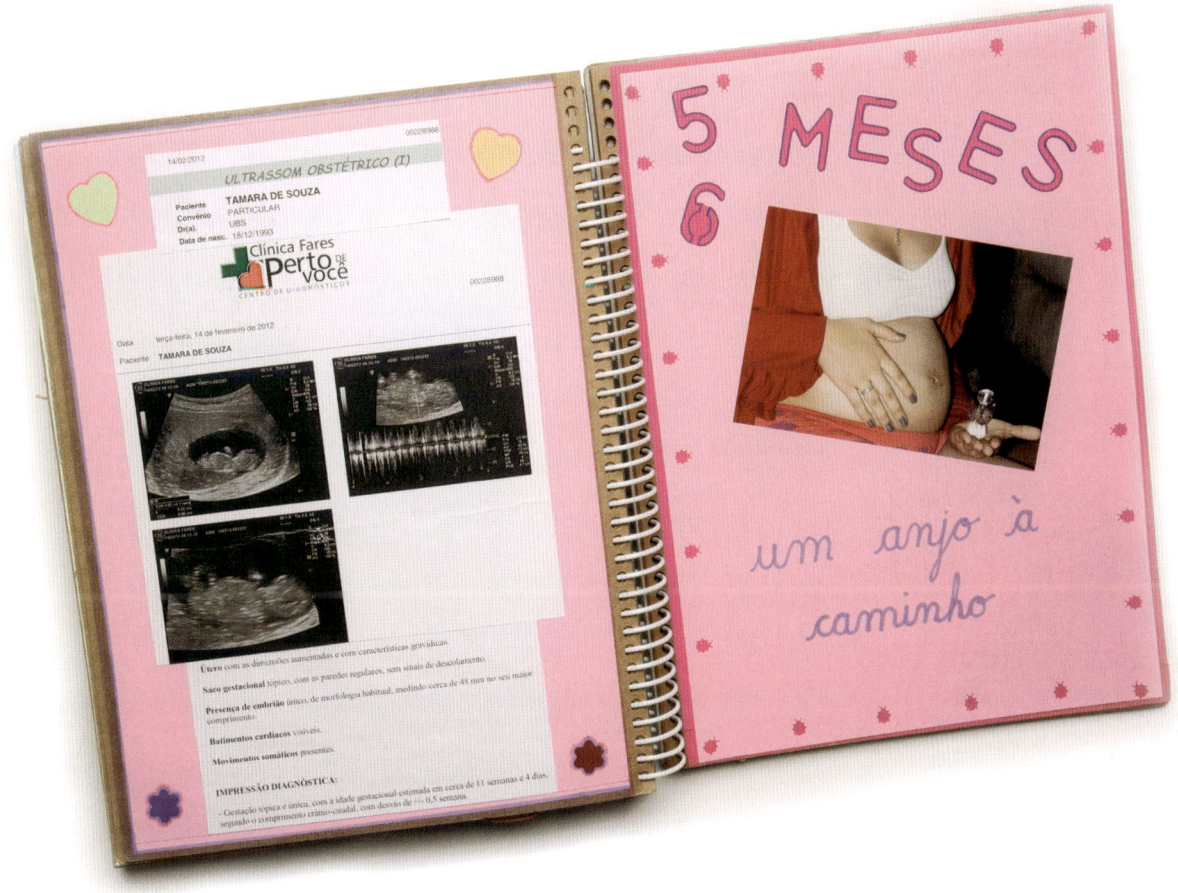

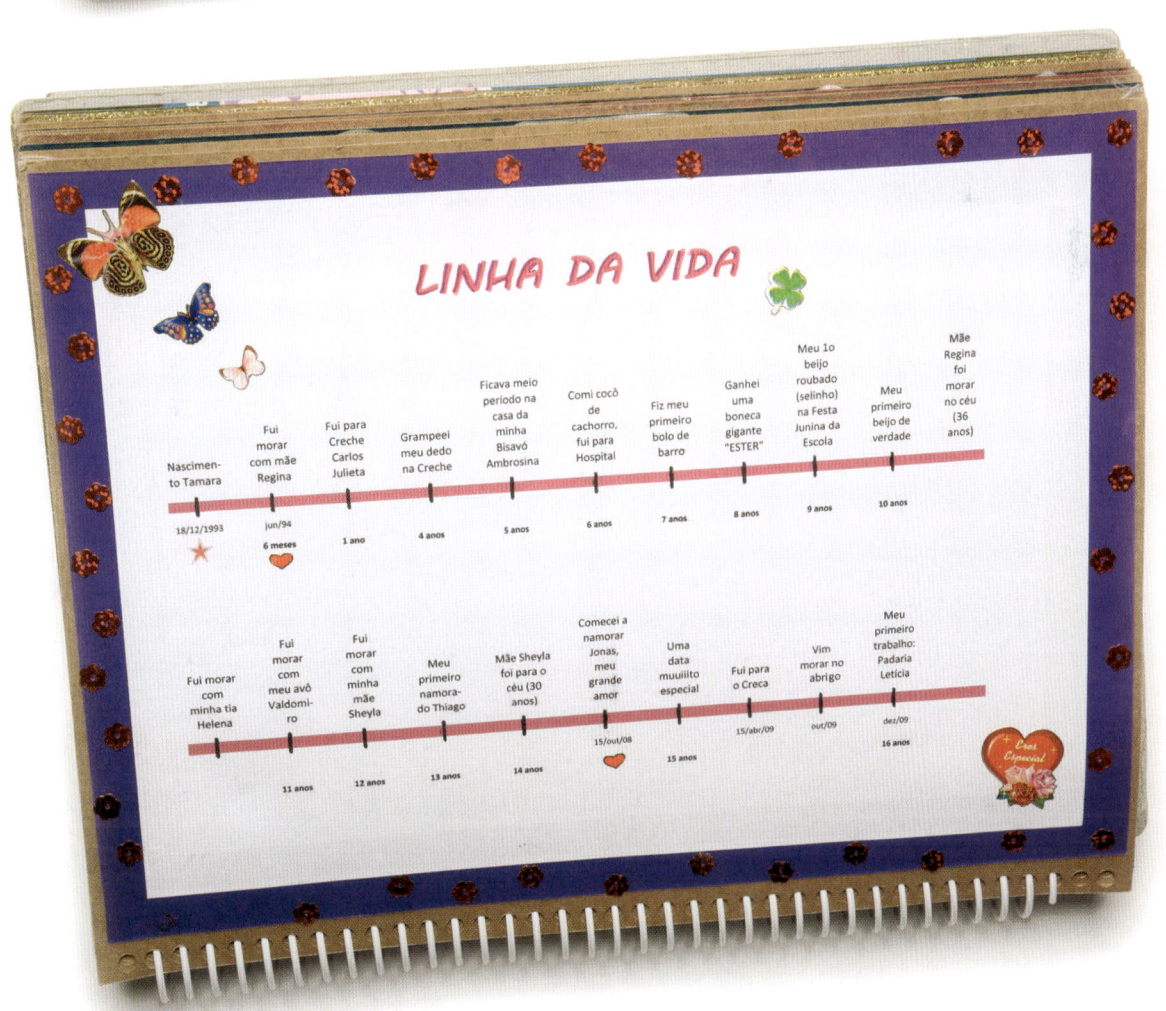

um anjo à caminho

LINHA DA VIDA

Nascimento Tamara	18/12/1993
Fui morar com mãe Regina	jun/94 – 6 meses
Fui para Creche Carlos Julieta	1 ano
Grampeei meu dedo na Creche	4 anos
Ficava meio período na casa da minha Bisavó Ambrosina	5 anos
Comi cocô de cachorro, fui para Hospital	6 anos
Fiz meu primeiro bolo de barro	7 anos
Ganhei uma boneca gigante "ESTER"	8 anos
Meu 1o beijo roubado (selinho) na Festa Junina da Escola	9 anos
Meu primeiro beijo de verdade	10 anos
Mãe Regina foi morar no céu (36 anos)	
Fui morar com minha tia Helena	11 anos
Fui morar com meu avô Valdomiro	12 anos
Fui morar com minha mãe Sheyla	13 anos
Meu primeiro namorado Thiago	14 anos
Mãe Sheyla foi para o céu (30 anos)	15/out/08
Comecei a namorar Jonas, meu grande amor	15 anos
Uma data muuiiito especial	15/abr/09
Fui para o Creca	out/09
Vim morar no abrigo	dez/09
Meu primeiro trabalho: Padaria Letícia	16 anos

Uma estrela que brilha na minha vida

por Priscilla Inês Pereira, educadora do abrigo em que Tamara foi acolhida

"Essa menina me ensinou que para ser feliz não precisamos de ninguém. Basta nós mesmos. E eu acho que a ensinei a ter mais segurança, a saber usar melhor toda a força que ela tem e a acreditar em seu potencial."

Quando cheguei para trabalhar no abrigo, a Tamara já morava lá. Foi ela quem me apresentou a casa e me ajudou no primeiro mês de adaptação. Enquanto todos diziam que eu não iria aguentar o tranco, ela dizia o contrário: você é boazinha, tia, vai ficar aqui sim. Acho que trabalho até hoje lá por causa dela. Ela me ensinou a gostar do abrigo.

Apesar de ter me recebido e me ajudado muito no começo, foi com o tempo que ganhou confiança para se abrir e me deixar entrar na sua vida. As crianças do abrigo muitas vezes parecem fechadas, não querem saber de papo, mostram certa distância, principalmente as mais velhas. A Tamara, apesar de seu jeitinho doce, também tinha resistência – até que um dia me deixou entrar.

Aos poucos fomos abrindo nossa vida uma para a outra, e a amizade, o carinho e o amor foram surgindo. Fomos muito parceiras no tempo em que ela morou no abrigo. Eu chegava de manhã para fazer o plantão e acordava ela para ir trabalhar. Nossas conversas começavam logo cedo. Na hora do almoço muitas vezes ela ia me encontrar para comermos umas batatinhas no McDonald's e de noite eu a ajudava a se trocar para ir para a escola. Muitas vezes ela estava cansada, mas mesmo assim não faltava no colégio. Tamara sempre foi muito determinada! Ela me chama de mãezinha e me procura sempre que precisa de conselho. Sei que ela conta comigo como um suporte importante. Mas, no fundo, quem mais ganhou com essa amizade fui eu... A Tamara é uma estrela que brilha muito na minha vida.

Quando eu engravidei ela foi a primeira pessoa a saber, pois foi comigo fazer o teste de gravidez. Sempre que podia, a gente dava um jeitinho de ficar junto falando sobre a vida. Tive uma gravidez de alto risco, então fiquei de licença por sete meses, e mesmo assim ela sempre dava um jeito de saber de mim, de ficar próxima. Quando meu bebê nasceu, a convidamos para ser a madrinha.

Ela é uma pessoa muito forte, madura, uma guerreira! Com um brilho e ânimo especiais. Sinto que a Tamara tem uma força maior, algo muito forte dentro dela que a faz superar qualquer dificuldade que ela teve ou tenha na vida.

Essa menina me ensinou que para ser feliz não precisamos de ninguém. Basta nós mesmos. E eu acho que a ensinei a ter mais segurança, a saber usar melhor toda a força que ela tem e a acreditar em seu potencial.

Hoje temos uma relação de mãe e filha, em que uma puxa a outra para cima. Dividimos as mesmas inseguranças sobre ser mãe, construir uma família... Nenhuma de nós teve uma família completa. Acho que esses sonhos em comum nos fizeram ficar ainda mais próximas e a vermos que as dificuldades muitas vezes são as mesmas para muitos.

Sempre a aconselhei a não ter bebê muito novinha, mas por um acaso da vida ela acabou engravidando. Acho que esse desejo de ter uma família fez com que ela antecipasse um pouco as coisas. Mas hoje fico muito feliz e tranquila de ver que, apesar de nova, ela tem maturidade e está construindo a família com que sempre sonhou. Quando o namorado precisou voltar a trabalhar depois da licença paternidade, ela chorou por não ter mais ele por perto ajudando. Isso me deixou feliz: saber que ela tinha alguém importante, que lhe dava segurança.

Faz três anos que a Tamara entrou na minha vida e espero que ela nunca mais saia, pois foi um amor que nasceu e que persiste para além do abrigo. Ela é a minha estrela!

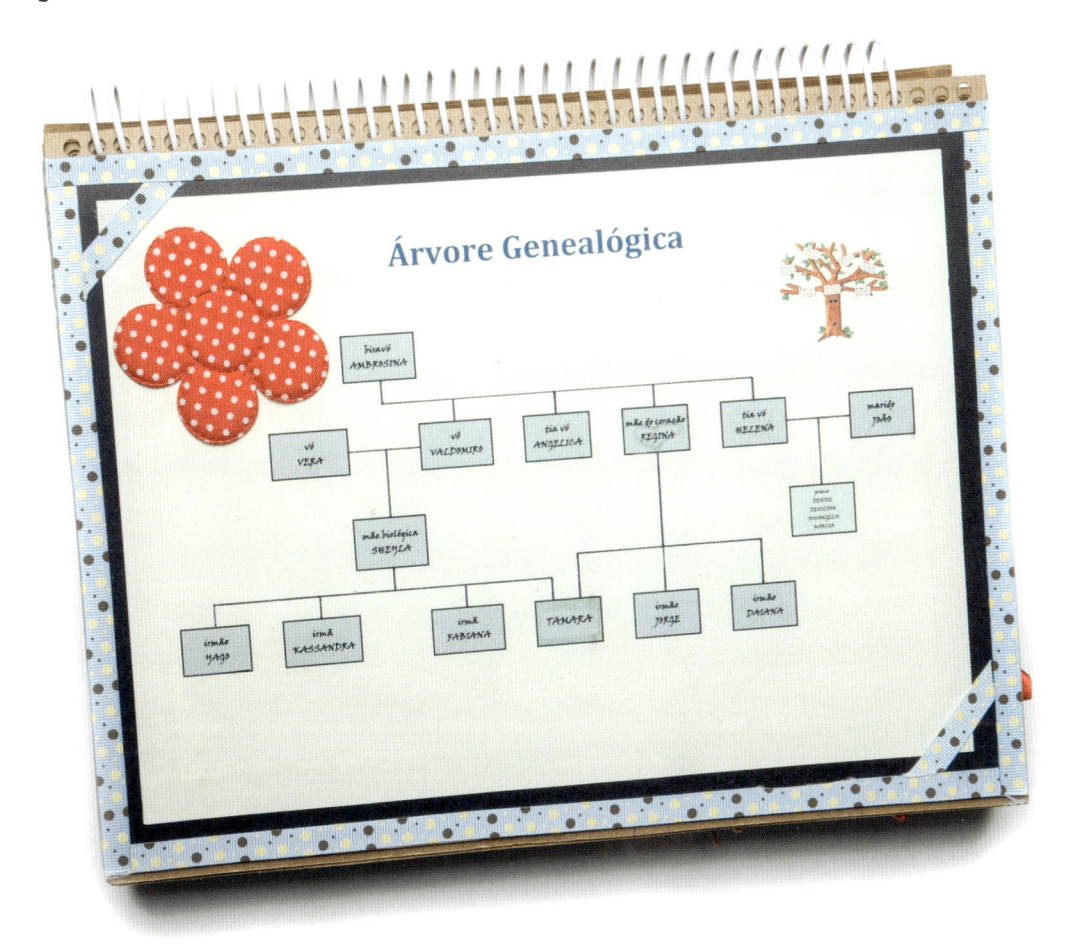

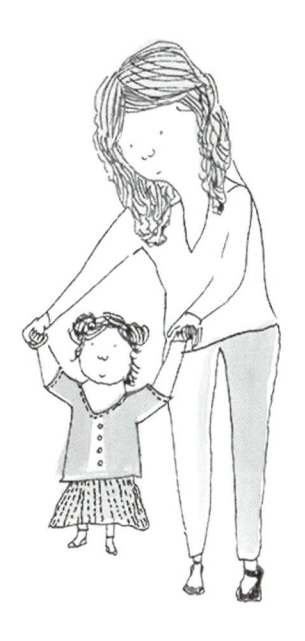

História escrita na memória e no coração

por Heloísa Lobata Ghiorzi, colaboradora do Fazendo Minha História

"Ao perguntar se gostaria que eu lesse uma história, ela abruptamente respondeu: 'Quem sabe eu conto a minha história para você?' Foi um relato muito intenso e cheio de detalhes."

Essa é a história de uma colaboradora que estava, pela primeira vez, participando do Fazendo Minha História.

Por questões de horário e localização, fui para um abrigo onde a maioria dos acolhidos era adolescente. A escolhida para eu trabalhar em conjunto no álbum foi uma adolescente de dezesseis, quase dezessete anos. Uma menina moça, já com o corpo formado, muito desembaraçada, falante e ávida por iniciar seu álbum, pois a maioria das outras crianças e adolescentes do abrigo já havia começado.

O quarto onde se realizavam os encontros ficava no fundo da casa, em uma edícula, junto à área de serviço e à sala de computadores. O abrigo estava sempre zelosamente limpo e trancado. No caminho para o "nosso quarto de histórias", passava pela cozinha e chamava-me a atenção a bandeja farta de frutas frescas e diversificadas em cima do balcão. O lugar era pequeno e por isso mesmo dava um ar de aconchego. Começamos a nos apresentar, a quebrar o gelo inicial com conversas triviais para que ambas nos conhecêssemos.

Um dos pilares do projeto é ler livros e contar histórias para que as memórias, as lembranças, as risadas em conjunto ou até mesmo as conversas sobre o assunto possam abrir novas portas. Para minha surpresa, Tamara não gostava dos livros, nem de ler ou de ouvir as histórias.

Fui surpreendida logo nos primeiros encontros. Ao perguntar se gostaria que eu lesse uma história, ela abruptamente respondeu: "Quem sabe eu conto a minha história para você?" Foi um relato muito intenso e cheio de detalhes. Levamos uns quatro encontros para organizar essa história toda, que rendeu três páginas de texto no álbum. Ela ia contando, falando rápido, dizendo o nome de algumas pessoas que eu não conhecia. Eu tinha o cuidado de registrar, em suas próprias palavras e terminologias, a preciosa narrativa.

Desde o início, tentava fazer com que ela participasse ativamente do registro das páginas no álbum, escolhendo as cores das canetas, os adereços a serem colados, ajudando a colar as fitas e decorando as páginas. Era muito gostoso fazer esse trabalho e confesso que geralmente extrapolávamos o horário reservado de uma hora. Conversávamos tanto que eu já não sabia como colocar tudo isso no álbum, e então pedia ajuda para Débora, técnica do Instituto, que sempre estava pronta para auxiliar. Entretanto, de todos os nossos encontros, o mais memorável, forte e emocionante não está registrado no álbum, mas em nosso coração. Lembro-me muito bem.

Era uma tarde de domingo, cinzenta e chuvosa. Cheguei ao abrigo e Tamara pediu que eu subisse até seu quarto. Ela tinha acabado de tomar banho e estava muito resfriada. Fazia algumas semanas que não nos víamos, pois as festas de Natal e Ano-Novo não haviam deixado espaço nas nossas agendas. Então, me sentei na beira de sua cama e conversamos um pouco sobre como havia sido o período das festas. Contei sobre a tristeza e preocupação de toda a minha família em função da tentativa de suicídio de um ente querido na passagem do Ano-Novo. Parece que este foi o fio condutor que trouxe à tona várias histórias que estavam guardadas e bem trancafiadas no fundo do coração da Tamara. Embora distantes, essas lembranças ainda estavam muito vívidas na memória daquela adolescente... Momentos duros e difíceis pelos quais ela já havia passado e que a fizeram amadurecer.

Foi muito lindo esse encontro, que selou uma amizade sincera e um pacto de confiança de mantermos em sigilo certas histórias que devem ficar escritas somente na memória e no coração. Esse encontro com a Tamara deixou ainda mais claro para mim que não importa a qualidade da roupa, das frutas na fruteira ou a quantidade de brinquedos que se tem. O mais importante é a disponibilidade e o coração aberto para construirmos nossas histórias.

"Parece que este foi o fio condutor que trouxe à tona várias histórias que estavam guardadas e bem trancafiadas no fundo do coração da Tamara."

NOTA TÉCNICA

Tamara passou pelos cuidados de muitas pessoas antes de seu acolhimento, aos dezesseis anos. Chama a atenção a forma apropriada como ela conta sua história, apesar das tantas rupturas e separações que a marcaram. Uma das funções dos serviços de acolhimento é fornecer espaços de expressão para que cada criança e adolescente possa falar de si, de seus sentimentos e de sua história. Considerado o grau de desenvolvimento de cada um, as crianças e os adolescentes têm direito ao acesso às informações sobre sua história de vida, situação familiar e motivos de acolhimento.

Entendemos que, através destes espaços de expressão, a criança e o adolescente compreendem melhor suas experiências e percebem os recursos que têm para a superação das dificuldades. Ainda que ao longo de sua trajetória os caminhos de Tamara e de sua mãe se encontrem em alguns pontos, demonstrando uma tendência à repetição, ela pôde rever o seu percurso na companhia de referências afetivas significativas e, assim, realizar escolhas autênticas para sua vida.

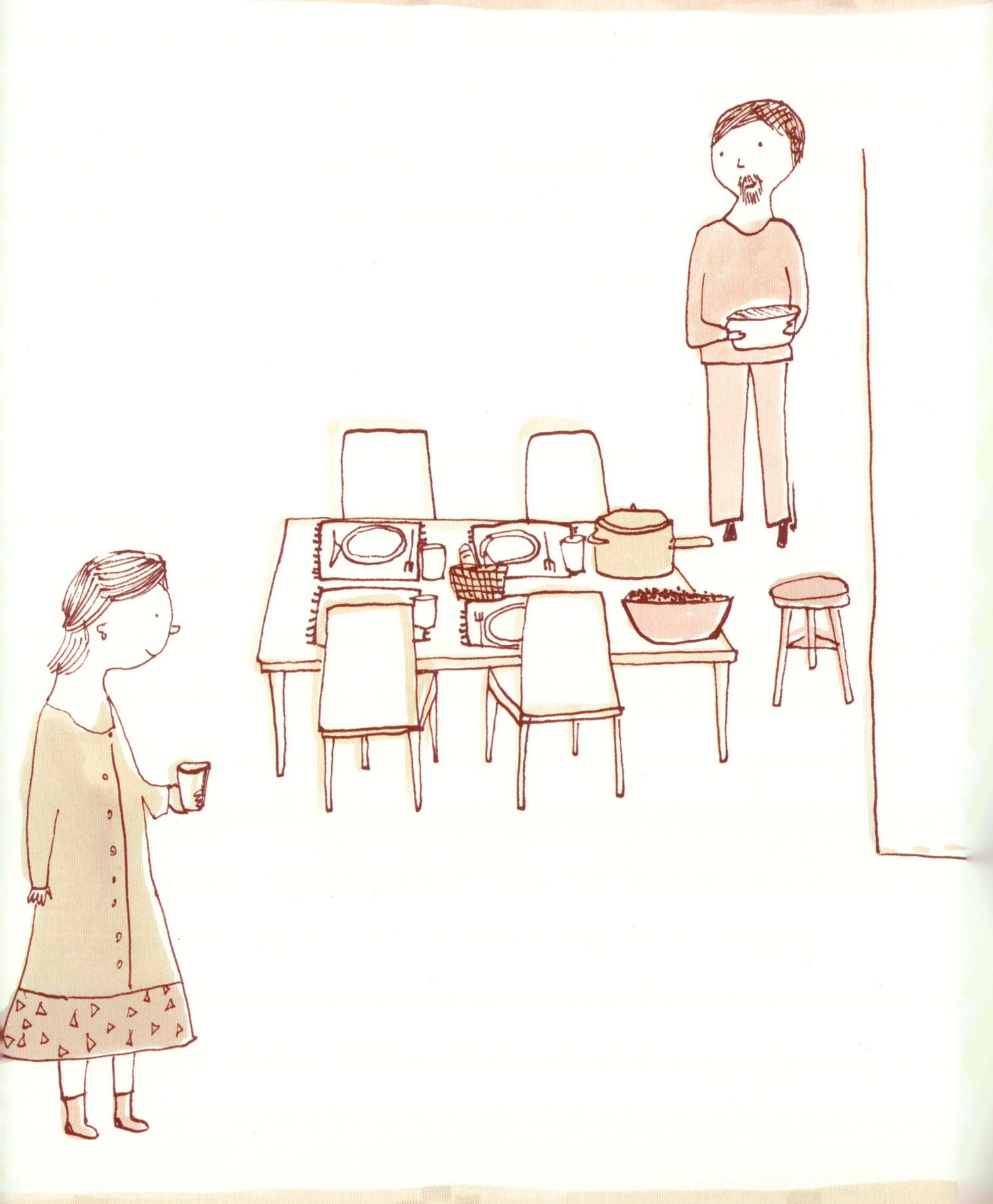

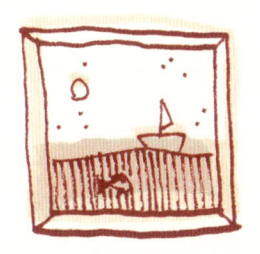

Mariana

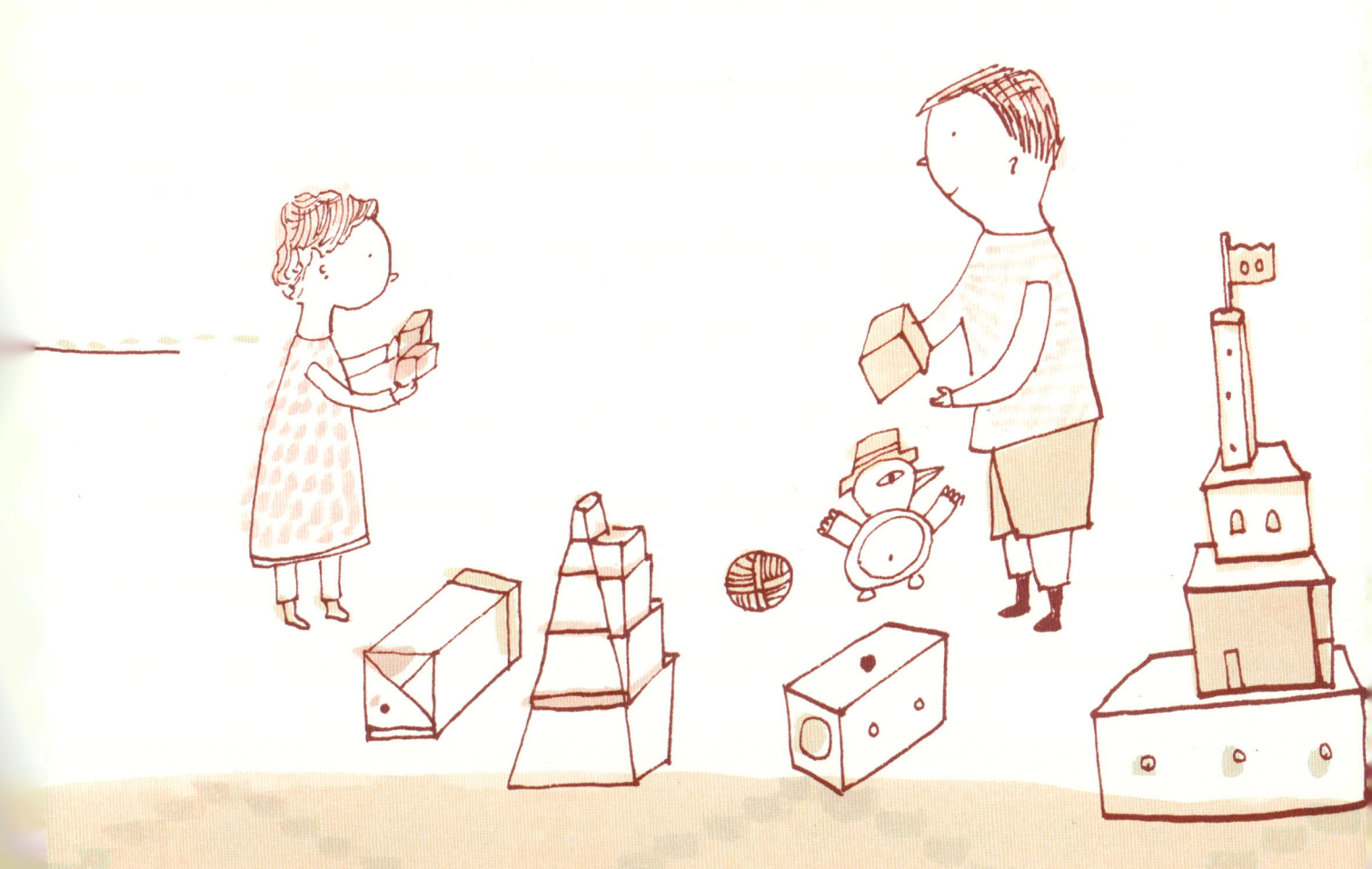

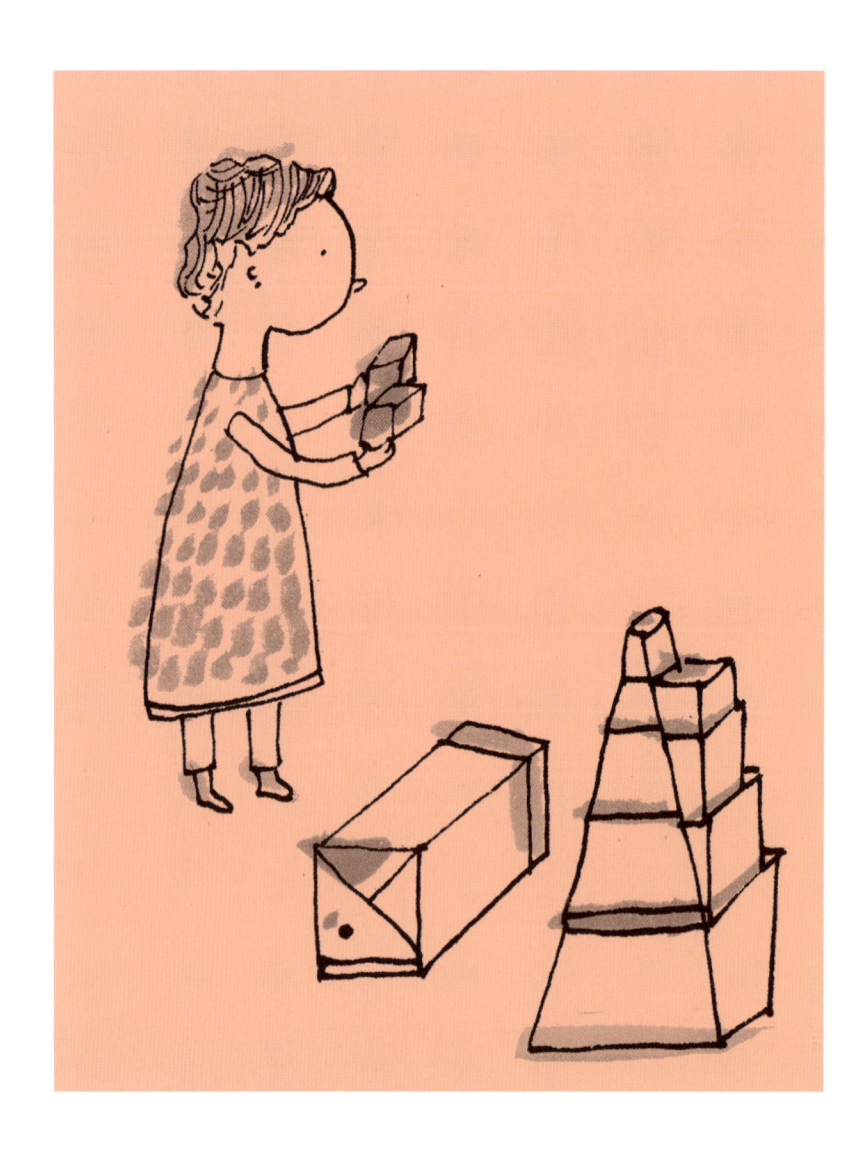

Mariana chegou ao abrigo com semanas de vida, precisando de muitos cuidados, e desde cedo conquistou a todos com seu jeito forte de ser. A dor de saber que sua família de origem não poderia cuidar dela não foi maior do que a tentativa de encontrar o seu lugar no mundo.

"Mãe, você não tem fé, não?"

por Mara, mãe adotiva de Mariana

Eu estava passando uns dias de férias no interior de São Paulo com minha comadre e as crianças. Como passávamos o dia na piscina, eu deixava o celular no quarto. Foi justamente numa manhã, quando liguei o aparelho ocasionalmente para checar se havia mensagens, que recebi uma ligação do Fórum e, com esta, a pergunta: "Vocês ainda têm intenção de adotar uma criança?" Respondi que sim, mas na verdade já havíamos perdido as esperanças de ter a nossa garotinha. Foi então que a psicóloga me contou que estavam buscando uma família para a Mariana* – uma menina de três anos e meio, que morava em um abrigo. Informei que eu não estava em São Paulo, já prevendo que mais uma vez não daria em nada. Porém, ela respondeu que isso não era problema e que entraria em contato novamente na semana seguinte.

Cabe aqui um parêntese para dizer que quando decidimos que nossos filhos viriam pela adoção, os planos eram de termos um casal. O Lucas chegou com três meses de vida e hoje ele tem nove anos. Ele foi trazido por um anjo chamado Luciana e lembro-me de que meu primeiro pensamento, quando soube da existência dele, foi pedir a Deus que, se aquele fosse o nosso filho esperado, todo o processo de adoção transcorresse da melhor forma possível. E assim foi: com três dias já tínhamos sua guarda provisória e após quatro meses, a guarda definitiva.

Desde então mantivemos o cadastro válido para a segunda adoção. O Lucas soube que não nasceu da minha barriga desde muito cedo e logo me acompanhava em oração pedindo ao Papai do Céu que nos mandasse a sua irmãzinha do coração. Mas o tempo foi passando e ela não chegava. Tivemos algumas tentativas frustradas, ora porque nosso coração dizia não (e como era dolorido verbalizar esse não!), ora porque embora disséssemos sim, algum impedimento acontecia. Dessa forma nossas esperanças iam esmorecendo pouco a pouco. Depois de um tempo, percebendo a ansiedade que o assunto causava ao Lucas, achei melhor dizer a ele que a irmãzinha não viria mais, porque já fazia muito tempo que estávamos esperando. E assim não falamos mais nesse assunto com ele, mesmo quando o Fórum entrava em contato.

"O Lucas soube que não nasceu da minha barriga desde muito cedo e logo me acompanhava em oração pedindo ao Papai do Céu que nos mandasse a sua irmãzinha do coração."

* Os nomes desta história são fictícios.

"A primeira impressão foi de uma menina determinada, alegre, bonita e esperta, mas também autoritária e teimosa. Saímos de lá encantados, mas também assustados – será que daríamos conta?"

Em 2011 fomos chamados novamente para atualização do cadastro no Fórum, e na ocasião o Paulo, meu marido, não pôde me acompanhar, mas me disse que era melhor encerrarmos o processo, pois já estávamos ficando velhos para sermos pais novamente, e a fase em que o Lucas precisava de um irmão para brincar já estava passando. A princípio, eu concordei, pois estava num período de muita carga de trabalho e achei que não daria conta de cuidar de mais uma criança. Mas no dia da entrevista o desejo de ser mãe novamente falou mais alto, e não tive coragem de dizer não. Pensei que se realmente não fosse para termos uma filha, as coisas não seriam daquela forma; eu não fecharia aquela porta!

Voltemos a julho de 2012. Assim que retornei de viagem recebi outra ligação do Fórum agendando uma entrevista para nos falarem sobre a Mariana. Foi então que criei coragem para conversar com o Paulo. Achava que iria ouvir dele algo do tipo: "Como podemos pensar em criar mais um filho se você acabou de perder o emprego?" Mas uma nova surpresa me aguardava. Assim que terminei de contar ele disse: "É? Vamos lá, pode marcar!"

No dia 10 de julho, quando chegamos ao abrigo, já estávamos sendo aguardados pela Mariana. Por ela e por todas as crianças! Mas desde o primeiro momento ela fez questão de frisar para todos: "Eles são minha visita!" E já nos encaminhou para uma sala onde ficamos a sós com ela e com a coordenadora do abrigo. A primeira impressão foi de uma menina determinada, alegre, bonita e esperta, mas também autoritária e teimosa. Saímos de lá encantados, mas também assustados – será que daríamos conta?

O próximo passo era contar para o Lucas. Não conseguíamos imaginar qual seria a reação dele, mas não poderia ter sido melhor. Ele vibrou dizendo que era a melhor notícia do mundo e que queria conhecê-la naquele mesmo dia. Tentei conter a ansiedade dele dizendo que ainda não era cem por cento certo, que teríamos que passar por um processo de adaptação e blá-blá-blá, ao que ele me calou dizendo: "Mãe, você não tem fé, não?"

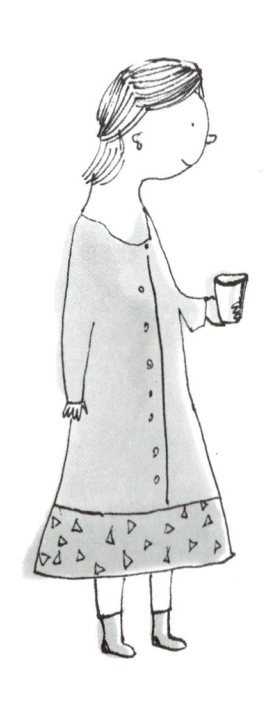

É verdade, era preciso ter fé. Os sinais de Deus estavam ali: o telefonema inusitado, a reação do Paulo, o fato de eu estar mais disponível por estar sem emprego naquele momento, a boa recepção da Mariana e a empolgação do Lucas. Mas, para ter fé, precisávamos vencer os medos. Medo porque o processo de destituição ainda estava em andamento, medo do histórico de saúde da família biológica, medo de ela não nos aceitar como família, medo porque sabíamos que o Lucas iria sofrer com a adaptação, medo de assumir a responsabilidade de adotar mais um filho beirando os cinquenta anos de idade. Medos, muitos medos...

Então, antes que esses medos todos nos paralisassem, eu disse ao Paulo: "Vamos abrir o nosso coração e se as coisas forem se encaixando é porque ela é nossa filha enviada por Deus. Eu acreditei nisso uma vez e deu certo". E assim foi. Continuamos com as visitas, logo vieram os passeios, e depois ela passou a dormir em casa nos finais de semana. A parte mais difícil era quando chegava domingo à noite e tínhamos que devolvê-la ao abrigo. Ela sempre chorava e pedia para ficar com a gente, era de cortar o coração! Nessa fase ela já havia nos conquistado, já não conseguíamos pensar em desistir!

No dia a dia, o Lucas foi sentindo que a convivência não seria tão fácil como ele imaginou. Perder o posto de filho único da noite para o dia tem sido uma tarefa difícil para ele. Não houve um preparo para a chegada da irmã, ele não teve os nove meses de gestação para ir se acostumando com a ideia. Ela chegou pronta, com quase quatro anos, e tão cheia de personalidade!

Sabemos também que para ela é tudo muito novo! De repente uma família para amar e obedecer! Ela, que já foi acalentada em tão diferentes colos, que já teve tantas perdas e que desde muito cedo teve que aprender a se defender sozinha. Talvez por isso hoje a ânsia de querer ser independente a todo custo, de questionar a todo instante as regras e os limites, de não aceitar "não" como resposta, de querer fazer tudo à sua maneira, como ela mesma faz questão de dizer: "Tem que ser do jeito que eu quiser!"

Mas estamos juntos há apenas quatro meses e certamente já tivemos alguns progressos! O Lucas já brinca com ela em muitos momentos e ela, por sua vez, é seguidora do irmão em muitas atitudes. Ela também já sabe que desobedecer traz consequências, então algumas vezes é só lembrar que iremos confiscar algum brinquedo que ela para com a birra!

Assim, cada pequena conquista é uma vitória. Sabemos que a Mariana trouxe uma bagagem consigo e temos respeito pelo seu passado. Por algum motivo, que com certeza não foi ao acaso, nosso encontro aconteceu e ela veio nos brindar com seu canto alegre (nosso pequeno rouxinol!), seu olhar curioso, sua maturidade precoce e sua imensurável necessidade de amor e carinho! Agora somos a sua família, e este é apenas o primeiro capítulo da nossa história juntos!

> *"Assim, cada pequena conquista é uma vitória. Sabemos que a Mariana trouxe uma bagagem consigo e temos respeito pelo seu passado."*

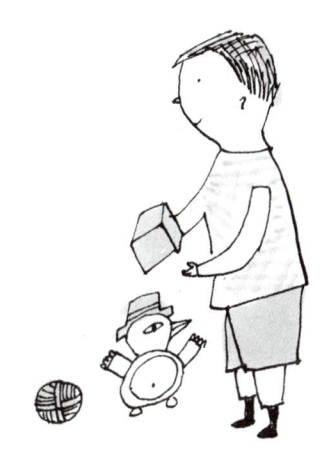

Ela tinha o seu lugar

por Angelina, coordenadora do abrigo

"Quando voltou da casa da mãe, já tinha seu território demarcado aqui: voltou a dormir na mesma cama e no mesmo quarto, recuperou as roupas que eram dela. Ela não tinha se esquecido do que era seu."

A Mariana foi o primeiro "pequeninho" que entrou aqui. Até então, nunca tínhamos recebido bebês. Todos eram apaixonados por ela, pois além de ser a menorzinha, ela chegou aqui machucada, precisando de muitos cuidados. Ela era a sensação da casa! Quando foi a sua festa de um ano, todo mundo se movimentou para fazer algo bonito, fizemos convites e tudo.

Desde sempre, a Mariana foi decidida, sabia o que queria, tinha personalidade forte. Se não gostava de alguma coisa, se colocava. Ela conquistou o seu espaço na casa com facilidade. Quando voltou da casa da mãe, já tinha seu território demarcado aqui: voltou a dormir na mesma cama e no mesmo quarto, recuperou as roupas que eram dela. Ela não tinha se esquecido do que era seu.

O desligamento (temporário) dela do abrigo é um capítulo importante da história. Nós vínhamos fazendo um trabalho de reaproximação com a família. Montamos um plano, que durou uns quatro ou cinco meses: numa primeira etapa, a Mariana ia acompanhada de uma educadora passar o dia com a mãe, Paula, no sábado ou no domingo. A educadora ficava o dia inteiro com ela e com a Paula, na casa dela. Apesar da distância, a gente se organizava. Depois, ela começou a ir passar o dia sozinha com a mãe, e nós buscávamos à tarde. Em seguida, ela ficava para o final de semana, até que começou a passar alguns dias lá.

Nessa aproximação, as educadoras Francilene e Neide percebiam que a avó e a mãe não estavam dando conta da Mariana. A avó já era de idade e dizia que nem da filha conseguia cuidar. Nós fazíamos relatórios semanais, fomos a audiências com a juíza, nos colocávamos. Mas as técnicas do Fórum que cuidavam do caso achavam que a reintegração ia dar certo.

Quando o desligamento foi pedido, nós, preocupados, fizemos um trabalho em rede para o acompanhamento do caso na região. Nós não tínhamos pernas para fazer isso, como a família era de uma região distante do abrigo. O Conselho Tutelar e o CAPS* da região ficaram responsáveis por ficar perto da família, avaliando as condições para a Mariana. Pouco tempo depois, o Fórum ligou pedindo uma vaga para uma menina de dois ou três anos. Só depois de termos aberto a vaga ficamos sabendo que era a Mariana. E se não tivéssemos aceitado? Ela teria ido para outro abrigo!

* Centro de Atenção Psicossocial

Através do acompanhamento do Conselho Tutelar e do CAPS, e do acolhimento pela segunda vez, a juíza entendeu que a família não tinha condições de ficar com a Mariana. Apesar de uma tia ter interesse em ficar com a Mariana, ela tinha medo da interferência da irmã (mãe da Mariana) na criação da sobrinha. Como todos moravam muito próximos, era impossível prevenir isso.

Ainda por um tempo, as visitas familiares continuaram acontecendo. Não havia ordem de proibição, mas pedimos à juíza que Paula só visitasse a filha acompanhada de um familiar. Isto porque, quando ficava sozinha com a Mariana, ela a mordia e a apertava. A Paula precisava ser cuidada, pois tudo o que faz com a filha também foi feito com ela quando criança – a mãe da Paula batia nela quando era ainda bebê, inclusive, ela perdeu o movimento da mão por conta disso. Depois a Paula foi abandonada pela mãe, e ficou morando com o seu pai, que era alcóolatra. Tem toda uma problemática por trás... Ela não tem uma estrutura familiar que a ajude e infelizmente nós também não podemos fazer isso por ela. Ela ficou solta, sem apoio nenhum, da família ou da rede. Eu particularmente fico muito preocupada com ela.

Enfim, tudo isso foi levado em consideração pela juíza, que autorizou as visitas da mãe somente se acompanhada de outros familiares. Apesar das tentativas, verificamos que não havia realmente chances de reintegração familiar, e foi então que a Mariana foi encaminhada para a adoção.

Hoje em dia, ela está feliz, com um casal com quem se adaptou muito rápido. Por um lado foi triste, mas ela precisava ter essa oportunidade, não dava para perder... Nós tentamos. Quando ela foi adotada, todo mundo aqui chorou. Até a nossa vizinha ficou emocionada. Quanta gente se envolveu na história da Mariana!

Outro dia ela veio nos visitar, e viu outra menina pequena usando as roupas dela! Ela perguntou: "Quem mandou você pegar as minhas roupas?" Nós esclarecemos os motivos para ela, que disse: "Tudo bem, então!"

"Quando ela foi adotada, todo mundo aqui chorou. Até a nossa vizinha ficou emocionada. Quanta gente se envolveu na história da Mariana!"

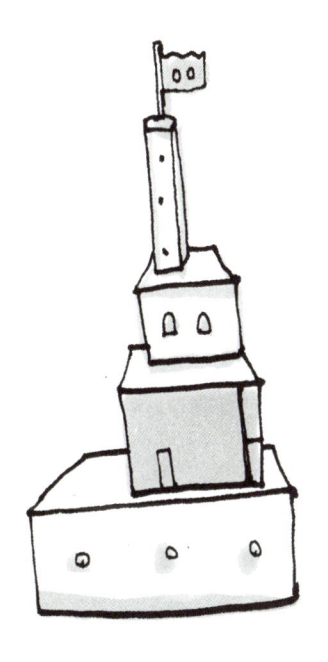

A tia do álbum

por Fiama, colaboradora do Fazendo Minha História

Em abril de 2012, depois de fazer a formação para colaboradores voluntários, iniciei a minha atuação no abrigo através do Fazendo Minha História. Lembro-me como se fosse ontem que, ao entrar na casa, eu tinha plena noção de qual seria a minha função: encontrar-me semanalmente com uma criança ou adolescente a fim de ajudá-lo na construção de um álbum que retratasse a sua própria história. Para isso, estudei possibilidades de leituras infantis, assim como técnicas de confecção. Até então, possuía a convicção de que o aprendizado, a ajuda e a transformação partiriam de mim para a criança.

Ao chegar à porta do abrigo para o primeiro encontro, me deparei com uma série de crianças que já esperavam, ansiosamente, a chegada da sua nova "tia do álbum". De imediato, fui surpreendida com a pergunta de uma pequena garotinha de olhinhos espertos: "É você que vai ser a minha Fazendo História?" Ao perguntar o seu nome, descobri que a resposta seria de fato positiva. Aquela menininha era a Mariana, e eu seria a sua nova "tia do álbum".

Logo nos primeiros encontros, já pude perceber que a situação havia se invertido. A Mariana sabia exatamente o que esperar de mim, ao passo que eu sentia-me, constantemente, diante do inesperado. Era como se eu houvesse deixado em casa minha "maleta de técnicas ensaiadas". De repente, era a Mariana que me acolhia, e não o contrário.

A partir da história de personagens dos livros, a Mariana aos poucos reorganizava a sua própria história na tentativa de me contar quem era. Ao mergulhar em seu mundo, através de frases que caracterizavam seu imenso amadurecimento, eu frequentemente me esquecia de sua pouca idade. Quando isso acontecia, ela me avisava, fosse através do choro ou da manha, dos seus direitos e condições de ser uma criança de apenas três anos de idade. À medida que os encontros avançavam, o nosso contato e proximidade adquiriam maior intensidade.

Antes de conhecer sua história enquanto criança acolhida, eu tive a sorte de conhecê-la sem rótulo algum. Isto é, fui apresentada, primeiramente, a uma menina brincalhona, esperta, espontânea e cheia de vida: o dengo do abrigo! Através de seu amadurecimento, amadureci; através de sua sensibilidade e espontaneidade, recuperei alguns de meus traços perdidos; através de suas exigências, eu me reorganizava constantemente.

Em síntese, ao ajudá-la na elaboração de sua própria história, fui retribuída com o melhor dos presentes: a chance de enxergar a vida de um modo completamente diferente. E esse presente eu levo guardado em meu coração para a vida toda.

Forte, esperta, meiga e autoritária

por Francilene e Neide, educadoras do abrigo

Mariana era uma bebê linda quando chegou à casa, em 10 de dezembro de 2008. Tinha apenas um mês de idade e comoveu a todos porque estava com a clavícula quebrada. Sua mãe tinha mania de apertá-la muito, deixando-a com hematomas. Por este motivo, quando sua mãe vinha visitá-la, um funcionário do abrigo ficava o tempo todo por perto.

Mariana foi uma bebê boazinha e saudável, dormia a noite toda e só chorava se não estivesse bem. Com dois anos, entrou na creche e era adorada por todos dada a sua beleza e esperteza. Mariana queria estar sempre em destaque na casa: cantava, dançava, contava e ouvia histórias. Uma menina muito fácil de se cuidar.

Em março de 2011 foi desligada do abrigo para voltar a morar com sua mãe, e ficariam ambas aos cuidados da avó. Marianinha às vezes é muito teimosa, é uma menina superativa, e tínhamos medo de que sua mãe e avó ficassem nervosas com ela. Em setembro do mesmo ano, Mariana foi novamente acolhida por causa de maus tratos. Nós pensamos: como será que está a cabeça dela depois de tudo isso? A coordenadora da casa a colocou na mesma creche, para evitar que ela ficasse confusa.

Em agosto de 2012, a Mariana foi adotada. Antes de ir morar com o casal, ela dizia: "Agora eu tenho uma mamãe, um papai e um irmãozinho".

Costumamos dizer que a Mariana é uma criança forte, inteligente, esperta, autoritária, teimosa, meiga e carinhosa. Falar dela nos deixa comovidas por seu histórico de vencedora. Ela sempre será nossa princesinha!

NOTA TÉCNICA

A história de Mariana nos faz pensar sobre o complexo trabalho de preservação dos vínculos familiares e de promoção da reintegração familiar. Salvo determinação em contrário da autoridade judiciária competente, é função da entidade de acolhimento estimular o contato da criança ou adolescente com seus pais e parentes. A integração em família substituta só deve ocorrer quando esgotados os recursos de manutenção na família natural ou extensa.

Neste caso, a equipe do abrigo constatou que a família de origem não tinha recursos suficientes para receber Mariana, e que sua permanência com a mãe e a avó lhe apresentavam riscos de ter novamente seus direitos violados. O contato frequente com a família possibilitou aos profissionais concluir que esta não era a alternativa mais benéfica para ela. Nesses casos, é fundamental que a opinião da equipe técnica do abrigo seja levada em consideração, para que não aconteça uma nova exposição a condições de violência, negligência e separação, assim como aconteceu com Mariana.

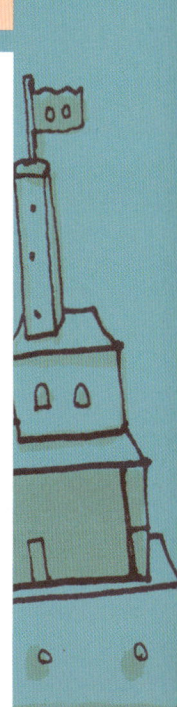

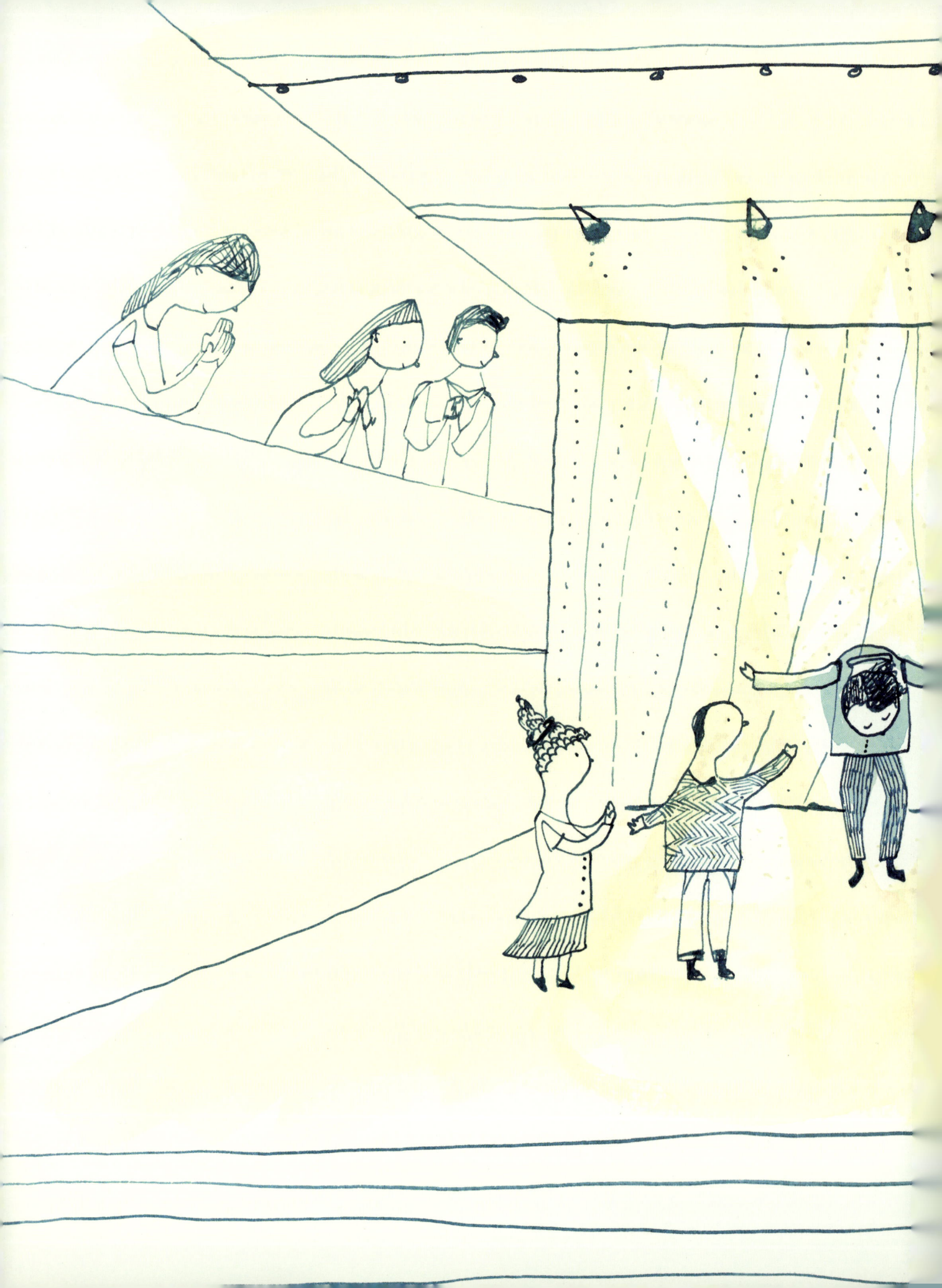

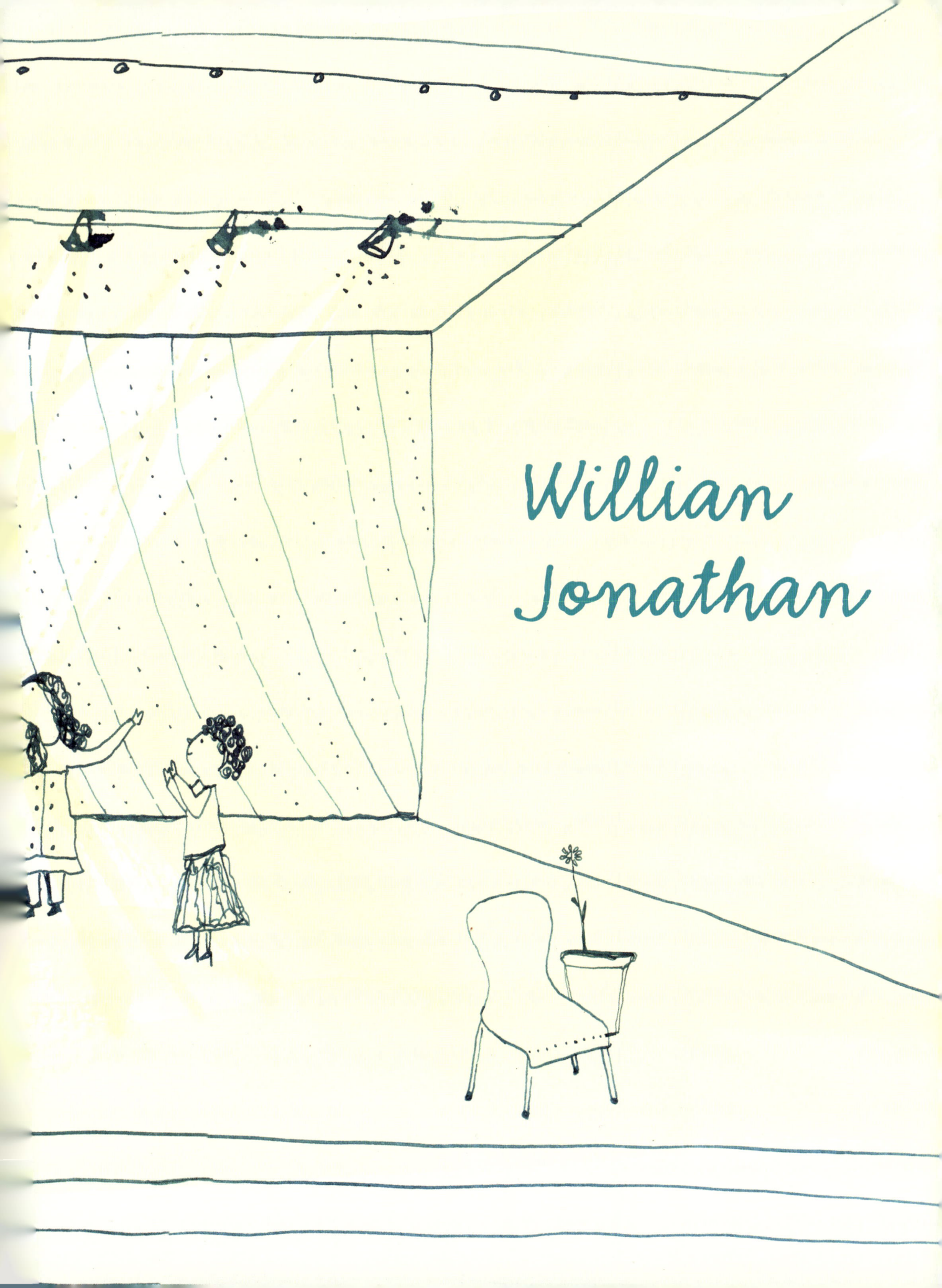

Willian Jonathan

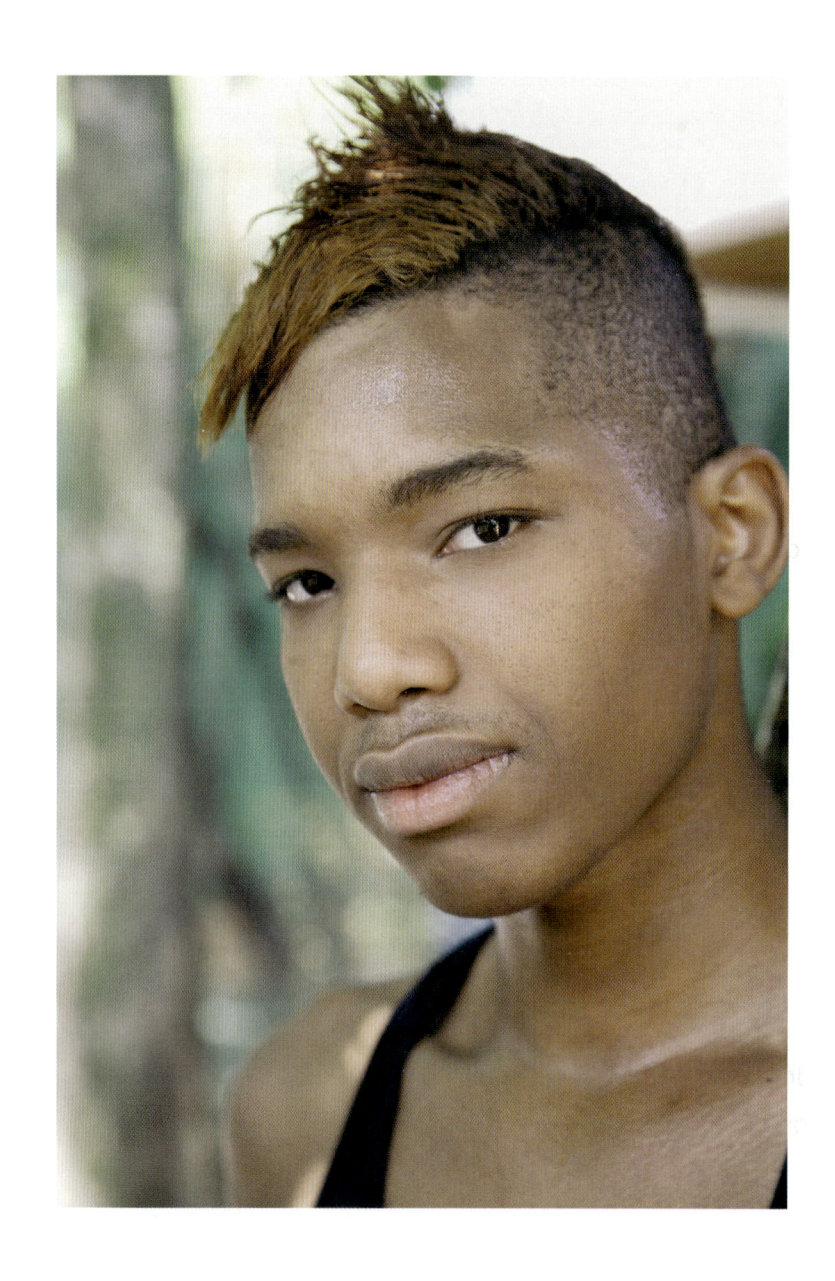

Willian Jonathan é um garoto sonhador, com alma de artista. Acolhido desde pequeno, passou por diversas etapas de vida, idas e vindas, altos e baixos – desde uma família adotiva que o devolveu até uma instituição que acolhia cento e cinquenta crianças no litoral. Nesse percurso, desenvolveu um gosto especial pelo teatro e a certeza de que é ele quem está escrevendo os próximos capítulos de sua história.

Amo a vida, apesar das pedras no caminho

por Willian Jonathan dos Santos

Olá! Meu nome é Willian Jonathan dos Santos e meu nome artístico é Will Jhon. Sou um garoto de dezenove anos, me considero jovem, acho que ainda tenho muito para aprender nesta vida. Porém, já me considero um garoto de experiências diversas que foram muito importantes para o meu desenvolvimento como ser humano.

Bom, contarei para vocês algumas de minhas histórias... A primeira começa quando eu tinha quatro anos de idade, quando eu saí da casa da minha mãe biológica. Foi um momento de tristeza, pois minha mãe sofria de alcoolismo e usava drogas. Um dia ela causou um grande acidente, que marcaria nossa vida: ao preparar o meu banho da noite, ela exagerou ao esquentar a água e eu acabei sendo todo queimado, algumas partes com queimaduras de terceiro grau.

A consequência disso foi essa, tive de ir para um abrigo; porém, antes passei um tempo no hospital. Quando eu ainda estava no hospital, uma assistente social chamada Jucimara entrou em meu quarto e me disse que eu iria para um abrigo, uma notícia que no momento não achei nada legal. Eu não fazia ideia que aquele lugar do qual ela me falava iria ser minha casa durante um bom tempo e que ali eu passaria meus melhores e piores momentos.

Lá passei por situações que me machucaram muito e até hoje me abalam e me causam dor. Porém, também foi lá que eu pude ter uma família de verdade, e para mim esta era a coisa mais importante naquele momento. Bom, fiquei lá até os meus sete anos de idade, quando fui adotado. Tive que me despedir, mas já havia criado laços muito fortes e senti uma dor enorme: eu havia me apegado muito a "esta família" e não aceitei fazer parte de outra. Fiquei três meses com a família adotiva e fiz de tudo para ser devolvido, então aconteceu o que eu queria, mas não da maneira que esperava: fui devolvido, mas não para o abrigo em que eu vivia antes, e sim para uma grande instituição em Ubatuba, que era a cidade onde a família adotiva morava.

Fiquei lá um ano e gostei muito. Mas também sofri violências que nunca esquecerei, apesar de ter aprendido a lidar com as fortes marcas que elas me causaram. Lá, a rotina era muito rígida, mas divertida também. Diferentemente do abrigo, lá eram cento e cinquenta crianças e adolescentes, todas no mesmo lugar, tendo muito contato umas com as outras.

Foi então que a assistente social Jucimara voltou, o que naquele momento me deixou muito feliz, apesar de ter que me despedir novamente de colegas e amigos. Por mais forte que fosse a dor, eu tinha uma grande alegria, a de voltar para minha família (abrigo). Então arrumei minha mala rapidamente e segui meu caminho até São Paulo. No carro, eu estava morrendo de ansiedade, e uma coisa que eu adoro quando estou ansioso são os doces, muitos doces! No carro da tia Jucimara tinham muitos, e sempre que eu andava com ela me acabava em doces.

Então, fui para a instituição que eu queria, mas me colocaram em outra casa, totalmente diferente da primeira. Tive que passar novamente por uma fase de adaptação, que foi demorada, pois eu havia voltado muito diferente. Mas foi nesta casa que eu conheci meu melhor amigo, o Eduardo. Nós nos divertíamos muito e, claro, bagunçávamos e brigávamos muito juntos. Nesta mesma casa conheci outra pessoa muito especial e importante em minha vida: a advogada Neusa Anderson, que hoje é minha madrinha de batismo. Nós nos conhecemos quando ela era uma voluntária, fazia trabalhos simples, como levar uma criança ou adolescente à terapia ou às oficinas de customização, artes, informática, entre outras.

Ela sempre foi muito atenciosa comigo, tivemos um carinho muito forte um pelo outro e eu a considero "a escolhida", pois a amo muito. E até hoje ela está ao meu lado, me dando força e apoio em tudo o que eu preciso. Também conheci uma pessoa muito importante para mim, a Lucivana, irmã do Eduardo, que na época tinha dez anos. Ela se tornou minha melhor amiga e até hoje contamos um com o outro, na felicidade e na infelicidade. Tive muitas pessoas a minha volta, que sempre traziam novas experiências e conhecimentos de vida. Isso fez com que eu me tornasse quem sou hoje. Porém, teve algo que foi além das minhas expectativas, o Fazendo História, que esteve comigo dos meus oito até os meus dezoito anos e promete continuar até meus vinte e um. É uma surpresa ver que existem pessoas que se importam com o meu bem-estar, com o meu futuro e, claro, comigo também. Tenho que agradecer a estas pessoas de coração, pois foi ao lado delas que pude me estabilizar e realizar muitos sonhos.

Agora vou falar sobre o assunto que mais me deixa feliz: meus sonhos... Sou um garoto sonhador, tenho muitos, muitos sonhos e, entre todos eles, três são muito marcantes. O primeiro e principal é formar minha própria família, que é algo para o futuro e que será maravilhoso. O segundo é ser ator profissional, tanto na TV como no teatro, e deste sonho eu já estou correndo atrás. Faço aulas de teatro gratuitamente, mas pretendo fazer um curso profissional, para o qual vou precisar de ajuda para pagar. Sei que vou conseguir. E o terceiro é ter um book fotográfico e me tornar modelo, mas este só em um futuro distante, pois também é muito caro e já procurei muitas agências; passei na seleção de cinco delas, porém todas me pediram o book e o composite. Mas isso não me desanimou e eu não desistirei, pois Deus sabe o que faz e eu sei que um dia eu conseguirei.

Bom, tive uma vida bem agitada, mas não podia ser diferente, pois eu amo a vida que tenho mesmo com problemas e pedras no meu caminho. Isso só faz eu ter mais forças para seguir em frente, sempre forte e capaz de muita coisa.

Criança alegre, arteira e amorosa

por Jucimara Rocha Zapparoli, assistente social

Willian era uma criança alegre, gostava de conversar, era arteiro e sempre muito amoroso. Um dia fui levá-lo para ver o Papai Noel no shopping e encontrei com uma amiga que estava com seus filhos. Meu nome é Jucimara e, quando as crianças me viram, foram logo falando "Oi, tia Juci!" Ele ficou incomodado de me ver conversando com outras crianças foi logo dizendo: "Você nem sabe o nome dela, não é tia Zuci, é tia Zucimala". Até hoje tem pessoas do meu relacionamento pessoal que me chamam de Zucimala.

Foi bastante prazeroso reencontrá-lo, fui muito presente na vida dele logo no seu acolhimento institucional, momento delicado na vida da criança e para nós, que o acolhíamos. Ver Willian hoje me trouxe alegria, pois ele conseguiu manter muitas de suas características e qualidades infantis.

Ao realizar o estudo do histórico dele, consegui localizar seus familiares. A primeira vez que o levei para visitar a mãe foi muito emocionante, tive que descrever umas dez vezes para ele como era sua mãe e como era a casa em que ela residia. Não sei onde ela mora hoje, mas na época era em um apartamento no bairro do Ipiranga. Ao encontrar a mãe, foi um misto de felicidade e insegurança muito grande, que ficou estampado no rostinho dele. Até hoje me lembro daquele momento.

Willian, você não tem ideia do quanto fiquei feliz ao perceber o seu carinho por mim. Não perca esta sua autenticidade e alegria tão marcantes. Amo você e quero que seja muito feliz.

"Ao encontrar sua mãe, foi um misto de felicidade e insegurança muito grande, que ficou estampado no rostinho dele. Até hoje me lembro daquele momento."

O selo de uma amizade

por Neusa Maria Chagas Anderson, madrinha do Willian

"Minha melhor mensagem foi dita por Fernando Pessoa: 'Tudo vale a pena quando a alma não é pequena'."

O Willian é um diamante a ser lapidado. Tem tudo para vencer: simpatia, carisma, inteligência, beleza e generosidade. Falta apenas pegar o rumo certo.

Eu o conheci quando tinha uns oito anos, usava aparelho nos dentes, tinha um brilho contagiante no olhar. Eu não perguntei nada de seu passado e ele não me contou nada. Deixamos o passado para trás e começamos nossa história a partir daquele momento.

Ser escolhida por ele, ou por qualquer outra criança, é uma responsabilidade muito grande. Como escreveu Saint-Exupéry: "Tu te tornas eternamente responsável por aquilo que cativas". É assim que me sinto – eternamente responsável. Não dá para tirar de nossa vida as opções que fizemos, pois elas envolvem as mais profundas emoções.

Acredito que minha função na vida dele seja ajudá-lo, dar apoio e suporte nas suas decisões no intuito de direcioná-lo ao melhor caminho, sem interferir nas suas decisões, mas apenas cuidando para que estas não o prejudiquem ou o impeçam de ser feliz. O papel dele é me fazer uma pessoa melhor. Capaz de compreender as diferenças, de sentir prazer em doar sem pedir nada em troca e de ver com o coração o que é invisível aos olhos.

O momento mais marcante na nossa vida foi quando eu o batizei. A partir deste dia, selamos nossa amizade para sempre. Nunca vou me esquecer dos trabalhinhos que ele fez para mim (quadros, bijuterias, pinturas), dos presentes que me deu, das cartinhas de amor, dos bilhetinhos e declarações. Em todo lugar que eu passava tinha um bilhetinho ou mensagem dizendo quanto me amava e quanto eu era importante para ele. Isto é marcante.

Nossos mundos são diferentes. Nossas histórias, idades e perspectivas de vida são totalmente opostas, mas é muito bom perceber que para o amor não há barreiras. A maior qualidade dele é a generosidade, e o que ainda precisa melhorar é a perseverança naquilo que demanda paciência, disciplina e foco, principalmente nos estudos.

Willian querido, você tem a alma de artista, é sonhador e sensível, mas não tire os pés do chão nem se afaste da realidade. Seja justo, fiel, amigo dos amigos, viva na verdade e, principalmente, conte sempre com sua madrinha.

Desistir, nunca

por Ananda Dias, amiga de Willian através do teatro

Não lembro exatamente como nos conhecemos, mas foi no teatro e, no início, nem conversávamos direito. Depois de mais ou menos um ano nos aproximamos de verdade. E foi maravilhoso conhecer essa pessoa incrível que ele é.

Disciplinado, educado, carismático, esforçado... O Will é uma pessoa muito guerreira e tem um futuro brilhante pela frente. Eu sei quanto ele batalhou pra estar lá no teatro e quanto ele ama estar no palco. Ele tem um brilho especial e reflete isso onde quer que vá, inclusive no teatro.

Eu nem sei dizer quanto ele é importante, amo muito esse menino lindo! Mais que um amigo, é meu parceiro de todas as horas, passamos por muitos momentos juntos e ele faz parte da minha vida. Acho que sem ele eu já teria desistido de muitas coisas, ele sempre me apoia, me ajuda em momentos difíceis, dá conselhos, brinca... Ele é um grande amigo, irmão, parceiro... Tudo!

O Will é uma das minhas maiores alegrias. Sei que ele já passou por momentos muito difíceis, mas conseguiu superar todos eles, pois é guerreiro e muito forte. Além de todas essas coisas, nunca o vi se deixar abalar. Ele sempre tenta, mesmo sem saber se vai dar certo. "Desistir" não é uma palavra que se encontra no seu vocabulário.

Ele está sempre disposto a aprender e aceita críticas muito bem. Tem muito a oferecer a todos nós. Eu desejo a ele toda a sorte do mundo e que fique sabendo que estarei ao seu lado, sempre.

"Eu sei quanto ele batalhou pra estar lá no teatro e quanto ele ama estar no palco. Ele tem um brilho especial e reflete isso onde quer que vá, inclusive no teatro."

A primeira de muitas histórias

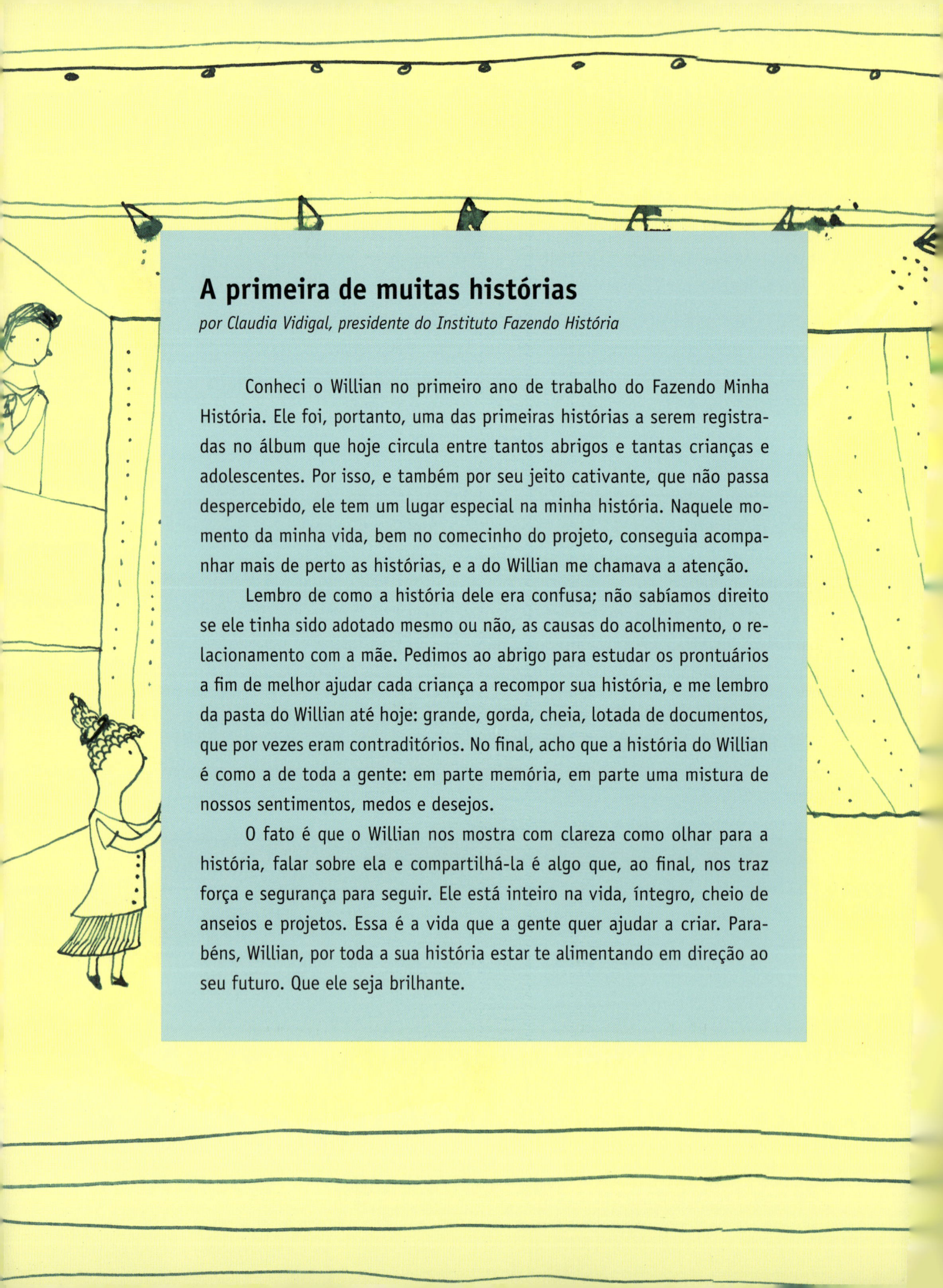

por Claudia Vidigal, presidente do Instituto Fazendo História

Conheci o Willian no primeiro ano de trabalho do Fazendo Minha História. Ele foi, portanto, uma das primeiras histórias a serem registradas no álbum que hoje circula entre tantos abrigos e tantas crianças e adolescentes. Por isso, e também por seu jeito cativante, que não passa despercebido, ele tem um lugar especial na minha história. Naquele momento da minha vida, bem no comecinho do projeto, conseguia acompanhar mais de perto as histórias, e a do Willian me chamava a atenção.

Lembro de como a história dele era confusa; não sabíamos direito se ele tinha sido adotado mesmo ou não, as causas do acolhimento, o relacionamento com a mãe. Pedimos ao abrigo para estudar os prontuários a fim de melhor ajudar cada criança a recompor sua história, e me lembro da pasta do Willian até hoje: grande, gorda, cheia, lotada de documentos, que por vezes eram contraditórios. No final, acho que a história do Willian é como a de toda a gente: em parte memória, em parte uma mistura de nossos sentimentos, medos e desejos.

O fato é que o Willian nos mostra com clareza como olhar para a história, falar sobre ela e compartilhá-la é algo que, ao final, nos traz força e segurança para seguir. Ele está inteiro na vida, íntegro, cheio de anseios e projetos. Essa é a vida que a gente quer ajudar a criar. Parabéns, Willian, por toda a sua história estar te alimentando em direção ao seu futuro. Que ele seja brilhante.

NOTA TÉCNICA

Tão importante quanto as tomadas de decisão sobre encaminhamentos de cada caso é a maneira como os adultos realizam, ou não, um planejamento cuidadoso das diversas transições como as que o Willian precisou viver. Promover boas despedidas, ajudar a criança a compreender o motivo e o sentido da mudança, acompanhá-la na elaboração de perdas, seja da família de origem, seja a de profissionais e outras crianças que são importantes referências afetivas.

Neste caso, ficam as perguntas: o que aconteceu com a mãe do Willian Jonathan? Puderam se despedir? O que ele entendeu na época sobre essa separação? De que forma foi feita a adoção? A família estava preparada para recebê-lo, aceitando sua história, identidade e singularidade? Willian teve oportunidade de elaborar o luto necessário em relação à mãe e em relação às pessoas a quem passou a chamar de família? Será possível fazer com qualidade todas essas passagens de um dia para o outro?

Ele mesmo dá pistas de que, possivelmente, não tenha conseguido elaborar a perda de pessoas a quem estava vinculado, o que resultou na dificuldade de aceitação de uma nova família e, depois, na dificuldade em se adaptar a um novo lar dentro do serviço onde já havia ficado acolhido. Se notarmos a sequência de seu relato, parece que foi a oportunidade de voltar a confiar, de conhecer pessoas que lhe ofereciam segurança, que se importavam com ele, ser acolhido, aceito, reconhecido e valorizado por elas, o que possibilitou a Willian Jonathan elaborar suas experiências passadas, expressar seus sentimentos, encontrar força no sofrimento, sonhar, construir planos e brilhar no teatro, sua grande paixão.

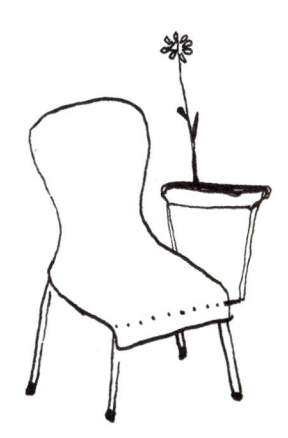

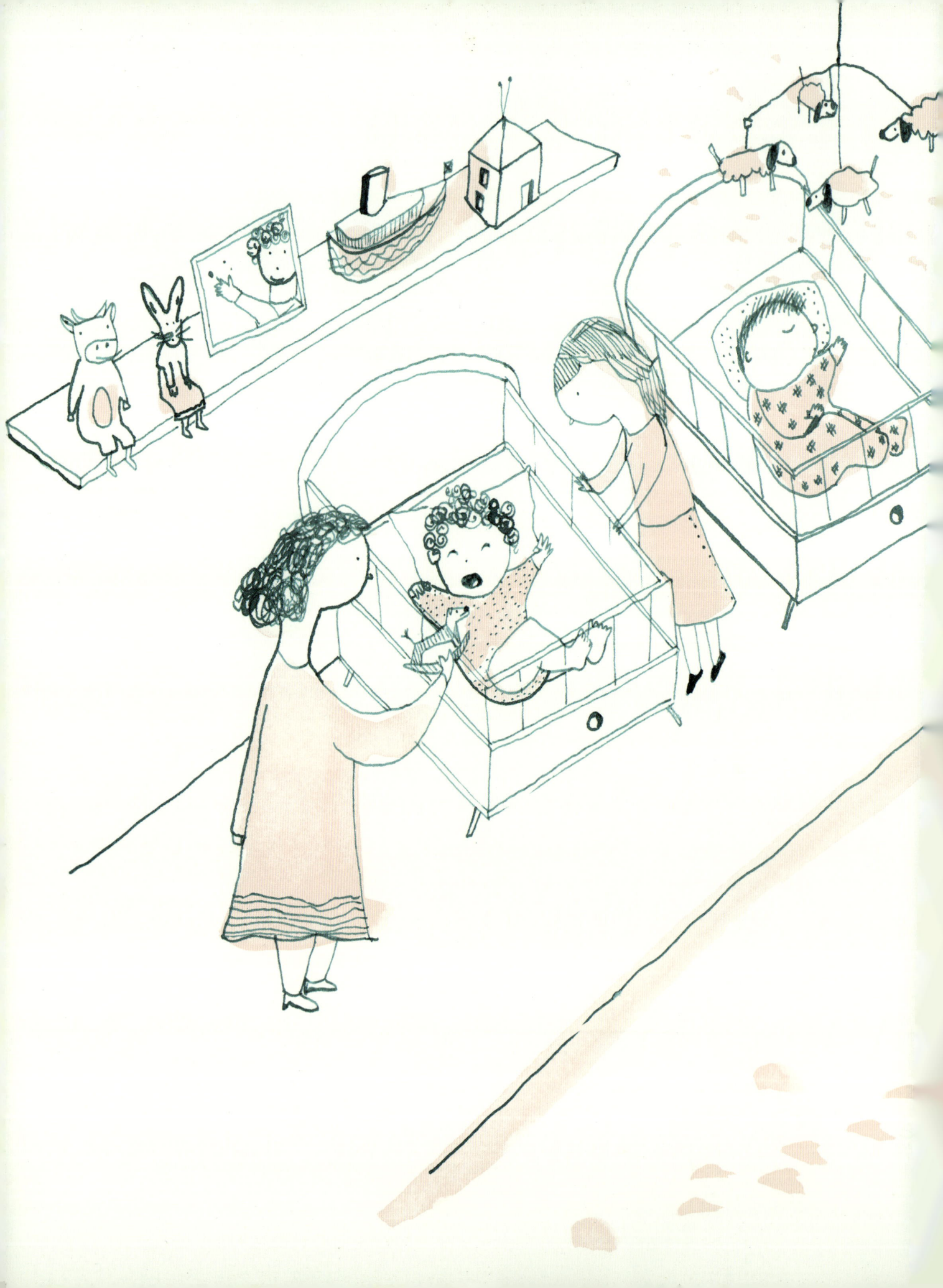

Yago

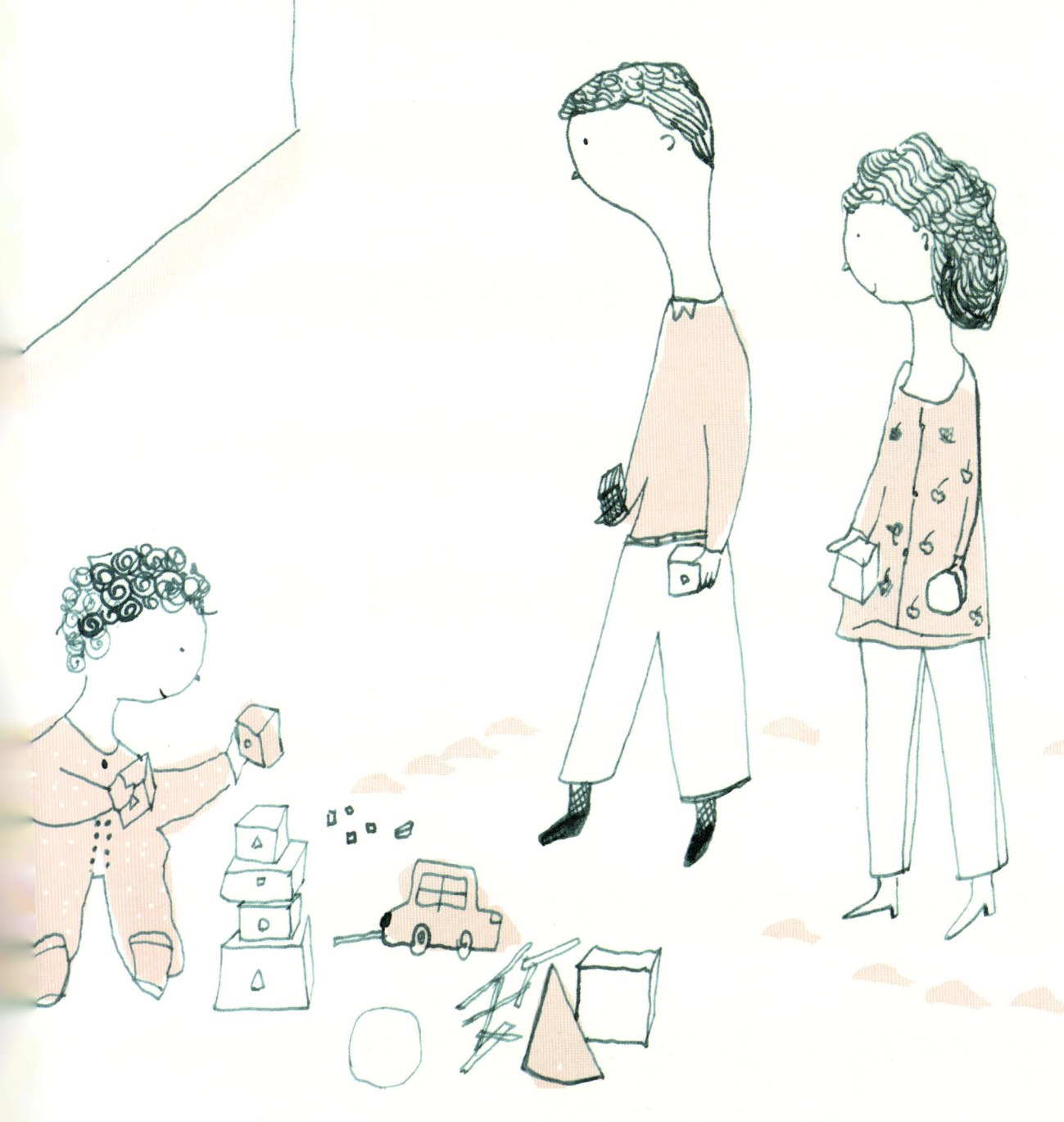

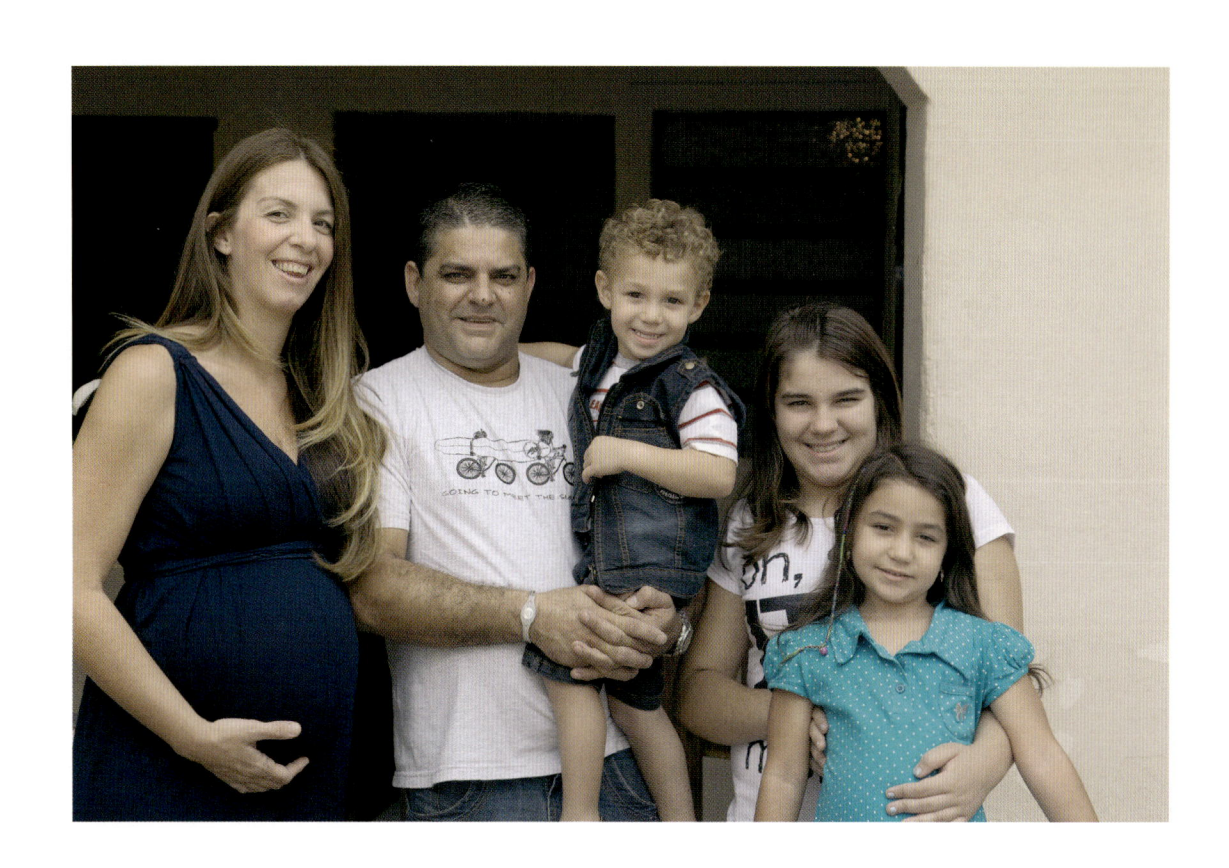

Yago, três anos, é irmão de Yasmim e de Vitória. Apesar de serem irmãos por parte de mãe, foi pelo laço paterno de uma das irmãs que essa família pôde ficar unida. O tio é também padrinho de Vitória e lutou pela guarda dos irmãos mais novos para não separá-los. Yago olha o novo pai com o amor e a segurança de uma criança feliz.

Um susto e uma surpresa

por Michele Pinho Generoso, psicóloga do abrigo em que Yago foi acolhido

O Yago é uma criança muito especial, como tantas outras que passaram por essa casa de acolhimento. Ele é um menino muito esperto, capaz de fazer valer a sua vontade. Ficar preso no chiqueirinho era uma de suas inquietações, e toda vez que o colocávamos lá, ele dava um jeito de pular e ainda ajudava as suas amiguinhas a saírem. Afeiçoei-me muito a ele, e a sua saída do abrigo foi muito triste. Foi um processo que abalou a todos na casa, e acredito que a Yago também.

O tio do Yago, hoje seu pai, assim que começou a se mobilizar para conseguir a guarda do menino foi orientado pelo Fórum a não visitá-lo por haver cinquenta por cento de chances de não conseguir a sua guarda.

Dessa forma, não conseguimos realizar a aproximação gradativa, muito necessária nessas situações, pois tem o intuito de efetivar e fortalecer os vínculos afetivos. Certo dia, recebemos a ordem judicial para o desligamento imediato do Yago, que, naquele momento, havia visto o tio apenas duas vezes na vida.

No dia 2 de setembro de 2011, vieram ao abrigo para buscá-lo: o "pai", a avó, a irmã e um amigo da família. O Yago estava bem choroso, e requeria a atenção dos educadores e crianças que estavam presentes. Todos procuraram se despedir, separamos roupas e alguns objetos pessoais para ele levar e quando chegou a hora de partir, o Yago chorou muito, deixando a todos com o coração partido. Olhou para a educadora Vânia e disse "Mamãeeeeee". Isso nos emocionou demais.

Ao longo do tempo, tive poucas notícias de que ele estava bem. No dia 24 de maio, fomos realizar a visita domiciliar na nova casa do Yago. E para a minha alegria, o que encontrei foi um menino muito feliz, saudável, inteligente e extremamente vinculado ao pai, agora sem aspas. Como sua saída do abrigo foi muito rápida, não tivemos a oportunidade de finalizar o seu álbum do Palavra de Bebê, e aproveitamos essa ocasião da visita para entregá-lo a ele. Foi muito gostoso ver o Yago se deliciando ao ver naquele álbum suas lembranças, seus amigos e a casa em que viveu nos seus primeiros anos de vida. Eufórico, ele mostrava tudo para a sua avó.

"Afeiçoei-me muito a ele, e a sua saída do abrigo foi muito triste. Foi um processo que abalou a todos na casa, e acredito que a Yago também."

"Foi muito gostoso ver o Yago se deliciando ao ver naquele álbum suas lembranças, seus amigos e a casa em que viveu nos seus primeiros anos de vida."

Em conversa com a avó, ela me disse que no dia em que o Yago saiu do lar ele chorava tanto que pensavam que teriam de trazê-lo de volta, mas aos poucos foi se acalmando e se adaptando à nova família. Emerson, o pai do Yago, nos ofereceu uma carona de volta, e nesse momento senti que o Yago definitivamente estava feliz e adaptado à família, pois olhou o pai com choro contido pedindo que ele ficasse.

Algum tempo depois, a Miriam (gerente do serviço de acolhimento) me relatou que o Emerson trouxe o Yago para visitar a casa e que a sensação que ela teve foi de ver uma criança voltando para um lugar onde foi feliz. Ele reconheceu as educadoras, mostrou os cômodos da casa, mostrou seu quarto e apontou para um mural, onde sua foto esteve pendurada um dia.

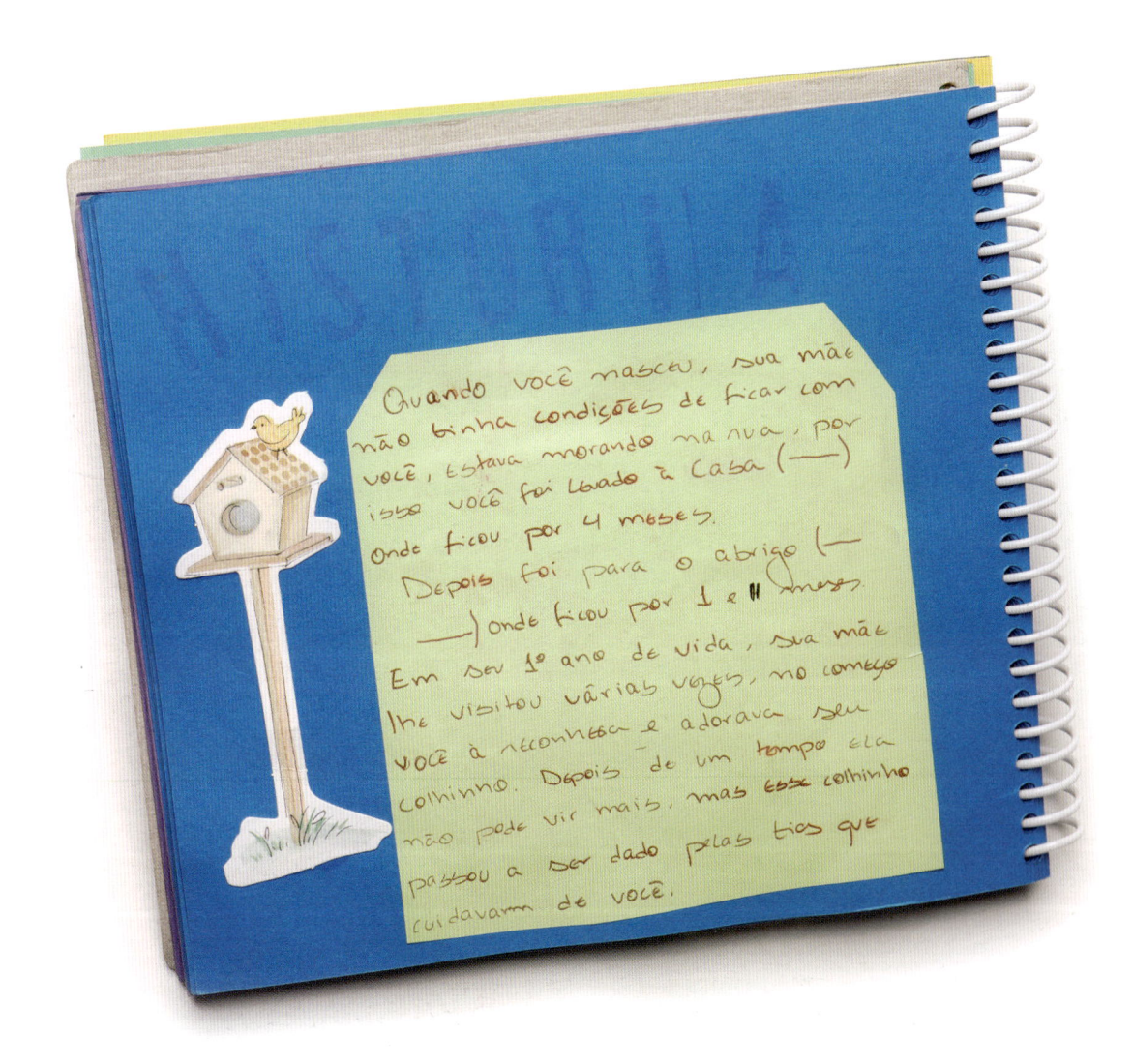

Marcas que não se apagam

por Nívea Moreira, colaboradora do programa Palavra de Bebê

Yago foi acolhido por volta de seus quatro meses, por ordem do Conselho Tutelar e da Vara da Infância e da Juventude, devido à situação de sua mãe, que morava na rua e tinha poucas condições de cuidar da criança.

No primeiro ano de vida, a mãe o visitou a cada dois meses. Ela dizia da vontade de que a família paterna obtivesse a guarda do filho, assim como o fez com a irmã de Yago, três anos mais velha. Sem condições de reaver a criança, a mãe se afastou.

Quando entrei no abrigo como colaboradora do Palavra de Bebê, Yago já estava com pouco mais de um ano. Sua linguagem era adequada para a idade, assim como seu desenvolvimento neuropsicomotor. Apresentava uma agilidade motora que por muitas vezes o colocava em situações de risco, como subir em lugares muito altos, se equilibrar em pé em cadeiras infantis etc.

A agilidade de Yago era percebida pela equipe técnica e pelos educadores da instituição como uma atitude de se colocar em risco para se exibir, por não ter medo de se expor. Somado a esse comportamento, tinha reações de birra, agressividade e choro quando contrariado. Ao mesmo tempo em que demonstrava autonomia e impulsividade, seu olhar parecia pedir cuidado e atenção.

A aparência física de Yago remetia à figura de um anjinho (pele clara, olhos azuis e cabelos loiros cacheados), o que contrastava com seu comportamento agressivo. Sua face ficava muito avermelhada sempre que chorava ou sentia raiva, demonstrando com uma resposta física tais sentimentos e a não aceitação de regras impostas pelos adultos cuidadores. Por exemplo, ter que ficar no berço porque o educador do plantão teria outra atividade a fazer e não podia lhe dar atenção naquele momento.

No período em que viveu no abrigo, Yago teve como companheiras de brincadeira duas meninas da mesma idade que a sua. Teve com elas vivências significativas como o brincar, o dormir, o alimentar-se, enfim, suas descobertas iniciais do mundo. Existia uma relação fraterna muito forte entre eles, com pouca rivalidade e bastante cumplicidade em suas experiências.

Dos ateliês que eu realizava semanalmente com outra colaboradora do projeto e o educador do plantão, Yago gostava de participar ativamente,

"No período em que viveu no abrigo, Yago teve como companheiras de brincadeira duas meninas da mesma idade que a sua. Teve com elas vivências significativas como o brincar, o dormir, o alimentar-se, enfim, suas descobertas iniciais do mundo."

> *"Sua saída inesperada deixou uma falta, um espaço, que por algum tempo era marcado por suas fotos no porta-retratos existente no quarto dos bebês. O registro de sua passagem ficou vivo em algumas pessoas, como em mim."*

e tinha como preferência os ateliês de música e de leitura. Sua dificuldade era dividir os materiais com o grupo, algo que ocorria também com as outras crianças. Quando era solicitado a Yago que dividisse o material, para que este circulasse no grupo, ele reagia com gritos e choro.

Por isso, muitas vezes ele era percebido como egoísta. Fomos trabalhando essa percepção com o grupo de educadores, tentando nomear os sentimentos de Yago e fazê-los perceber que tais comportamentos pareciam algo reativo frente à falta de acolhimento e de contorno das situações. O que acabava por construir um ciclo: quanto mais ele reagia à falta de atenção com comportamentos agitados e agressivos, mais os adultos eram ríspidos, e vice-versa.

Passados dois meses de trabalhos nos ateliês, saímos de férias por trinta dias. Ao retornarmos ao primeiro ateliê, Yago demonstrou-se arredio e agressivo. Logo pudemos perceber que ele experimentou nosso afastamento como mais uma vivência de abandono.

Concordei com ele dizendo que entendia sua raiva, sabia quanto era ruim nos afastarmos das pessoas de quem gostamos e que também tínhamos sentido sua falta. Aos poucos, Yago foi se aproximando, e no final do ateliê já estava dócil e aberto para receber e dar afeto.

As demandas dele oscilavam entre buscar um colo para ler um livro e gritar e bater quando não era atendido. Alguns meses depois, quando ele já estava com pouco mais de dois anos, a avó paterna e um dos tios de Yago procuraram a Vara da Infância e da Juventude solicitando sua guarda. Em pouco tempo, sem que pudéssemos trabalhar sua adoção e nos despedir, Yago saiu da instituição... O que foi muito marcante tanto para nós quanto para a equipe de profissionais do abrigo e também para suas amiguinhas de brincadeira, que repetiam muitas vezes: "O Yago sumiu!", sem compreender o que tinha acontecido.

Sua saída inesperada deixou uma falta, um espaço, que por algum tempo era marcado por suas fotos no porta-retratos existente no quarto dos bebês. O registro de sua passagem ficou vivo em algumas pessoas, como em mim; mas hoje o porta-retratos exibe fotos dos novos bebês que estão na casa, pois suas amigas também logo foram adotadas. Demonstrando, talvez, que a instituição é um lugar de passagem, mas que pode deixar marcas que estarão sempre presentes nas lembranças – seja de quem acolhe, seja de quem é acolhido.

A família está crescendo

por Emerson Luis Perse, pai adotivo de Yago

Tudo começou com a Vitoria, filha de meu irmão com a mesma mãe de Yasmim e Yago. Minha ex-cunhada, infelizmente, sempre foi uma moça muito complicada. Envolveu-se com drogas e não soube dar conta de cuidar dos filhos que teve.

Vitoria, a mais velha, morou com a mãe por alguns anos, mas logo meu irmão resolveu brigar pela guarda da filha, que estava sempre largada na casa das pessoas enquanto minha cunhada ia para a rua.

A Yasmim é a irmã do meio, hoje com cinco anos. Quando ela estava com aproximadamente dois anos, ela também foi entregue ao abrigo por maus tratos. A mãe e o pai dela iam para a favela usar drogas e deixavam a menina presa, sem ter o que comer. Até hoje ela se assusta quando percebe que estamos em algum lugar que está para fechar. Entra em pânico e tenho que acalmá-la dizendo que o papai está aqui e que nada vai acontecer. Quando minha família soube que a Yasmim estava indo para o abrigo, nos prontificamos a cuidar dela para mantê-la perto da irmã.

Nessa época, eu era casado e tinha muita vontade de ter um filho, mas minha ex-mulher tinha problemas para engravidar e também não se interessou por fazer tratamento. Foi quando Yasmim veio morar na minha casa. No começo, ela ficou com minha irmã, que, por ter outro filho, passou a não ter mais condições de cuidar da Yasmim, e foi então que decidi ficar com a guarda da garota.

Passado um tempo, o Fórum nos procurou para saber se tínhamos interesse em pegar também a guarda do Yago, que tinha nascido e que já estava no abrigo. A mãe já tinha largado do pai da Yasmim e estava com outro homem. Aceitei ficar com a guarda do Yago, mas cometi um erro. Quase coloquei tudo a perder.

Eu estava separado da minha ex-mulher, começando um relacionamento com a Claudete e acabei dizendo ao Fórum que estava sozinho. Foi quando todo o processo mudou. Fui proibido de visitar o Yago no abrigo para não criar vínculo com ele, pois minhas chances de adotá-lo tinham caído para trinta por cento. Corri também o risco de perder a guarda da Yasmim, mas como ela já estava comigo há quase dois anos e éramos muito apegados, resolveram não tirá-la daqui.

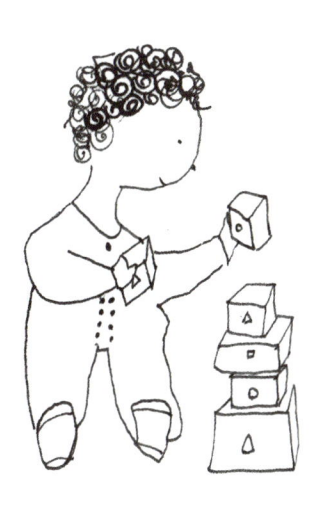

> *"Passado um tempo, o Fórum nos procurou para saber se tínhamos interesse em pegar também a guarda do Yago, que tinha nascido e que já estava no abrigo."*

> *"Eu amo de paixão essas crianças. Estou construindo uma casa para acomodar todos nós, já que a família está crescendo. Yago e Yasmim vão ganhar um irmãozinho no começo do ano que vem e estão contentes com a novidade."*

Já tinha perdido as esperanças quando a assistente social me ligou dizendo para eu ir buscar o Yago no abrigo, pois a autorização de guarda dele havia saído. Foi tudo muito repentino! Fomos buscar o Yago no abrigo, mas foi um dia muito difícil! Quase tivemos que voltar para o abrigo de tanto que ele se desesperou. Ele gritava, gritava, gritava dizendo que não queria ir. Minha mãe começou a rezar no carro até que ele se acalmou, quase chegando em casa.

Nos primeiros dois meses, achamos melhor ele ficar com minha mãe, pois a casa dela tinha mais gente e seria mais fácil para ele se adaptar, mas depois acabei trazendo ele para casa, afinal aqui era o lugar dele. Hoje estamos todos muito bem. Ele tem uma relação muito boa com a irmã, apesar de eles nunca terem se visto antes de viverem comigo. Parece que sabiam que eram irmãos desde o primeiro minuto.

A mãe deles foi ao Fórum conosco e abriu mão da guarda dos filhos. Pediu ao juiz que pudesse ver as crianças quando quisesse, mas o juiz definiu que quem teria de autorizar era eu. Ela procura a Vitória, mas a menina também não quer muito contato com a mãe. Está magoada com algumas atitudes dela e preferiu ficar distante. Eu já avisei a mãe que enquanto ela estiver envolvida com drogas, eu não a quero perto das crianças, para não prejudicar a cabeça delas.

Eu amo de paixão essas crianças. Estou construindo uma casa para acomodar todos nós, já que a família está crescendo. Yago e Yasmim vão ganhar um irmãozinho no começo do ano que vem e estão contentes com a novidade. Hoje estamos frequentando o grupo de adoção, que tem nos ajudado bastante com todo o processo com o Yago, além de nos auxiliar em como proceder com as crianças e suas histórias de vida.

Mas o que penso de toda essa questão da adoção é que, muitas vezes, os processos não acontecem como eu acharia que deveriam acontecer. Dizem que as crianças não devem ficar nos abrigos por mais de dois anos e vejo crianças passando a vida lá dentro. Por outro lado, conheci famílias maravilhosas querendo adotar e não conseguindo. Muitas vezes a burocracia de todo o processo acaba encerrando casos que poderiam ter outros finais.

Também sinto que muitas vezes existe uma grande interferência da família biológica. Tem mãe que só aparece para ver a criança para atrapalhar o processo dela, mas não faz nada para melhorar sua situação e poder reaver a criança.

O governo deveria ter um limite para essas intervenções. Dar um prazo menor para a mãe se reabilitar, senão essas crianças acabam perdendo oportunidades de crescer em uma nova família.

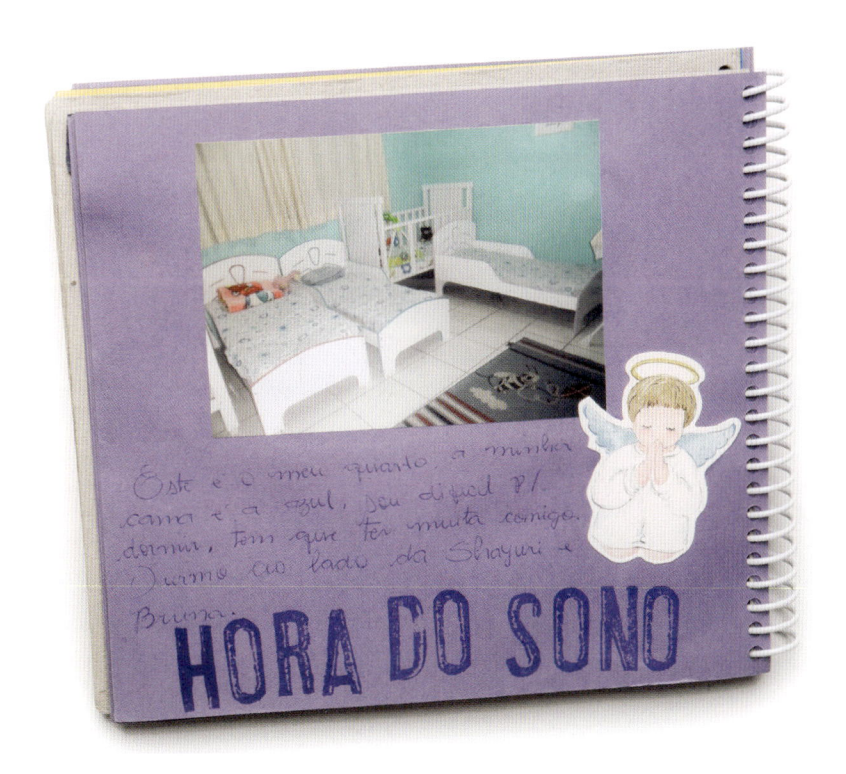

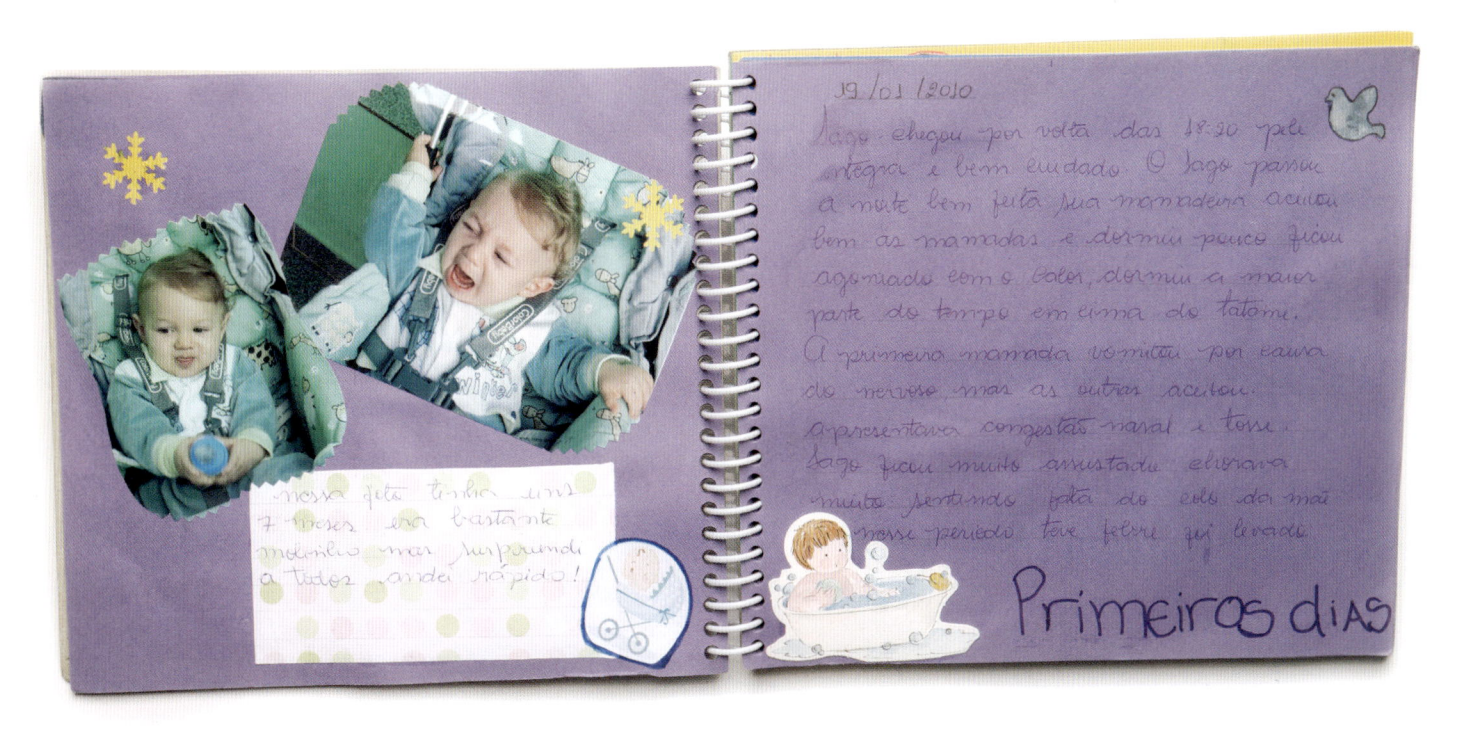

O sonho e a conquista

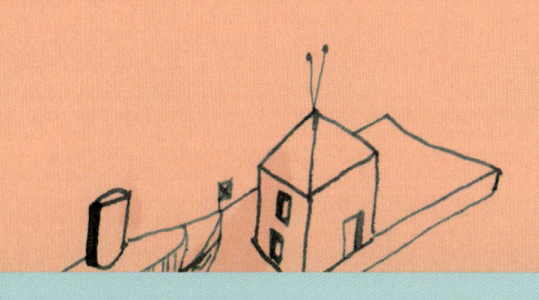

por Claudete Martins Pedroso, mãe adotiva de Yago

A autorização de adoção do Yago foi uma surpresa. Desejávamos unir os três irmãos – Yasmin, Vitoria e Yago –, mas havia poucas chances de que o garoto pudesse vir.

A vinda dele se deu em 2 de setembro de 2011. Emerson foi buscar o Yago com dona Marlene, a avó paterna. Foi amor à primeira vista. Yago se apaixonou pela avó imediatamente, o que auxiliou (e muito) em sua adaptação ao novo lar. Na sequência já estava ligado ao pai e rapidamente foi se afeiçoando a todos os familiares mais próximos. Nesse momento, eu e o Emerson resolvemos nos unir e passamos a morar juntos, em meados de fevereiro de 2012.

Sentimos que precisávamos dessa proximidade até mesmo para o Yago me reconhecer como mãe. Inicialmente ele estava apegado à avó, que foi a primeira visão materna que teve na família, mas assim que me aproximei, ele foi chegando acanhado, e hoje somos um do outro. Quando ele me chama de mãe, parece que o sonho se tornou realidade. Com um pequeno passar de tempo ele se apegou à Vitoria e à Yasmim, suas irmãzinhas biológicas.

Estamos vivendo dias muitos felizes e aguardamos ansiosamente, ainda para este ano, a guarda definitiva do Yago, para que tenhamos certeza de que nada irá abalar essa família tão sonhada e conquistada. Estamos na reta final, com fé em Deus de que isso seja só o início de uma jornada de alegrias e muito amor entre essa nova e abençoada família.

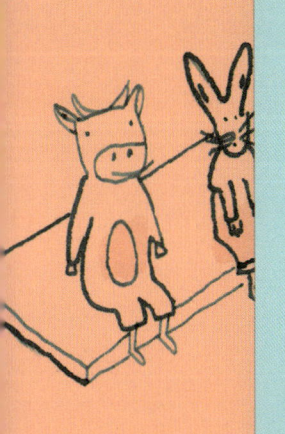

NOTA TÉCNICA

A história do Yago traz à tona a reflexão sobre os processos de adoção e, sobretudo, a forma como acontece a saída do serviço de acolhimento. Para uma adoção ser bem-sucedida, é fundamental um bom preparo para os dois lados envolvidos: família e criança. Hoje se pode festejar a adoção do garoto, mas, pelas dificuldades iniciais, tudo poderia ter sido um desastre, como em outros tantos casos em que muitas vezes acontece o retorno da criança para o serviço de acolhimento, uma marca grave e muito sofrida.

O Estatuto da Criança e do Adolescente preconiza que deve haver uma preparação gradativa para o desligamento, de forma a promover uma aproximação da criança com a família adotiva e a construção de vínculos afetivos. Há uma ideia no imaginário social de que o bebê e a criança pequena não compreendem o processo e que, portanto, seria desnecessário fazer essa preparação, o que é um grande engano. Os bebês têm uma compreensão intensa das angústias e sensações que permeiam o universo adulto e precisam de explicações, rituais e preparo para as mudanças. É como se eles precisassem de alguém que fosse legendando o mundo e, sem isso, a incompreensão, a angústia e os sintomas podem vir à tona. Para os interessados, as psicanalistas Maud Mannoni e Françoise Dolto estudaram e produziram muito conhecimento relevante nesta área fascinante, que é a introdução dos bebês à linguagem.

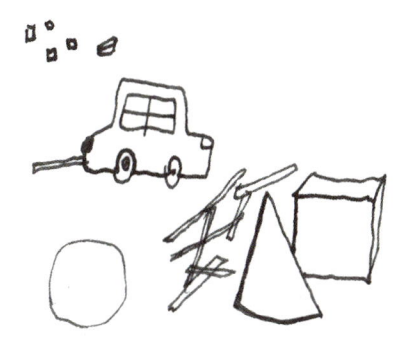

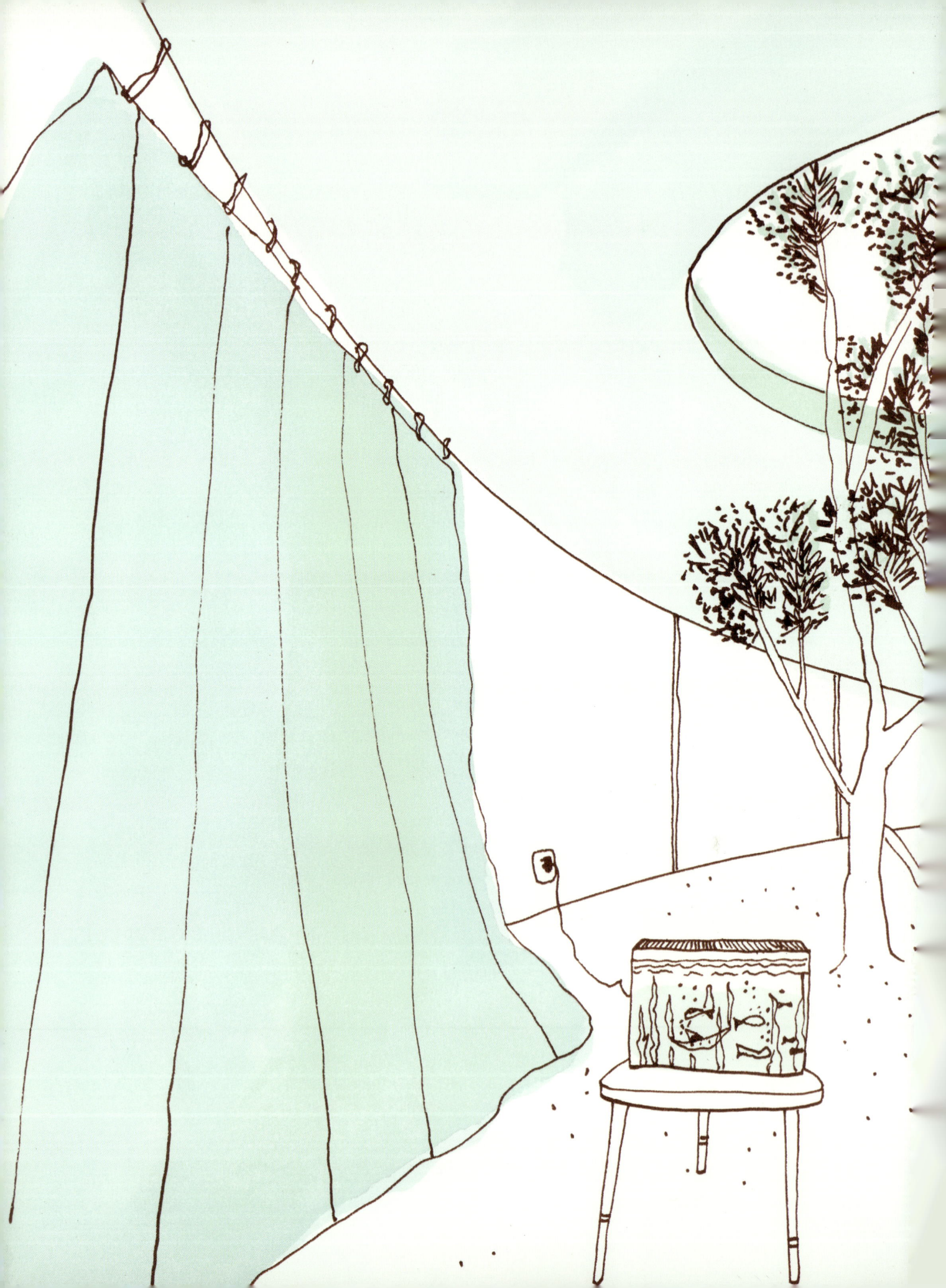

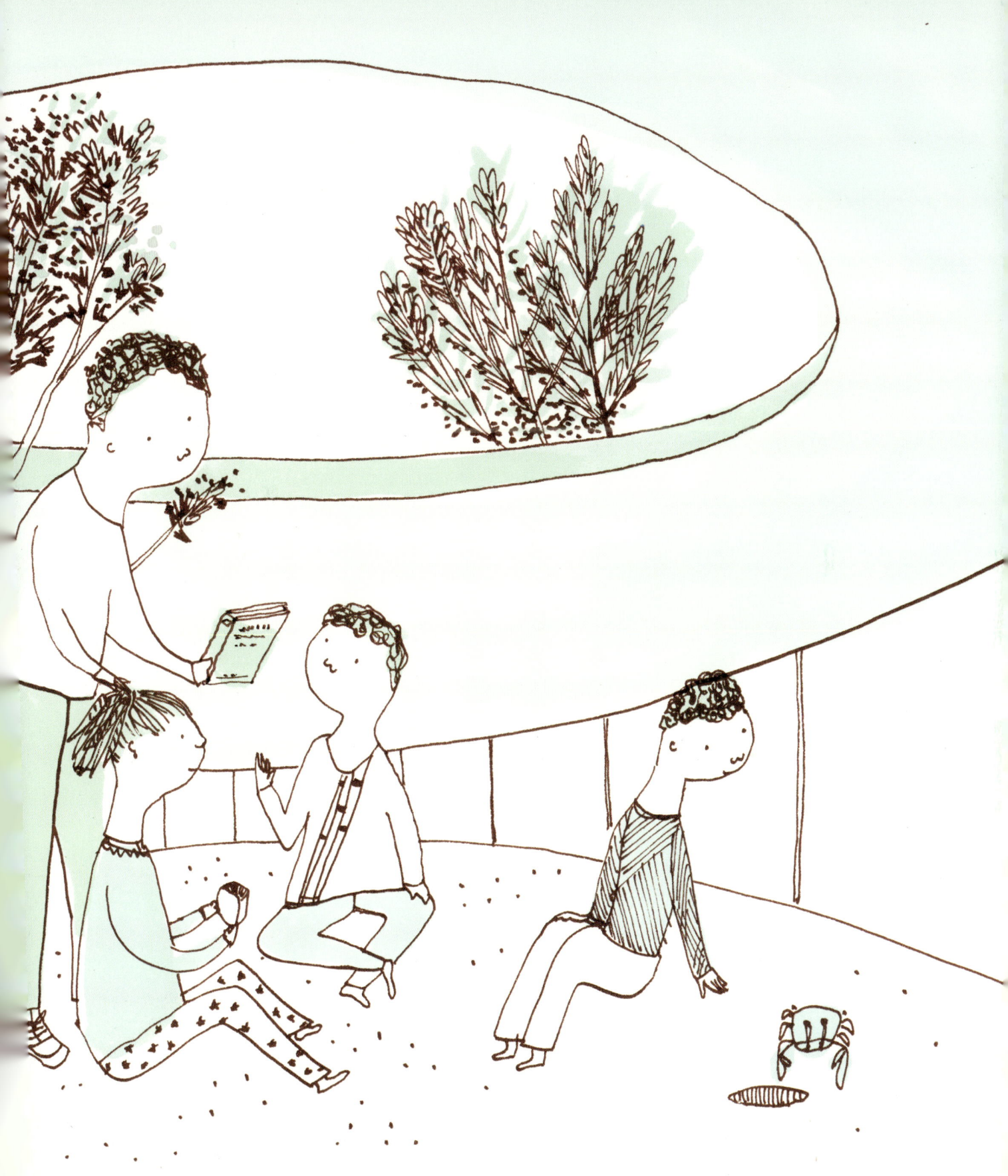

Quatro irmãos

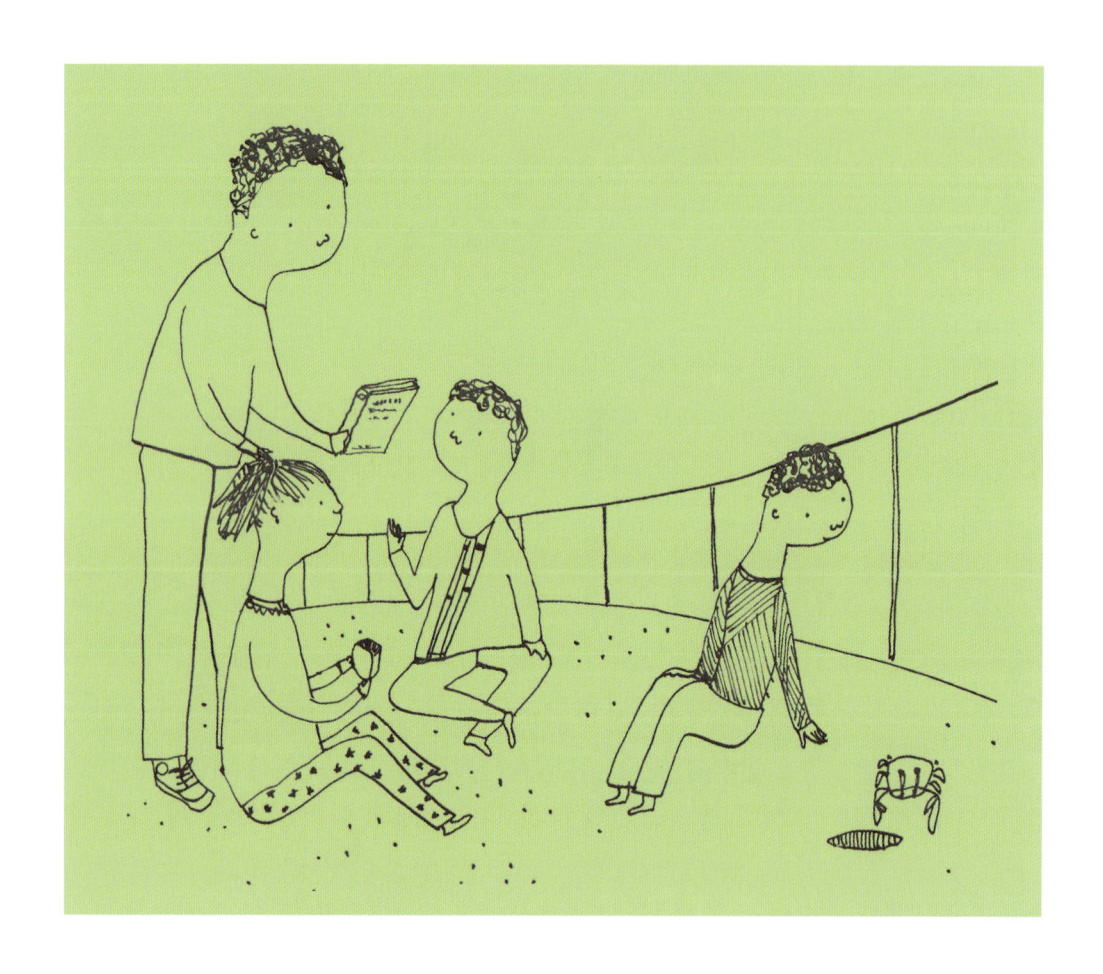

Ivan, Sandra, Marcos e Daniel são quatro de um grupo de onze irmãos. A perda da mãe, quando ainda eram muito pequenos, exigiu que os laços de união e fraternidade fossem fortalecidos entre eles. Assim, superaram os diversos obstáculos que a vida lhes colocou, mantendo-se unidos, mesmo quando a possibilidade de uma nova família apareceu. Após oito anos de acolhimento, eles agora olham para frente, preparando-se para o voo da independência, que desejam realizar juntos.

É um lugar para crescer

por Ivan*

Eu moro em abrigo há oito anos. Já sofri muito no abrigo, passei muita coisa, então eu quero sair de lá o mais rápido possível. Eu quero ter a minha própria casa, ter meus móveis e, quando puder, comprar a minha casa e não viver de aluguel. Eu estudo, estou no primeiro colegial, e trabalho no McDonald's. Eu trabalho porque preciso construir a minha casa, mesmo que no começo seja alugada; eu não quero morar numa república, pra não sofrer mais. Já passei muito dentro do abrigo, não vou passar mais tempo dentro de uma república, eu não vejo por quê. Não vivo num mundo de fantasia, então já estou guardando meu dinheiro.

Eu me considero atencioso com as pessoas, gosto de conversar, de brincar com meus amigos. Um defeito meu é achar que eu estou sempre certo, que nunca estou errado. Mesmo quando eu sei que a outra pessoa está certa, se a gente está discutindo, falo que eu é que estou certo! E também é difícil para mim pedir a ajuda dos outros; eu sempre acho que eu posso me virar sozinho. Eu fui crescendo e vendo que eu só posso depender de mim mesmo, que ninguém vai levantar a mão para me ajudar; na verdade muitas pessoas tentam me ajudar e muitas vezes eu recuso, por achar que eu posso fazer tudo.

Às vezes parece que eu não consigo enxergar o meu futuro; eu não sei o dia de amanhã. A possibilidade de ter meus filhos, minha casa, meu carro – nisso eu penso. Mas outras coisas estão na nossa frente e a gente tenta ver, mas não sabe como vai ser. Muita gente fala que tem que plantar o bem pra colher o bem, mas a gente não sabe nem se vai estar vivo amanhã. Eu penso muito no passado e pouco no futuro. Eu penso no passado pra não errar de novo nas mesmas coisas que eu já errei. E também penso no passado pra não acontecer com os meus filhos coisas que aconteceram comigo, como ser deixado num abrigo.

No abrigo, a gente brinca muito um com o outro. Brinca de se bater, de dar soco, de se xingar, e às vezes escapa até um xingamento pra mãe do outro. É tudo brincadeira, mas dói na pele saber que você não tem pai e não tem mãe. Por outro lado, tem pessoas que cuidam da gente lá.

Eu acho que os meus irmãos precisam da minha ajuda, e eu preciso da colaboração deles também; todo mundo tenta colaborar. A gente tem

"Eu penso muito no passado e pouco no futuro. Eu penso no passado pra não errar de novo nas mesmas coisas que eu já errei."

* *Os nomes desta história são fictícios.*

> *"De tudo isso, eu levo uma lição para a minha vida inteira, de que é preciso refletir em como cuidar das pessoas que estão comigo; das crianças, dos sobrinhos, dos filhos."*

isso de querer ficar juntos. Nas oportunidades que tivemos, ninguém quis ser adotado e deixar os outros lá no abrigo. Ou saía todo mundo ou não saía ninguém. Eu sempre tive um ponto de vista diferente. Eu sempre disse que eles deveriam ir, até porque eu vou sair antes do que eles do abrigo. Eles vão ter que esperar mais dois, três, quatro anos para sair. É o que qualquer pai ou mãe aconselharia: faça o que vocês acharem melhor. Sempre pelo caminho do bem, mas siga seu coração. Quer ir, vai; não quer ir, tudo bem, não vou te obrigar. Mas eu acho que temos que aproveitar as oportunidades que aparecem: conhecer pessoas novas, falar outras línguas, fazer cursos interessantes. Eu vejo por esse lado – eles poderiam estar se dando bem na vida.

A minha memória mais forte é de ter sido deixado no abrigo. Meu irmão mais velho falou que só ia tomar água e que voltava – tomou água e não voltou mais. Eu fiquei muito bravo, tentei pular o portão, mas eles já estavam dentro do carro indo embora. Anteontem mesmo eu toquei no assunto com ele e falei que eu tinha vontade de dar um murro na cara dele. Eu falei que voltei no tempo e resgatei algumas memórias, e ele falou: "Eu já sei o que é, mas não foi uma escolha minha, o juiz que escolheu. Mas pode me dar o soco". Foi bom por que eu desabafei, ficou um peso a menos na consciência, eu estou mais tranquilo. Ficou faltando uma explicação do que aconteceu, e isso só veio agora. Eu entendi a parte dele, era o melhor que podia acontecer; se eu estivesse com eles, teria acontecido comigo a mesma coisa que está acontecendo com os meninos que cresceram comigo na rua: alguns tiveram filhos muito cedo, outros usam drogas, ou os dois. Alguns já nem vivem mais. Eu iria estar assim também. Eu nunca pus um cigarro na boca, nunca pus uma fumaça pra dentro de mim, a não ser a fumaça da comida e do leite quente! Ou da fogueira também, de festa junina, de quermesse... No fim, foi uma boa opção.

Eu acredito que tenha sido mais difícil para os irmãos mais velhos do que para nós, os mais novos. Eles viram os irmãos mais novos partirem, já tinham perdido o pai, já tinham perdido a mãe. Então foi difícil para todo mundo, para todos nós. Mas foi o melhor que podia ser.

De tudo isso, eu levo uma lição para a minha vida inteira, de que é preciso refletir em como cuidar das pessoas que estão comigo; das crianças, dos sobrinhos, dos filhos. Refletir, saber o que é viver no abrigo. Se eu não tivesse no abrigo, não estaria passando por tantas coisas boas:

trabalho, escola, amigos... É um lugar para crescer, mas não quero que os outros pensem que o meu filho não tem pai, que não tem mãe, que não tem capacidade de ser feliz. Assim que as pessoas achavam que eu era dentro do abrigo, me olhavam com um ar de coitado, como se eu não tivesse nada, nem capacidade de ser feliz. Na verdade, não era bem assim.

Hoje em dia eu não sou mais visto assim, mostrei para eles que eu posso trabalhar e estudar mesmo sendo do abrigo, que eu posso ser pai, ser mãe, posso ter filhos. Que eu posso comprar as minhas coisas e que sou capaz de mudar a minha vida.

Eu tenho certeza de que se um dia a gente for pra fora, a gente não vai levar tapa na cara do mundo. Porque aqui no abrigo, com a tia Gisele e com os outros tios, a gente aprendeu a cozinhar, lavar, passar, descascar, limpar a casa, respeitar. Então, pra mim, mãe não é aquela que põe no mundo, é aquela que cuida, aquela que cria você. A Gisele é como uma mãe pra gente, viu a gente crescer; o João é como um pai. E eu tenho orgulho; são pessoas que eu sempre vou carregar assim comigo, todos os educadores que me ensinaram a olhar pra frente eu vou carregar comigo, com orgulho. As pessoas de dentro do abrigo não costumam ser mimadas; as pessoas lá de fora acham que o pai vai resolver tudo, que não precisa entrar no mundão. Eu sou mais realista, tenho o meu jeito de viver, vivo num mundo que eu sei que vai ser bom pra mim. Sei que eu vou levar vários empurrões, vários socos, mas vou ter que bater de frente com estes obstáculos. Tenho certeza de que, se eu cair, vou levantar novamente, porque eu fui preparado.

"Eu tenho certeza de que se um dia a gente for pra fora, a gente não vai levar tapa na cara do mundo. Porque aqui no abrigo, com a tia Gisele e com os outros tios, a gente aprendeu a cozinhar, lavar, passar, descascar, limpar a casa, respeitar."

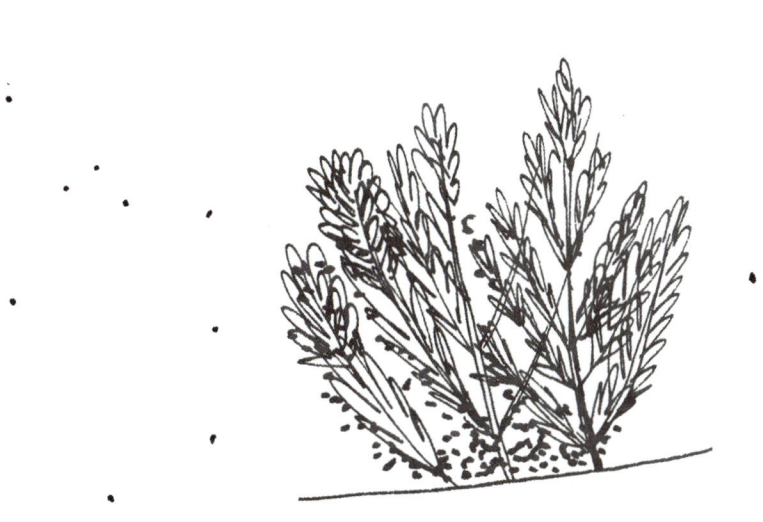

Cuidar um do outro

*por Marcos**

"Aqui tem mais passeios e os educadores são legais, principalmente o Felipe. Ele me levou no meu primeiro show de rap, do Rashid e Karol, e nós demos uma volta lá no Parque da Juventude, que é muito legal."

Meu nome é Marcos, tenho dezesseis anos e nasci no hospital Tide Setúbal. Eu tenho onze irmãos, três mulheres e o resto tudo homem. Eu perdi a minha mãe com seis anos de idade. Foi uma fase ruim pra mim e pros meus irmãos, e com essa perda da minha mãe e do meu pai nós fomos parar em um abrigo de São Miguel. Como lá era uma casa de passagem, eles perguntaram se a gente queria se mudar para outro abrigo, mas a gente não quis, falamos que não queríamos ir, e eles deixaram a gente lá. No começo a gente não gostava de lá, mas a gente foi se acostumando, nos apegamos àquela casa, às pessoas de lá. Depois eles falaram que a gente tinha que vir pra cá onde estamos hoje, e não tivemos escolha. Hoje em dia eu acho que aqui é melhor que lá. Aqui tem mais passeios e os educadores são legais, principalmente o Felipe. Ele me levou no meu primeiro show de rap, do Rashid e Karol, e nós demos uma volta lá no Parque da Juventude, que é muito legal. Assistimos ao pessoal jogando capoeira, foi um dia diferente pra mim e pros meus outros amigos daqui. Nós vimos um pessoal andando de skate lá, eu tinha um skate e sou louco por skate. Eu queria ser *bboy** ou bombeiro, eu acho legal essa profissão.

Outra pessoa que eu acho legal é a Gisele, ela que me recebeu aqui no abrigo, eu me lembro até hoje: nós chegamos no plantão do dia e ela trabalhava à noite. Quando nós chegamos ela começou a ser carinhosa, só tinha uns marmanjões lá na casa, e até hoje ela é carinhosa com a gente. Agora, nós a consideramos como mãe. O João também é uma pessoa muito especial. Ele é muito divertido, brincalhão.

Lá em São Miguel nós demoramos pra nos apegar, mas aqui em Guaianases a gente se apegou rapidinho. A Gisele confiava em todo mundo, confiava que a gente não ia fugir, deixava a gente brincar na rua. Fiz também amigos, um deles foi muito importante pra mim, o Miguel. Quando eu entrei, ele já estava aqui e hoje ele já saiu, tem vinte e um anos, e sempre quando eu preciso de alguma coisa ele vê se arruma pra mim. Ele está trabalhando, morando numa república. Quando eu não tenho nada pra fazer à tarde, vou na casa dele, e ele sempre está lá... É como se fosse meu décimo segundo irmão.

* Rapaz que dança break, uma dança de rua da cultura hip-hop.

Eu vim pra cá porque a diretora da minha escola ligou pro conselheiro tutelar pra falar que a gente não ia na escola, e que a gente estava numa vida muito ruim, que a gente não tinha alimento e que a nossa casa era suja; e ela só falou a verdade. Um dia, eles foram lá nos buscar e eu tentei me esconder num botijão de gás, mas era muito pequeno o botijão, e eles pegaram a gente. Todo mundo da minha rua vendo eu e meus irmãos indo embora, eu chorei muito, muito, muito. Eu fiquei uns três anos ou mais sem ver os meus irmãos maiores. Depois que nós começamos a ver eles. Quando eu cheguei de volta lá no bairro, todo mundo falou: "Nossa, você é o filho da Lúcia? Como vocês estão grandes, bonitos". A minha mãe era muito conhecida por lá.

Não tinha outra saída, essa foi uma boa saída. Porque se eu continuasse no meu irmão, não ia estar na escola, não ia aprender a ler, escrever, porque nem isso eu sabia com sete anos. Aqui eu comecei a ir pra escola direito. Fiz curso de dança aqui também, de gastronomia, aprendi a desossar frango, mexer com carne de rã, um monte de coisa.

Eu tive duas chances de sair do abrigo, as duas com a Jôse, minha madrinha, mas nas duas eu não quis. Se eu saísse, iria deixar os meus irmãos aqui e iria sentir falta deles. Pensei: "Eu passei tantos anos com meus irmãos, porque eu vou sair de perto deles agora?" Preferi não sair.

A Jôse é do mesmo bairro e mora na mesma rua que meus irmãos. A gente se conheceu porque ela ficou sabendo que eu podia passar final de semana e férias na casa das pessoas. Ela ligou aqui e perguntou se eu podia ir pra casa dela, porque ela era do bairro. Antes de eu vir para o abrigo, eu já tinha morado na casa da madrinha do meu irmão Daniel, mas eu era muito sapeca, não obedecia ela, nem banho eu tomava e ela não me deixou mais ficar na casa dela. Eu falei que eu não queria mesmo, e fui pra casa dos meus irmãos... E depois acabei vindo para o abrigo. A minha madrinha já me conhecia, me pegou pra ir pra casa dela, daí o segundo final de semana fora eu passei na casa dela.

Depois que eu comecei a ir pra Itaim Paulista nos finais de semana, passou uns anos e eu fiquei sabendo que tinha um tio que tinha apelido de BA. Não sei o porquê desse apelido. Fiquei sabendo que ele ficou na cadeia muito tempo e que tinha saído. Aí ele falou que queria nos ver

"Um dia, eles foram lá nos buscar e eu tentei me esconder num botijão de gás, mas era muito pequeno o botijão, e eles pegaram a gente. Todo mundo da minha rua vendo eu e meus irmãos indo embora, eu chorei muito, muito, muito."

> "Ser parte dessa família antes significava tristeza e agora significa alegria, diversão, carinho um com o outro, com os meus familiares."

onde ele estava trabalhando, chegamos lá e ele falou: "Nossa olha o tamanho deles!" Perguntou como a gente estava, falou que era nosso tio, irmão do meu pai. Ele trabalha numa padaria, é quase dono da padaria, deixou a gente comer um monte de coisas lá, coisas que estavam à venda. Demos tchau para ele e fomos pra casa do Douglas, dormimos lá, e no dia seguinte voltamos.

Não costumo mais ir na casa dos meus irmãos, não tem nada pra fazer. Quando estou lá sinto como se eu já tivesse ficado por muito tempo, fico enjoado. Eu só vou quando minha madrinha pede pra eu ir, porque vamos para Guarulhos com o filho dela, o Thomas, de vinte e poucos anos também. Ele também fala que eu sou irmão dele, "meu irmão caçula", ele fala. Ele fala que a mãe dele me adotou.

Apesar de todos estes irmãos postiços, tenho também os meus irmãos de sangue. Ser parte dessa família antes significava tristeza e agora significa alegria, diversão, carinho um com o outro, com os meus familiares. Desde o momento em que nós começamos a passar sufoco, quando minha mãe morreu, nós precisamos um do outro. Nós já tínhamos muita liberdade, de brincar, dar sermão um no outro, mas quando minha mãe morreu nós vimos que precisávamos muito um do outro, de cuidar um do outro.

Eu guardo a lembrança de que eu só andava na rua descalço, com o nariz escorrendo, eu ajudava os caras no posto, voltava com cinquenta reais e dava pro meu irmão comprar comida. Eu ia na padaria e o pessoal dava pão, eu pegava um monte de pão pros meus irmãos. Eu olhava carro na feira com os meus irmãos maiores, ajudava eles. A primeira vez que eu fui olhar um carro, eu fiquei com muita vergonha, eu era muito pequeno. Eu perguntei se ele queria que eu olhasse e ele disse que não, que só ia pegar um chinelo e voltava. Eu fiquei todo encolhido, envergonhado, e não quis mais voltar a fazer isso.

Com o Ivan, minha relação não é muito agradável. Eu tento melhorar, mas ele não me dá atenção, eu não vou ficar brigando por coisa besta. Com o Daniel e com a Sandra eu sou muito brincalhão, nossa relação é agradável. Eu não posso ficar falando dos podres deles não, que eu também tenho os meus!

Com os irmãos lá de fora, os mais velhos, eu tenho mais contato com o Douglas, o Ronaldo, a Jessica e a Janaína, esses quatro, e com meus sobrinhos e minhas sobrinhas e meus primos e primas. Todos são especiais.

Eu acho que eu vou estar bem de vida mais pra frente. Se ninguém conseguir tirar a Sandra quando eles saírem, se eu não tirar, o Daniel tira. Eu vou começar a trabalhar esta segunda-feira, eu vou fazer direito, guardar meu dinheiro no banco pra comprar a minha casa quando eu fizer dezoito. Não vai dar pra comprar, só alugar. Se tudo der certo, quando eu estiver mais velho vou poder tirar a Sandra daqui, até ela arrumar um trabalho ou uma pessoa – pessoa eu digo assim, se ela casar, ela vai morar com essa pessoa, né? Eu também quero encontrar uma pessoa.

Eu vou começar a trabalhar no McDonald's. Vou começar lá porque foi o primeiro que apareceu, não vou perder a oportunidade deste primeiro emprego. Pra mim e pro meu irmão Daniel vai ser bom eu começar a trabalhar, porque eu falei que ia comprar um coelho pra ele, um que ele pediu, vou comprar um branco na terça-feira. É importante porque pelo menos nesse Natal eu vou ter dinheiro, aí eu posso comprar tênis, minhas roupas pra passar o Natal e guardar um pouco. Vou continuar trabalhando, trabalhando pra poder comprar ou alugar, e sair.

"Eu acho que eu vou estar bem de vida mais pra frente. Se ninguém conseguir tirar a Sandra quando eles saírem, se eu não tirar, o Daniel tira."

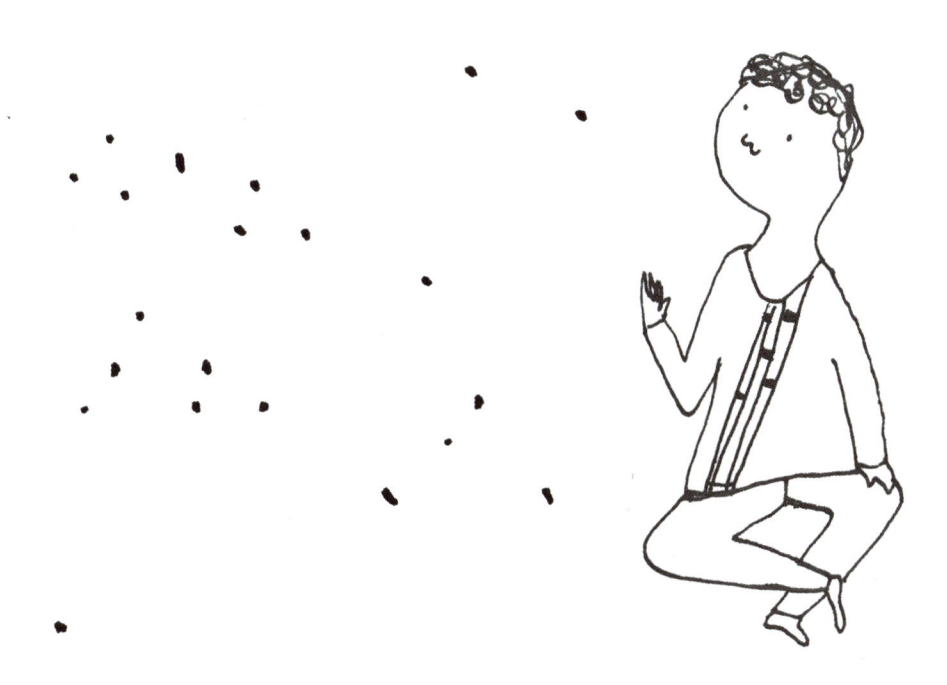

O mais sonhador dos irmãos

*por Daniel**

Meu nome é Daniel, tenho catorze anos. Quando eu cheguei ao abrigo eu tinha cinco anos. Estavam comigo meus irmãos Isaías, Ivan, Marcos e Sandra.

Primeiro fomos todos juntos para o serviço de acolhimento temporário. Foi um dia muito estranho porque cheguei num lugar que nunca tinha visto na vida, com pessoas estranhas. Fiquei com medo achando que todo mundo iria me bater. Apesar de estar com meus irmãos, à noite meu medo aumentou e não consegui dormir. Passei a noite toda acordado, imaginando o que poderia acontecer com a gente.

Depois desse dia, eu e a Sandra nos separamos dos nossos irmãos mais velhos, fomos para um abrigo diferente porque éramos muito pequenos. Nós chorávamos muito todos os dias achando que nunca mais iríamos ver ninguém. Ficamos sozinhos nesse abrigo por um ano. Depois nos juntamos mais uma vez, mas por pouco tempo porque logo depois o Ivan e o Isaías mudaram para outro abrigo.

Todos nós sempre fomos muito unidos, gosto muito de todos eles, tenho muito carinho por todos, mas meu irmão mais amigo é o Marcos. Fazemos tudo juntos.

Dizem que dos irmãos eu sou o mais sonhador. Gosto de ser assim. Uma das coisas que faz com que eles achem que sou sonhador é que gosto muito de bichos e de cuidar deles. Uma vez ganhei um caranguejo, mas alguém do abrigo matou ele para me provocar. Hoje tenho os meus peixes que ficam na sala da coordenadora, e também um caranguejo novo.

Outras coisas de que gosto: música, tocar pandeiro e culinária. Se eu não tiver minha loja de animais, talvez pense em ser mestre de bateria ou trabalhar com culinária.

Quando penso na minha vida no abrigo, sinto que gosto de viver aqui, acabei me acostumando, mas às vezes chegam educadores muito chatos que não gostam de esperar e logo brigam com a gente quando demoramos para fazer as coisas. Eu vou fazer, mas preciso de um tempo às vezes.

Um dos momentos mais importante para mim é o Natal, pois é um dia que juntamos a família toda na casa do meu irmão André. Neste dia eu sinto como se minha mãe estivesse lá ainda e nada tivesse acontecido. O meu sobrenome para mim é um grande orgulho porque esse é o nome da minha mãe, é a forma que achei para manter a imagem da minha mãe viva para sempre.

Sou caçula mas também vou cuidar deles
por Sandra*

Eu sou uma menina um pouco tímida no começo, depois eu me acostumo e fico mais solta. Eu adoro uma confusão, gosto de falar bastante, mas se tem uma coisa que eu odeio é quando xingam a minha mãe. Eu não gosto de jeito nenhum.

Eu gosto de conversar com os educadores em quem eu confio na casa; têm uns que eu não me dou muito bem e têm outros a quem eu sou muito apegada, como a Mônica, a Dália, o Auro (que eu chamo de pai) e a Gisele. Eu sinto que eles têm instinto protetor. Tem uma educadora que, se ver que você está passando mal, sai da casa dela no meio da madrugada e fica lá, acordada a noite inteira – a Gisele. Ela é meio brava quando a gente apronta, mais aí quando a gente se comporta ou está carente ela dá o maior carinho. Um dia eu disse que se ela fosse embora eu seria a primeira a fugir daquela casa. Ela ficou muito brava comigo!

Tinham pessoas que olhavam pra mim com cara de nojo porque eu morava no abrigo, que não queriam ficar perto de mim porque eu não tinha mãe. As pessoas falavam aquilo pra mim e eu chorava. Com o tempo, eu aprendi que se eu moro no abrigo, tudo bem. Eu não tenho mãe, mas eu já superei isso.

Eu sou muito apegada ao meu irmão Marcos. Com o meu irmão Ivan, eu brigo às vezes, e quando éramos mais novos a gente brigava mais ainda, ele batia muito em mim. Agora ele parou, mas às vezes ainda dá briga. Eu sou a caçula, mas os meus outros irmãos nunca tocaram em mim.

Em todas as oportunidades que a gente teve de sair do abrigo, a gente não quis. Porque ia só um ou dois, e os outros iam ficar. Eles falavam que a gente não ia perder o contato com nossos irmãos, porque a gente poderia juntar dinheiro e mandar para eles. O Ivan e o Isaías disseram que tudo bem, mas a gente não quis ir, eu não queria ficar longe dos meus irmãos.

Tem momentos em que é legal, e momentos em que é chato morar no abrigo. Eu gostaria de morar com meus irmãos no futuro, eu quero trabalhar e ajudar a sustentar a casa. Não quero viver debaixo das asas deles. Por isso, pra mim o que vier de emprego está bom, desde que eu ganhe o meu salário. Gosto de artesanato, gostaria de ser atriz também,

"Em todas as oportunidades que a gente teve de sair do abrigo, a gente não quis. Porque ia só um ou dois, e os outros iam ficar."

> *"Era difícil eu ir pra escola, porque eu tinha bronquite asmática, e a gente não tinha nem roupa nem sapato. Eles não deixavam entrar sem sapato."*

gosto de cantar e até de fazer massagem. Não sei o que eu vou querer fazer da vida. Tudo bem que eu sou mais nova, mas também vou cuidar dos meus irmãos.

Quando eu falo do passado, eu fico triste, porque eu me lembro de umas coisas ruins. Eu não gosto muito de falar sobre o meu passado, não converso com ninguém sobre isso, só com o meu ursinho de pelúcia.

Não gosto muito de me arrumar, sou bem "maloquerinha", eu gosto de andar com o cabelo alto, todo despenteado. Quando eu era criança, a gente não tinha roupa. A gente só começou a ganhar roupa quando foi para o abrigo. Antes, a gente andava sem roupa no meio da rua; ficávamos brincando de mangueira, quando a pessoa estava lavando a rua, molhava a gente. Depois que a minha mãe faleceu, quando eu tinha uns três anos, meu pai foi embora de casa, eu morava com meus irmãos. A madrinha do Marcos dava banho na gente na casa dela. Ela arrumava meu cabelo, era legal. Eu falava que era chato, que era ruim, só que eu era feliz e não sabia.

A gente era livre, ficava junto. Não tinha o que comer. Só tinha uma panela, e só às vezes tinha comida, quando meus irmãos conseguiam fazer um macarrão. Depois o meu irmão começou a pegar comida na escola, eles davam um balde de comida pra gente e a gente comia isso. O que tinha na merenda da escola a gente comia em casa.

Era difícil eu ir pra escola, porque eu tinha bronquite asmática, e a gente não tinha nem roupa nem sapato. Eles não deixavam entrar sem sapato. Teve uma vez que a minha asma atacou dentro de casa, aí eu desmaiei e só fui acordar três meses depois. Nesta época minha mãe estava viva, e ela que me levou para o hospital.

Um dia eu tive um sonho de que o meu pai e a minha mãe estavam discutindo, aí minha mãe encostou no fogão e um vidro de álcool caiu em cima dela, meu pai pegou uma peixeira e falou: "Hoje eu estou com o diabo no couro, hoje você vai morrer!" Ela disse: "Você quer se ver livre de mim, Wiliam?" Ela catou um fósforo e se meteu fogo. Aí meu pai colocou cobertor em cima dela e depois jogou água, o cobertor começou a grudar na pele dela. Ela gritava pela vizinha: "Tetê, Tetê, vem aqui!" Aí meu pai levou minha mãe para o hospital. Quando eu acordei, a cena estava acontecendo de verdade, não era só um pesadelo. Ela ficou um mês internada, e faleceu.

Minha irmã Jéssica ia todo dia ver a minha mãe no hospital, mas ela não me deixava ir. Me lembro bem de que, no velório, só o rosto dela ficou de fora, e dava pra ver o náilon do cobertor grudado no rosto dela. O resto era tudo flor. Aí chegou um ônibus, pegou o caixão, e meu irmão maior juntou nós cinco e falou: "Vocês cuidam um do outro, vocês não podem ir no enterro da mãe porque são muito pequenos". Ele falou pra gente pedir comida pra Isildinha, que era a nossa outra vizinha. Eu tinha uns três pra quatro anos.

Quando o meu pai bebe, ele culpa a gente pela morte da minha mãe, diz que nós somos ingratos. Ele não pode mais ir ao abrigo nos visitar. Na última vez que vi meu pai, ele estava morando com meus irmãos, porque tinha brigado com a mulher dele. Depois, meus irmãos expulsaram meu pai de casa, porque ele bebe um pouco além da conta e queria tomar a casa dos meus irmãos. Essa casa foi a nossa mãe que deixou pra gente. Eu também me lembro de que depois de uns meses que a minha mãe faleceu, que foi em 23 de outubro de 2003, à uma hora da manhã, meu pai ficava no portão chorando. Eu perguntava pra ele por que ele estava chorando e ele falava: "Culpa minha que sua mãe morreu".

Quem me ajudou a superar tudo isso foram algumas pessoas especiais que me deram carinho, atenção, conversaram comigo. O tio Auro e o tio Silvio me deram o máximo de atenção possível, e também uma tia chamada Neide. Tem também a tia Ana Lúcia, que tem o mesmo nome da minha mãe, e por isso eu me apeguei a ela.

"Quem me ajudou a superar tudo isso foram algumas pessoas especiais que me deram carinho, atenção, conversaram comigo."

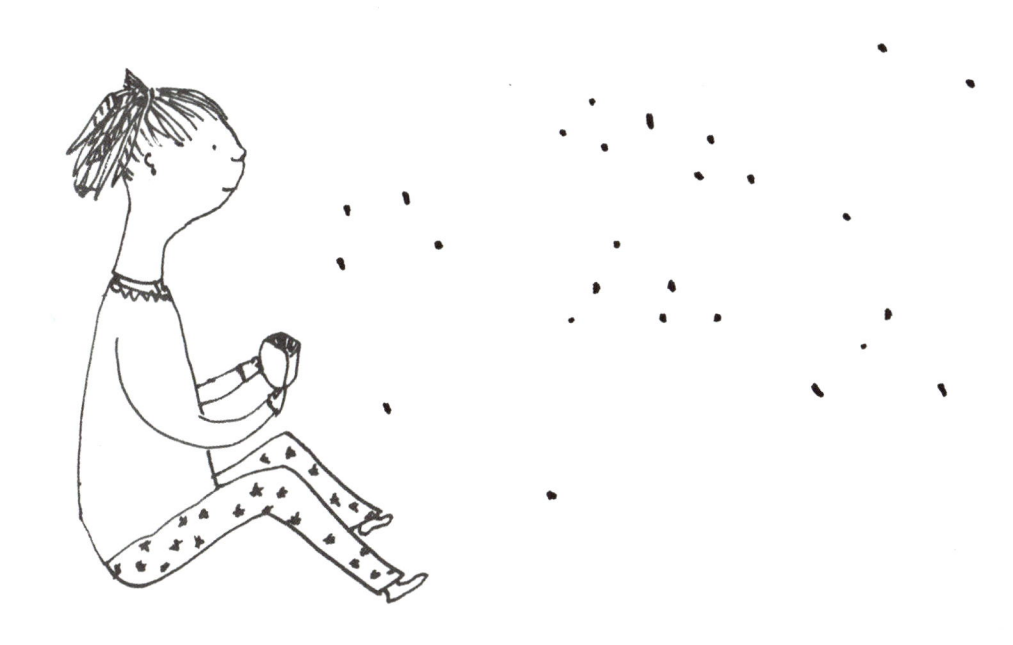

A cada fase
por Gisele, educadora no abrigo em que os irmãos estão acolhidos

Estou com esses meninos desde o dia em que eles chegaram. Fui eu que recebi os meninos quando chegaram – o Ivan, o Isaías e o Marcos. Chegaram muito assustados e traumatizados com o que tinha acontecido. Nós, educadores, não somos preparados para lidar com determinadas situações, como abordar e acolher cinco crianças pequenas que passaram pelo que eles passaram. Fiquei perdida, não sabia se passava a mão na cabeça ou se dava um copo d'água.

Cada gesto meu era uma recusa deles. Eles não queriam nada, então fui tentando acolher da forma que eu sabia. Acho que conquistei a confiança deles pelo carinho, pela compreensão. Tentava de uma forma, tentava de outra e assim ia, dia após dia. Sabia que essas crianças precisavam muito de uma referência, de alguém em quem confiar, então não desisti enquanto não as conquistei.

Fui encontrando meu lugar no coração deles e eles conquistaram completamente o meu. Hoje eles me chamam de mãe e isso me consola, porque sei que essa relação vai fazer com que eu consiga colocar um pouco de juízo na cabeça deles. Esses meninos são muito especiais para mim, acompanho eles a cada fase, cada dificuldade, cada descoberta. Passamos momentos muito difíceis juntos, mas também fomos muito felizes.

No começo, a organização do abrigo era muito diferente, o que facilitava a integração da casa. Não tínhamos toda essa ajuda que temos hoje, então acabávamos fazendo tudo juntos: lavar a casa, fazer a comida, arrumar a cama... Isso gerava uma intimidade e cumplicidade muito grande entre a gente. Até hoje lembramos com saudade daquele tempo. Atualmente, existe regra para qualquer coisa que eles queiram fazer dentro da casa. Acho que regras são importantes, sim, mas esses adolescentes têm tanta energia para gastar... Na casa da gente não tem todas essas regras.

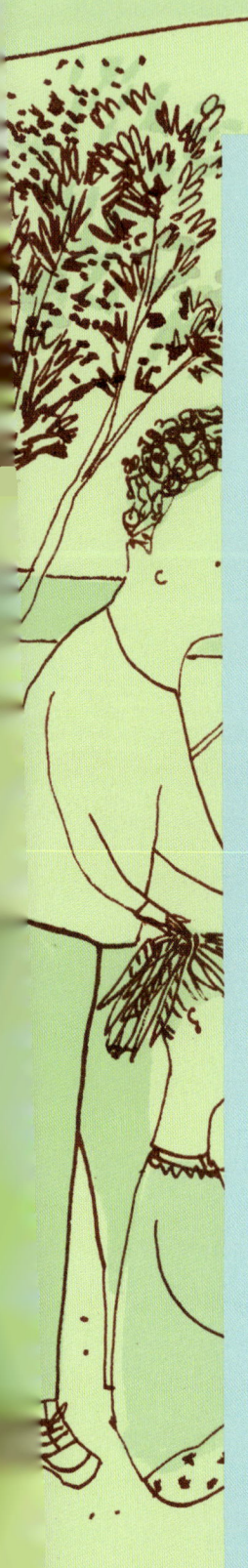

Infelizmente, meu conceito mudou muito em relação às coisas. Eles são uns meninos de ouro, mas sinto que existe certa falta de cuidado no sistema todo que acaba por não proteger essas crianças como deveria. Há pouca escuta para os problemas que vão surgindo com o amadurecimento deles. Eles estão numa fase muito delicada da adolescência e me sinto completamente omissa, de mãos atadas. Não é uma coisa específica do abrigo, é do sistema como um todo.

Essas crianças, por exemplo, têm um vínculo muito forte com todos os irmãos. Estão sempre abraçados, fazendo carinho uns nos outros e, quando podem, vão para a casa dos mais velhos. É uma família que vai ficar junta novamente, a referência deles são os irmãos. Mas não vejo nada sendo feito para preparar, trabalhar essa família para receber esses meninos. E eles não estão preparados!

Esses irmãos, apesar de mais velhos, também são jovens, também passaram por todos os problemas que eles passaram, também precisam de estrutura para viver adequadamente. Como podem receber mais quatro meninos e não repetir os erros do passado, se eles não foram auxiliados por ninguém?

O mais velho dos cinco que foram acolhidos já completou dezoito anos e voltou para a casa do irmão. Pergunte se ele está recebendo o acompanhamento que precisa nesse começo de vida longe do abrigo. Ele é um dos que mais demonstrou sofrimento, o que mais precisaria de assistência e, infelizmente, sinto ele sozinho em seu mundo. Amo esses meninos, e por isso temo muito pelo futuro deles. Me dói olhar a nossa realidade e ter tão poucas condições para mudar isso!

Foi tudo tão bonito, e está sendo

por João, ex-coordenador do abrigo em que os irmãos estão acolhidos

"Eu passei momentos preciosos perto desta família. A história deles é tão dolorida que exigiu destes meninos um amadurecimento e uma quebra de sonhos muito grande, e muito cedo."

Eu trabalhei por doze anos como coordenador da casa em que os irmãos foram acolhidos. Esta era uma casa só de rapazes, então quando completavam treze anos, os meninos das outras casas eram transferidos pra lá. Por isso, o Isaías, que era o mais velho de todos os irmãos, foi o primeiro a chegar. Logo em seguida, exigiu-se que se juntassem os grupos de irmãos e que todas as casas fossem mistas, e de zero a dezoito anos. Em vez de o Isaías voltar para a casa em que ele estava antes, o padre resolveu trazer todos os meninos pra lá. Isso foi por volta de 2008. Em 2010, eu me desliguei desta organização, mas mantenho o contato com todos, e vou visitá-los sempre.

A casa era só de adolescentes, então era um pouco assustadora para os pequenos. Quando alguém dava problema, o padre falava: "Vou te mandar pra casa dos meninos maiores pra você aprender!" Por isso existia uma preconcepção de que ali era pior. A gente não tinha estrutura para crianças na casa, nem brinquedos tínhamos. Tivemos que fazer uma readaptação, mas com muito carinho conseguimos fazer com que eles se sentissem amparados e protegidos. Como a casa era de adolescentes, os meninos menores ficaram muito próximos dos educadores. Eu falava para os educadores: "Se vocês quiserem fazer média comigo, façam média com os meninos; tratando eles bem, vocês me tratam bem". No fim, eles gostaram de ficar.

Eu passei momentos preciosos perto desta família. A história deles é tão dolorida que exigiu destes meninos um amadurecimento e uma quebra de sonhos muito grande, e muito cedo. Toda a história com estes irmãos me marcou muito, mas houve um momento que me marcou em especial. O Marcos e o Daniel viviam querendo saber do pai, que havia desaparecido há muito tempo. Eles tinham o sonho de achar o pai, pensando que assim eles sairiam do abrigo. Eu sempre busquei respostas para todas as indagações deles, por mais que fosse dolorido. Eu cheguei até a fazer um enterro simbólico com as crianças para que elas vivessem o luto. Mas não conseguíamos encontrar o pai. E ele apareceu de uma forma quase milagrosa: um dos meninos estava indo pra escola com um grupo de amigos e viu um homem abastecendo um carro no posto de gasolina.

Ele já nem lembrava do rosto do pai, mas teve a impressão de que era ele. Um de seus amigos foi perguntar a este homem se ele tinha uns filhos chamados Marcos e Daniel, e ele respondeu que sim. Foi assim que eles se acharam: se reconheceram no posto.

Nós fizemos uma baita de uma festa, e uma grande esperança voltou. Só que esse pai curtiu os filhos por um tempo, mas já tinha constituído outra família, de outro casamento. Na primeira oportunidade de férias, nós propusemos que eles fossem passar com o pai, depois de termos feito uma visita familiar. O juiz autorizou e eles foram, mas depois de dez dias o pai disse que não dava pra ficar com eles. Disse que ele não tinha paciência, e que eles eram muito bagunceiros. E simplesmente desapareceu novamente. Os meninos insistiram; deixavam bilhetinhos debaixo da porta do pai dizendo que queriam vê-lo, mas ele não só não correspondeu como nos pediu para parar de usar os meninos, que ele não queria saber de nada. Foi então que eles foram destituídos.

Surgiram oportunidades de adoção, mas eles nunca quiseram se separar. Acompanhei isso tudo de muito perto. Muitas vezes choramos juntos pelas perdas, tivemos que fazer ressurgir uma esperança e colocar na cabeça deles que agora a vida dependia só deles e não mais dos pais. Foi um momento de muita união, uma atenção muito especial foi dada à família.

Acho que a maior aproximação era essa: eles sentiam que havia um envolvimento da equipe com o que acontecia com eles. Eu sempre procurei me envolver na vida de todos, sou quase um "zé mané". Tanto que até hoje, quando a gente se encontra, tem abraço, beijo, carinho.

Vejo que aconteceram muitas mudanças com eles, mas que no fundo continuam os mesmos. O Ivan pode ter mudado muito no físico: ele é um homão, grande, negro, bonito. Parece homem feito. Mas quando estamos juntos, vejo que ainda existe uma criança lá dentro, que precisa de atenção e carinho, e que não tem vergonha de pedir. Neste lado sentimental, ele não mudou em nada. Ele é um menino bom, tem algo de bom dentro dele, está sempre pensando em ajudar o outro.

A Sandra também está linda, uma moça. Outro dia encontrei com ela toda arrumada e perguntei se já estava com namorado. Ela me respondeu que não, pois tinha prometido aos irmãos que só começaria a namorar aos dezesseis anos, e que não se apaixonaria antes disso. Eles sempre

"Os meninos insistiram; deixavam bilhetinhos debaixo da porta do pai dizendo que queriam vê-lo, mas ele não só não correspondeu como nos pediu para parar de usar os meninos, que ele não queria saber de nada."

> *"A família para eles é o esteio, mesmo não tendo pai nem mãe, eles têm um núcleo muito forte, que são os irmãos. Isso é algo que eu trago para a minha vida: ter um círculo familiar que se proteja, se defenda, que chore junto."*

protegeram muito a Sandra, pensaram muito nela. É lindo, mas tenho até um pouco de medo que ela deixe de viver as suas emoções por continuar se vendo como a irmã menor. Fico pensando que uma hora ou outra cada um vai ter que cuidar da sua vida.

O Marcos e o Daniel têm esse jeito espontâneo e engraçado, que disfarça um pouco a dor. Quando converso com eles, eles conversam dois minutinhos e já fogem; fogem um pouco da realidade. Mas percebo que, ao mesmo tempo, eles vão se envolvendo, entendendo as suas responsabilidades.

A ligação entre os irmãos é muito, muito, muito forte. Já procurei analisar que laço é esse que é tão forte. Mesmo tendo vivido em casas separadas por certo tempo, eles têm uma atitude de proteção entre eles. Suspeito que seja devido ao fato de terem vivenciado a morte da mãe juntos. Eles ficaram sozinhos, tiveram que se unir. Eu penso que é isso. Até com os mais velhos, que os decepcionaram, eles têm um carinho muito grande. Podem até falar mal uns dos outros, mas você percebe que há um laço por trás que é muito maior.

Eu temo por esse mundo em que a gente está vivendo. A referência deles ainda é a dos irmãos mais velhos, que não têm estabilidade, pensam em um dia após o outro. Eles não podem ir pelo mesmo caminho. Eu sei que o Ivan não vai entrar nisso, ele já está dando um cavalo de pau na vida. Ele fala: "Este não é o meu caminho". Hoje em dia ganhar dinheiro é fácil, em dois minutos você se ilude. Eu tenho medo dessas coisas.

Se estes meninos me ensinaram uma coisa, foi nunca desistir. Eu vejo que, a cada dia, eles persistem numa busca incessante por algo que os conforte, mesmo não sabendo exatamente o que é isso. A família para eles é o esteio, mesmo não tendo pai nem mãe, eles têm um núcleo muito forte, que são os irmãos. Isso é algo que eu trago para a minha vida: ter um círculo familiar que se proteja, se defenda, que chore junto. Por exemplo, quando veio o papel da adoção internacional, eles choraram muito, dizendo que não iam se separar de forma alguma. Isso me marcou muito, o fato de eles respeitarem a família, que é a base de tudo, não importa se tem pai, se tem mãe.

Acredito que eu tenha ensinado a eles que, indiferentemente de quem seja a pessoa, através do carinho você pode ajudar a transformar.

Nós temos tanto para dar às pessoas, e parece que temos sempre que regular. Eu nunca tive medo de me aproximar deles, de me machucar, me atirei de cabeça. Trouxe eles até para a minha família, eles conheceram meu pai e minha mãe.

Isso me lembra de outro momento que me marcou muito, no dia em que o meu pai faleceu. Eu não estava mais na organização, mas como eu tenho muitos amigos de lá, liguei avisando o que tinha acontecido. O padre chegou no velório com uma perua, com todos os meninos da casa. Eu me emociono ao lembrar deles chegando lá, me vendo diante do meu pai, chorando. Eles me abraçaram muito. O Ivan não me largou um segundo e foi embora soluçando, compartilhando a minha dor naquele momento. Isso nos aproximou como seres humanos. Foi tudo tão bonito, e está sendo.

"O padre chegou no velório com uma perua, com todos os meninos da casa. Eu me emociono ao lembrar deles chegando lá, me vendo diante do meu pai, chorando. Eles me abraçaram muito."

NOTA TÉCNICA

Na falta das referências paternas e maternas, as relações fraternas muitas vezes cumprem o papel de apoio e afeto necessários para o desenvolvimento integral. No caso desses irmãos, apesar de todas as dificuldades que viviam junto à família, o desejo do retorno familiar é sempre forte. Sabem que em casa não tinham garantidos alguns direitos, e também das oportunidades que têm no abrigo, mas a ida para a instituição e a separação da família representam grande sofrimento e dor. Através dos relatos de cada um, nota-se como, em diversos momentos de suas histórias, o forte vínculo entre eles é o que os ajuda a lidar com esta dor e ter força para construírem seus projetos.

Segundo o Estatuto da Criança e do Adolescente, as entidades que desenvolvem programas de acolhimento familiar ou institucional devem adotar, entre outros, os princípios de preservação dos vínculos familiares, promovendo a reintegração familiar e o não desmembramento de grupos de irmãos. Os quatro irmãos puderam ter esse direito garantido quando, a partir de orientação da Prefeitura, foram acolhidos em uma mesma casa. Além disso, tiveram também garantido o direito de serem escutados e participarem das decisões em seus processos, quando se posicionam de forma contrária às possibilidades de adoção que desmembrariam o grupo. Assim como prevê a lei, a opinião dos adolescentes foi ouvida e sua participação na definição de seu encaminhamento lhes foi garantida.

Agradecimentos

Agradecemos às noventa e oito pessoas que aqui compartilharam um pedaço marcante de sua vida, e a todos aqueles que se empenharam para que estas histórias ganhassem um espaço de reconhecimento.

Aos coordenadores e técnicos dos abrigos:
Associação Marly Cury
Abrigo I – Lar Escola Cairbar Schutel
Abrigo Minha Casa – Associação Santa Fé
Casa Nossa Senhora Aparecida – Obra Social Dom Bosco
Casa Semeia – Fundação Francisca Franco
Núcleo Espírita Casa do Caminho – Franco da Rocha
Casa Taiguara

À equipe técnica da Vara da Infância e da Juventude do Fórum Central – João Mendes Júnior

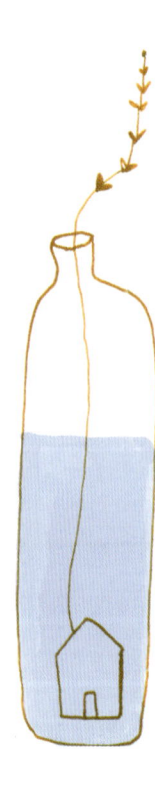

Aos autores:

Adriano Zago, Alessandra Pereira Paulo, Aline Ribeiro Marques da Silva, Ana Crystina Basile Perez, Ana Lucia Serafim Barbosa, Ana Paula Patrício, Ananda Cardoso Dias, Andrea Roberta Colagiovanni, Andreia Vó, Angela Cristina de Souza Valério, Angelica Yukari Morita, Camila Luz, Claudete Martins Pedroso, Claudia Vidigal, Cristiane Andreossi Bueno, Dalila Candida dos Santos Lourenço, Daniel, Debora Vigevani, Douglas Rosário Costa, Edmar Oneda, Emerson Luis Perse, Esther Correia de Matos, Euza Maria Ferreira Silva, Fabiana Alves de Souza, Fabiano, Fabio, Fátima Maria Luz Martins, Fernanda Nogueira, Fiama Alicia Zanini, Francisca Maria dos Santos, Gabriel Oliveira de Assis, Gabriela Ciabotti, Gisele, Heloisa Lobato Martins Ghiorzi, Hermínio R. da Vila, Iara Pereira Aguiar, Isabel Penteado, Ivan, Ivelise de Souza Schalch, Janaína Soares, Janice Fernandes de Albuquerque, Jéssica Santos da Silva, Jhonatan Candido de Santana, João, Jucimara Rocha Zapparoli, Juliana Braga, Julio César Bueno, Lais Helena Almeida, Lara Naddeo, Leandro Alves de Souza, Lenilton, Lívia Peretti Duarte, Luciana da Silva Freitas, Luis Fernando, Luís Otávio de Souza Benguigui, Mahyra Costivelli, Manuela Fagundes, Marcia e Eduardo, Marcos, Maria Aparecida Caetano de Oliveira, Maria Cely Fernandes de Sousa, Maria Olga da Silva Cramano, Maria Tereza da Silva, Marli Romanini, Michele Pinho Generoso, Miriam Silveira Martins de Oliveira, Mônica Sofia Toledo Zanotto, Mônica Vidiz, Neusa Maria Chagas Anderson, Nívea Maria Moreira Silva, Noemi Alves Ferreira, OlusegunAyo Johnson, Ozanete Ferreira Andrade, Patrícia Barrachina Camps, Patrícia Cristina S. Rodrigues, Pedro, Priscilla Inês Pereira, Raquel Silva Nascimento, Reynaldo Thiago Silva Rocha, Roberta Alencar, Rodrigo Marrom, Sandra, Sheila, Caroline e Karolyn Cristina Jorge de Farias, Silvia, Silvio Barbosa dos Santos, Sophia Vetorazzo, Taísa Martinelli, Tamara de Souza, Tatiana Barile, Terezinha de Jesus Dias Batista, Thomas, Victoria Bragante, Wallace Oneda, Willian Jonathan dos Santos, Wladimir Feltrin.

E a todos que enviaram suas histórias para a primeira etapa de seleção.

Sobre o Instituto Fazendo História

O Instituto Fazendo História é uma Organização da Sociedade Civil de Interesse Público (OSCIP) sediada em São Paulo, cuja missão é colaborar com o desenvolvimento de crianças e adolescentes que estão sob medida do acolhimento, trabalhando junto à sua rede de proteção a fim de fortalecê-los para que se apropriem da própria história e sejam capazes de transformá-la. A importância da história pessoal e familiar de cada acolhido é o eixo transversal de todos os programas da organização. Desde 2005, o Instituto atua junto aos serviços de acolhimento, através de seus programas e projetos, em diversos municípios de sete estados do Brasil.

Programas

O Instituto Fazendo História atua em programas que já têm uma estratégia comprovada de geração de resultados e promoção de mudanças para melhorar o universo do acolhimento de crianças e adolescentes.

Fazendo Minha História

Propicia meios de expressão para que cada criança ou adolescente entre em contato com sua história de vida e a registre, utilizando a literatura infantil como mediadora desse processo. A ideia é que eles sejam cada dia mais os protagonistas de sua história.

Palavra de Bebê

Trabalha para fortalecer a qualidade do acolhimento oferecido aos bebês através de três eixos de intervenção: realização de ateliês de sensibilização, promoção de espaços de reflexão e formação para educadores e registro das histórias de cada um.

Com Tato

Oferece atendimento psicológico a crianças e adolescentes que estão nos serviços de acolhimento. Os psicoterapeutas que atuam nesse programa são voluntários e contam com supervisão semanal oferecida por profissionais também voluntários.

Formação profissional

Oferece formação às equipes dos serviços de acolhimento com o objetivo de construir, junto às instituições, um espaço de reflexão de sua prática, aliando conhecimento teórico, atividades experimentais e ampliação do repertório cultural.

Grupo nÓs

Acompanha adolescentes no processo de desligamento do serviço de acolhimento e emancipação, oferecendo apoio para que eles enfrentem os desafios desta etapa da vida.

Acolhimento em Rede

O Acolhimento em Rede é uma rede virtual de conversações, composta por profissionais de diferentes áreas e que atuam direta ou indiretamente em instituições de acolhimento. As conversas mais importantes tecnicamente são sistematizadas e socializadas em um blog colaborativo.

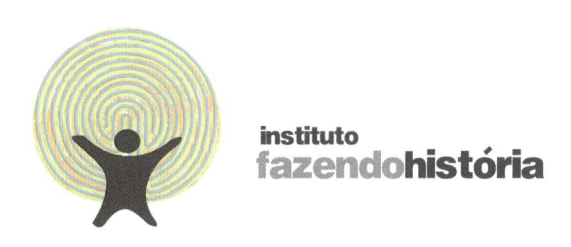

instituto
fazendohistória

Rua Alberto Faria, 1308 – Alto de Pinheiros
São Paulo – SP – 05459 001 – Brasil
Tel/fax: (11) 3021-9889
E-mail: contato@fazendohistoria.org.br
www.fazendohistoria.org.br

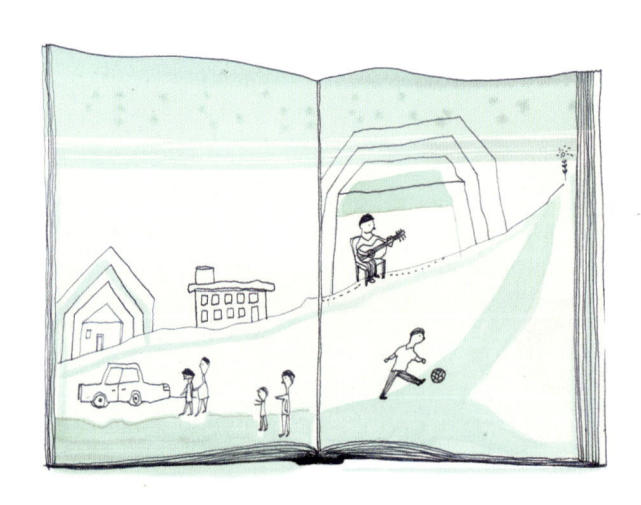

fim do nosso livro
e começo de novas histórias
na vida de cada um de nós